LA MUSICOTHÉRAPIE EN CLINIQUE ADULTE

Collection Psycho-Logiques
dirigée par Philippe Brenot et Alain Brun

Sans exclusives ni frontières, les logiques président au fonctionnement psychique comme à la vie relationnelle. Toutes les pratiques, toutes les écoles ont leur place dans Psycho-Logiques.

Dernières parutions

Jean-Marie ROBINE, *Gestalt-thérapie. La construction de soi.*
Nathalie GIRAUDEAU, *Le sida à l'écran.*
Evelyne BERTIN, *Gérontologie, psychanalyse et déshumanisation...*
P. A. RAOULT (sous la dir. de), *Souffrances et violences : psychopathologie des contextes familiaux.*
Mathieu BEAUREGARD, *La folie de Valery Fabrikant.*
Geneviève RAGUENET, *La psychothérapie par le conte.*
Michèle DECLERCK, *Le schéma corporel en sophrologie et ses applications thérapeutiques.*
Françoise MAURY, *L'adoption interraciale,* 1999.
Nicole LEGLISE, *L'enfant du milieu ou comment être seul dans une fratrie de trois*, 1999.
Noureddine BOUATI, *Chronopsychologie des personnes agées,* 1999.
Chantal HURTEAU MIGNON, *L'Émergence du Magique dans la Pensée*, 1999.
Henri PERRET, *Traitement d'une crise en milieu professionnel et associatif*, 1999.
Pascal LE MALÉFAN, *Folie et spiritisme*, 1999.
Loïck M. VILLERBU, Jean-Claude VIAUX, *Expertise psycho-logique, psychopathologie et méthodologie,* 1999.
Béatrice GAILLARD, *Actes délictueux violents*, 1999.
Néjia ZEMNI, *Chronique d'un discours schizophrène,* 1999.
Valérie PIERRE, *Anorexie, la quête du vide et de la transparence,* 1999.
Dr Jean-Louis ROY, *Hypnothérapie digestive,* 1999.
Charles BOUAZIS, *Psychanalyse et lien social*, 1999.
Michel RENAULT, *Le désarroi hospitalier, patients et thérapeutes en mal de parole*, 2000.

Josette KUPPERSCHMITT

LA MUSICOTHÉRAPIE EN CLINIQUE ADULTE

Ou l'expérience active de la musique dans un hôpital psychiatrique

L'Harmattan
5-7, rue de l'École Polytechnique
75005 Paris - FRANCE

L'Harmattan Inc.
55, rue Saint-Jacques
Montréal (Qc) - CANADA H2Y 1K9

ISBN : 2-7384-9141-3

« Sans la musique la vie serait une erreur »

Nietzsche, *Le crépuscule des idoles*.

L'INCONNU. Oh moi !... (se souvenant.) Si, une fois, j'ai été surpris... Une fois il y eut... (Il lève alors la tête, semblant humer l'air de toutes ses narines, et l'on entend un chant qui se précise. Freud tend l'oreille.) Je connais le murmure des nuages, je connais le chant des oies sauvages lorsque, en bataillon triangulaire, elles font cap sur l'Afrique, je connais les rêves des taupes, les cris d'amour des vers de terre et les déchirements violents de l'azur par les comètes, mais ça... (On entend toujours plus précisément la musique.)... Ça, je ne connaissais pas.

La musique monte. Il s'agit de l'air de la Comtesse, « Dove sono i bei momenti », dans les Noces de Figaro.

J'ai cru tout d'abord qu'un des vents de la Terre s'était égaré sur la Voie lactée... J'ai cru... que j'avais une mère qui m'ouvrait ses bras du fond de l'infini... J'ai cru...

FREUD. Qu'était-ce ?

L'INCONNU. Mozart. A vous faire croire en l'homme...

Eric-Emmanuel Schmitt, *Le Visiteur*,
Actes Sud, Papiers, 1994

Remerciements

Je remercie vivement le professeur A. Degiovanni et le professeur Gaillard, dans le service desquels je travaille, qui m'ont encouragée tout au long de cette recherche.

Mes remerciements vont aussi à G. Balleyguier et à A.M. Taisne respectivement professeur de psychologie et professeur de lettres à l'université Fr. Rabelais de Tours, à A. Cordier, maître de conférences à l'école normale supérieure de Fontenay/Saint-Cloud qui ont relu cet ouvrage ainsi qu'à Célia qui fut ma première lectrice.

Ce travail n'aurait pas été possible sans la coopération continue de mes patients, sans leur intérêt soutenu en faveur de la musique. Qu'ils trouvent, à travers la réalisation de ce livre, l'expression de ma gratitude.

La secrétaire de notre service, D. Pellard a été d'une aide précieuse pour ses commentaires et conseils sur ce manuscrit.

Enfin que soient remerciées Célia et C. Boulanger pour leur infinie patience à m'initier à la pratique de l'ordinateur.

Et je ne voudrais pas oublier Flore-Anne pour ses bons conseils en musique.

Merci à mes nièces Célia et Flore-Anne pour leur présence, pour la musique partagée.

A Madame MONSY-FRANZ
Professeur de chant à la Schola Cantorum
En hommage

Qu'est-ce que la musique ? D'où vient-elle ? Où se situe-t-elle ? Quelle est sa place entre l'autre et moi ? De qui, de quoi suis-je dépendante ou prisonnière dans cette relation ? Mais surtout que véhicule-t-elle ?

Ces interrogations suscitées par l'annonce de la mort d'un professeur de chant et par le deuil brutal qui s'impose, dans une absence de musique, ouvrent une béance que la vue du piano ne comble pas ; elles nécessitent une pause pour tenter de formuler ce témoignage de respect à mon professeur dont la nouvelle de l'absence définitive interdit l'expression du vécu de la musique, musique qui ne frémit plus, mais se vit, se veut saisie, sur le blanc de ce papier, de ce deuil si musical. Ce lien entre elle et moi, entre elle et chacun, unique, de ses nombreux élèves, se nomme musique. Sa disparition pose le problème de la capacité à chanter seule, à continuer l'impossible de ce long travail, que seule, me semble-t-il, elle pouvait conduire, à notre insu, mais en notre présence.

Je hasarde ces quelques lignes car là me paraît naître l'origine de la musicothérapie dans son grand effort à mettre à jour l'épanouissement d'un individu.

J'essaie de m'acquitter de la dette que je vous dois, Madame, vous qui attendiez que je persévère dans cette voie. Vous saviez guider vos élèves avec intelligence et musicalité. Votre exactitude du soin au travail préparait la création de la musique libératrice de ce cocon psychosocial dans lequel nombre de souffrances sont enfermées.

Qu'est-ce que la musique : à savoir, comment sortir de la durée, du rythme, de la hauteur, de l'intensité, comment sortir de cette traduction codée, socialisée, à double fonction, sensorielle pour le profane, analytique pour l'initié, sinon par « l'ex-pression » de l'apprentissage que la méthode emploie ? Cette création de la musique n'est pas l'œuvre d'un moment, elle est la résultante du développement d'une psycho-anamnèse – pourrait-on dire – du travail de l'œuvre musicale. La musique n'est pas une donnée que l'on projette sur autrui. Nous sélectionnons l'univers sonore qui nous environne et tolérons le vaste surplus de stimuli. Il s'agit donc bien, dans l'appréhension de l'aire musicale et musicothérapeutique en particulier, de préparer l'individu à la reconnaissance de sa propre musique, de sa peau de résonance. Le but du travail musical qui s'étaie sur un répertoire reconnu socialement a pour fonction de façonner le postulant à l'adaptation aux différents rôles qu'il exprime à travers la musique. Dans cette adéquation tentée du ressenti du sujet et de l'écriture (qu'elle soit visée par l'autre dans l'accompagnement ou par soi), il y a oubli de la complexité conflictuelle que supporte le sujet, oubli du temps perçu comme durée de la souffrance, oubli de l'environnement ressenti comme impropre à s'y mouler et reconnaissance de soi dans l'acte du chant, dans l'exprimé de la voix, dans le plaisir de l'identification à ce que l'on n'est pas, ce qui procure une nouvelle assurance, une possibilité de maîtrise, un moyen de fantasmer, une préparation éventuelle à aborder l'inconnu, à le manipuler. L'apprentissage du chant est l'éjection de cris, de soupirs, de désespoirs, d'espoirs... Il est prise des entrailles et travail de la tête ; il ne suffit pas de placer ses notes à tel ou tel niveau, encore faut-il les penser et penser ce qui en résulte. La musique me paraît un combat que l'individu mène contre lui-même, contre les autres, avec le support de ce que les générations lèguent de leurs propres tentatives et que nous réitérons. C'est à travers ce combat que la musicothérapie a son origine et prend sens de l'éternel recommencement. Le merveilleux, c'est la prime du beau et du plaisir partagé dans une reconnaissance de l'agi de l'autre, d'un beau à venir, longuement attendu, et pour lequel le meilleur garant est celui du recommencement.

Je vous offre ces lignes, Madame, en hommage à la musique que vous avez su développer en nous. Il nous reste de votre précieux enseignement l'exigence du beau et du travail bien accompli. Nous avons perdu un Maître, nous essaierons de garder votre musique.

Janvier 1981

INTRODUCTION

Professeur de musique dans un collège, je me suis trouvée confrontée à cette délicate situation que représente la sensibilisation puis l'apprentissage de la musique pour des adolescents qui, en dehors du cadre scolaire, vivent dans un bain sonore continuel. Le décalage, qui existe entre le souci d'enseigner la musique et les normes scolaires prévues à cet effet, est renforcé par l'attente des enfants qui demandent à la musique d'être différente de l'enseignement traditionnel, mais ne savent pas exactement ce qu'ils pourraient espérer de ce cours obligatoire ; ce décalage m'a confrontée – dans la discipline musicale – à la fonction sociale de la pédagogie.

Psychothérapeute de formation analytique dans une institution psychiatrique pour adultes dans laquelle séjournent des patients pour une longue durée j'observe que, pour certains sujets, les psychothérapies dites classiques restent sans effet, ou du moins, n'améliorent pas suffisamment leur vécu comportemental et affectif. Les chimiothérapies associées permettent certes une sédation des troubles, mais le désintérêt, l'apragmatisme, la souffrance psychique de ces personnes restent entiers et témoignent de l'impuissance de l'équipe soignante à améliorer (pour ces sujets) un état mental susceptible de redonner un sens positif au vécu.

Ayant eu une pratique de musicothérapeute avec des enfants autistes, j'ai donc proposé de commencer des séances de musicothérapie avec ces patients adultes. J'ai débuté avec une chorale et des groupes de flûte à bec. Assez vite le code simple proposé pour jouer une mélodie n'a plus suffi. Les participants voulaient avoir des notions de solfège pour lire une partition. Le problème se pose à nouveau de l'utilisation d'une méthode pédagogique, mais qui, cette fois, serait au service d'un projet thérapeutique. Grâce à un transfert dans des locaux plus adaptés, j'ai obtenu une salle et un piano et, en 1982, j'ai commencé des thérapies individuelles sur le support d'un apprentissage instrumental ou vocal.

Cette pratique de la musicothérapie, qui mobilise l'utilisation active de la musique, va susciter l'étude de différents champs d'application.

Dans un premier chapitre, je vais aborder l'étude d'un fait culturel spécifique, la musique qui, à partir du développement sensoriel de chaque individu, s'inscrit dans une capacité d'apprentissage, et je poserai la question de la psychothérapie.

Dans un deuxième chapitre, je développerai le champ de la psychologie de la musique ; à travers l'étude de textes, je poserai la question de l'influence de l'apport musical sur le plan psychique.

Dans un troisième chapitre, l'étude de la fonction sociale de la musique sera analysée à travers l'étude de textes et j'étudierai de quelle manière cette fonction interagit en musicothérapie.

Dans un quatrième chapitre, je m'appuierai sur des analyses de cas pour essayer de comprendre pourquoi la musicothérapie donne des résultats encourageants.

Dans un cinquième chapitre, j'étudierai le lien entre psychanalyse et musique. La psychanalyse apporte une orientation nouvelle à la compréhension du fait et du vécu musicaux, elle facilite une meilleure approche de l'objet thérapie en incluant le fonctionnement musical dans le processus de la thérapie.

Une reprise en synthèse des données abordées à travers l'étude des cas analysés constitue l'objet de la conclusion : à savoir, comment, par l'intermédiaire de la musique, une psychothérapie peut-elle se développer avec harmonie ?

Chapitre 1

DE LA MUSIQUE A LA PSYCHOTHÉRAPIE

1. Le développement sensoriel

Un psychothérapeute, qualifié ou non pour apprécier les travaux artistiques, ne peut se désintéresser des productions psychiques provenant de l'élaboration artistique. La difficulté réside bien souvent dans l'ignorance des techniques utilisées, car les produits finis de la pensée auditive, visuelle ou gestuelle ne peuvent se prêter à une analyse directe comme ceux dont la pensée s'exprime par les mots.

Ce sont les premières formes d'expériences sensorielles qui exercent une influence sur notre développement. Ce sont des stimuli à l'état brut, des sons, des odeurs, des touchers, des goûts, qui sont soumis à une quantité de variations rythmiques, quel que soit le canal sensoriel emprunté. Tous ces stimuli sont au service de l'expression psychique bien avant d'être utilisables comme instruments mentaux.

Ces formes psychiques précoces constituent la base de la vie mentale et ce sont leurs traces qui se manifestent dans les différentes formes d'activité créatrice. Il s'agit bien de traces, car l'éducation, l'infinie variété de stimulations proposées à l'enfant qui grandit, enrichit son développement psychique mais l'appauvrit aussi par cette perte de stimuli non transformés, non organisés qu'il percevait dès sa naissance. Dans une expérience conduite aux États-Unis, une psychologue S.E. Trehub (1991) a pu démontrer qu'un bébé de huit mois était capable de discriminer un demi-ton. Cette même expérience, conduite sur des enfants plus grands, voire des adultes, est un échec : le sujet non musicien ne discrimine pas le demi-ton et souvent est incapable de dire si le son monte ou descend par rapport au précédent. Il y a donc là une perte d'un acquis précoce partagée par la plupart des individus, mais que retrouvent les sujets qui apprennent la musique en développant par apprentissage une oreille relative (abstraction faite pour les sujets possédant l'oreille absolue) leur permettant de discriminer un demi-ton.

Dès 1895, Freud s'est intéressé au cri du bébé et l'a articulé avec la perception : « il y a, en premier lieu, des objets (des perceptions) qui font crier parce qu'ils provoquent une souffrance... L'information qui nous est apportée par notre propre cri nous sert à attribuer une qualité à l'objet » (p. 377). Le tout petit peut, dès le premier mois, décoder la valeur expressive des interventions acoustiques de l'adulte. Une réaction circulaire se met en place, le cri est entendu comme le premier moyen de communication du bébé avec son entourage. Si le cri est une décharge motrice réflexe, il intervient aussi comme signal : « la voie de décharge acquiert ainsi une fonction secondaire d'une extrême importance, celle de la compréhension mutuelle » (Freud, *ibid.,* p. 336).

Anzieu (1976) place le sonore à la base des processus de structuration. A travers le concept « d'enveloppe sonore », il développe le processus de la constitution de soi qui « se constitue... par l'introjection de l'univers sonore... comme cavité psychique pré-individuelle dotée d'une ébauche d'unité et d'identité ». L'espace sonore est le premier espace psychique responsable de la distinction dehors-dedans.

L'approche de Lacas (1984) nuance celle d'Anzieu. Lacas souligne en effet que l'activité sensorielle commence dès avant la naissance, il rappelle que, depuis Aristote, les philosophes savent que la sensorialité du toucher « fonde une relation au monde première. Cette priorité est à la fois ontologique et cognitionnelle... » (p. 39) et établit l'imaginaire qui va permettre à l'espace mental de se développer. « Si le fœtus éprouve une première sensation, avec le premier éveil de l'imagination qui lui est corrélative, c'est... dans ce registre fondamental du contact tangible... Le sonore, fût-il intra-utérin, ne peut être que second par rapport au vécu sensoriel tangible... et (ce qui me paraît important pour la compréhension de la musicothérapie), l'audition est toujours implicitement ou explicitement associée à un espace dans lequel se trouve localisé notre corps » (p. 40). Plus récemment, ces vingt dernières années, des travaux expérimentaux ont permis de démontrer que le fœtus était sensible aux propriétés sonores et savait reconnaître, dès la naissance, une musique écoutée durant la vie fœtale, cette musique ayant la propriété de le calmer lors des réécoutes. Ce que Lacas reprend sur un plan plus théorique : « l'affect de sécurisation, né premièrement dans le registre du toucher, s'étend ensuite au registre de l'ouïe ; aussi n'est-il pas absurde de concevoir qu'une évocation sonore ultérieure, analogue à celle qui a été vécue in utéro..., puisse renvoyer métonymiquement au sentiment heureux et sécurisant de ces expériences archaïques » (p. 46). Ainsi, dès la naissance, l'interaction qui s'est développée durant la vie fœtale entre toucher et audition va permettre le jeu ultérieur de liens d'évocation qui vont structurer et unifier l'image du corps et permettre à l'affect de sécurisation de se développer. Dans le développement psychopathologique, il semble que le lien soit rompu ou non advenu. Cette non-liaison entraîne un vécu dysharmonieux ; par exemple, un enfant autiste se bouche les oreilles quand on lui fait écouter de la musique, ce qu'il ne fait généralement pas s'il est seul avec la musique. Son intérêt pour le toucher est inexistant ou compulsif. Son comportement face à la musique a intéressé les musicothérapeutes. Ce type de prise en charge est généralement reconnu, mais il n'y a pas d'approche théorique et expérimentale dans ce domaine de la sensorialité. L'apport théorique de Lacas laisse entrevoir comment le sonore peut être source d'angoisse quand il est perçu négativement ; angoisse originaire de perte de l'unité fusionnelle qui se déploie, lors de l'écoute musicale, dans des fantasmes de morcellement ou dans des états de dissociation suivant la pathologie développée. Par contre, Lacas méconnaît la pratique de la musicothérapie quand il écrit : « la technique musicothérapique cherche à établir une fusion affective, entre thérapeute et malade, sur le terrain même de la symbiose où se manifeste la faille dissociative » (*ibid.,* p. 62), alors qu'il relève avec justesse que l'entrée en transe n'est pas causée par des paramètres du son musical, mais par la présence d'un élément tiers. Lacas se laisse déborder par le sonore qui est spatial, l'espace ne lui permet pas de concevoir la création de limite. Pour ce dernier, la musique ajoute une fusion à une autre fusion et ne lui paraît pas être « un moyen structurant apte comme tel à réparer la dissociation » (*ibid.*, p. 64). C'est méconnaître – me semble-t-il – l'architecture de la musique et son pouvoir structurant qui implique un code et donne accès au symbolique. Pour Lacas, « la structuration de l'image du corps... est le fruit d'un processus psychique qui s'effectue essentiellement à partir de l'expérience perceptive de l'espace. Cette expérience est en effet premièrement et fondamentalement d'ordre tangible, secondairement et généralement d'ordre sonore, troisièmement d'ordre visuel ». Ce tangible sur lequel insiste Lacas est un point nodal de l'articulation de la musicothérapie : jouer de la musique c'est toucher ; l'art du musicien consiste à trouver le toucher le plus exact qui va refléter à la fois sa personnalité et l'intention du compositeur.

On peut envisager, schématiquement, comment les stimuli premiers s'organisent pour engendrer la créativité.

A la naissance, les premières formes d'expériences sensorielles se manifestent à travers les sensations auditives, olfactives, gustatives, tactiles. Ces premières expériences sont des productions psychiques non organisées mais qui se répètent et se manifestent par une non-liaison. Par habituation, une discrimination de ces différents stimuli s'opère et une liaison qui recouvre des formes s'établit entre eux. Ces formes globales vont entraîner une perte des stimuli bruts. La liaison, qui est une des premières manifestations psychiques de reconnaissance de l'environnement familier, se fait au profit de la perte de ces stimuli bruts. Si le nouveau-né est très sensible à ces premières expériences sensorielles non organisées, leur perte laisse une trace qui sera toujours présente comme matériau latent dans les structures organisées.

L'expressivité non verbale de la musique se prête à cette mobilisation de la trace qui agit comme un fantasme. C'est cette trace qui devient agissante en musicothérapie, non pas dans sa saisie brute qui d'ailleurs serait difficilement compréhensible, mais dans l'élément dynamique qu'elle suscite. Faire de la musique, c'est retrouver l'objet perdu.

2. Psychothérapie-musicothérapie

Colette Chiland (1984) écrit : « tout travail psychothérapique est une rencontre où le thérapeute paie de sa personne... (lorsque le psychanalyste) demande à son patient d'essayer de tout dire, il s'engage à tout écouter, et, si le patient ne sait pas dans quelle aventure il s'embarque, le thérapeute non plus, il faudra qu'il tienne contre vents et marées ; c'est pourquoi il ne doit à aucun moment faire plus que ce qu'il pourra faire aussi longtemps que nécessaire » (p. 121). Le musicothérapeute peut faire sienne cette proposition en excluant « le tout dire » propre à cette situation analytique. Le patient vient apprendre à jouer d'un instrument chez un psychothérapeute, musicien de surcroît. Le contrat de départ est l'apprentissage musical pour le patient, apprentissage avec un thérapeute et connaissance d'une situation de musicothérapie. « Le tout dire » se transforme en un « faire de la musique », il n'y a aucune obligation de parole, mais si le patient éprouve le besoin de parler, le thérapeute est présent pour recevoir cette parole.

Différents critères permettent de reconnaître l'existence d'une situation thérapeutique dans cette interdisciplinarité :

- Le psychothérapeute-musicothérapeute est reconnu comme tel dans une institution, le patient sait qu'il vient rencontrer un psychothérapeute.
- La thérapie, à l'arrière-plan de l'apprentissage musical, demeure le but essentiel que le thérapeute se propose d'atteindre, et, suivant l'évolution du patient, cette thérapie passe progressivement au premier plan avec un temps de parole plus long que le temps consacré à la musique. Les progrès en musique restent néanmoins importants pour le thérapeute car le jeu musical reste le garant du contrat de départ et, surtout, il souligne la

capacité d'investissement continu du patient qui a accepté ce projet.
- L'existence d'un lieu fixe consacré à la musicothérapie et dans lequel le patient se rend deux fois par semaine.
- La capacité du sujet à retrouver, dans un temps qui lui appartient, des relations sociales et des possibilités de s'assumer individuellement, ne serait-ce qu'en venant régulièrement aux séances.

Si les voies de la thérapie sont multiples, c'est, entre autres, que les motivations du thérapeute ouvrent des champs d'investigation nouveaux, mais aussi que les individus en souffrance réagissent de manière différente aux thérapies proposées. Certains patients se sentent rassurés par un groupe et une thérapie de groupe leur conviendra, d'autres se sentent plus à l'aise dans une relation individuelle et parlent facilement, d'autres sont quasi mutiques, d'autres encore s'expriment plus facilement par leur corps. La recherche en psychosomatique montre à l'évidence la difficulté de séparer l'esprit et le corps. Le mouvement thérapeutique puise ses sources dans la diversité qui s'offre à nos centres d'intérêt ; il n'y a pas une thérapie, comme il n'y a pas un médicament, il y a des voies thérapeutiques qui conviennent parce que la sensibilité, la réceptivité du patient s'accordent avec la voie proposée, mais aussi parce que le patient rencontre chez son thérapeute un centre d'intérêt, un champ de connaissance sur lequel il peut s'appuyer. Il ne s'agit pas d'identification, mais plutôt d'un terrain partagé ou à partager.

Au départ, toute thérapie suppose un savoir chez le thérapeute, savoir souvent mis en question soit par l'échec de la thérapie amorcée, soit par le scepticisme devant l'inconnu que représente cette proposition d'aide pour le patient. Quand le thérapeute apporte la démonstration d'un savoir concret qui repose sur des apprentissages mesurables, et s'il accepte de le mettre en question, de le confronter au désir de savoir du patient, il transforme la relation, en quelque sorte, il la « désacralise ». L'utilisation de la musique s'intègre dans cette forme de thérapie. Thérapeute et musicien, le soignant offre au patient une possibilité d'accéder à une meilleure compréhension de lui-même par le biais de la découverte et de la connaissance d'un art. Ce cheminement vers l'art permet la rencontre avec la thérapie sur un mode transférentiel déjà vécu dans le domaine musical. Le patient qui a osé « l'art » peut appréhender la thérapie avec une confiance nouvelle, il est déjà en territoire connu.

L'objectif d'une thérapie, quel que soit son modèle théorique, est de mettre en jeu l'activité du sujet et d'obtenir de sa part une participation, un engagement vers un processus, soit de modification des conduites, soit d'intériorisation en élargissant la capacité de contenant de l'appareil psychique pour que des contenus puissent s'y développer. La difficulté, avec un sujet dont la souffrance psychique met en évidence l'aboulie de la volonté d'être, réside dans l'obtention de cette participation active à la thérapie. Les bénéfices secondaires, trop souvent ignorés dans ces états pathologiques, conservent au sujet un statut d'invalidité et lui donnent de plein droit un discours émaillé de plaintes, d'insatisfactions dont il est porteur à titre individuel et à titre social (le statut de malade mental reste encore actuellement un statut d'exclusion). Cette souffrance psychique devient l'objet de la reconnaissance des symptômes ; c'est sur cette souffrance que le thérapeute s'appuie, il en fait un mécanisme de mobilisation qui permet d'en reconnaître l'origine et/ou les dérivés et de les alléger. Le malade mental offre une diversité de symptômes entraînant, à des degrés divers, des troubles cognitifs qui entravent le développement harmonieux de la personnalité et des troubles de l'affectivité qui perturbent les relations à soi et aux autres. Ces troubles n'incitent pas le sujet à risquer une activité de penser, car les troubles psychiques dont il souffre ne lui permettent pas de faire une distinction entre les données pertinentes et celles qui ne le sont pas, lors de l'approche directe ou indirecte des symptômes. Or, l'activité de penser, d'associer, est un des moteurs de la thérapie. Dans ce travail d'apprentissage, la possibilité de retrouver une activité de penser est offerte au sujet en favorisant l'émergence des déficiences périphériques liées à des attitudes, des motivations, des habitudes d'apprentissage voire de travail qui gênent l'organisation mentale du sujet et le maintiennent dans une carence « d'imaginer des relations virtuelles » (Feuerstein cité par Debray, 1989) et dans une difficulté liée à des modalités de communication souvent incompréhensibles pour autrui.

La mise en place d'une activité artistique dans un contrat thérapeutique est un bon moyen pour favoriser une activité de penser (de manière formelle avec le code musical, puis de manière abstraite avec l'interprétation musicale) en permettant une capacité d'intériorisation et donc un accroissement du contenant de l'appareil psychique. J'ai choisi de présenter et d'étudier l'activité musicale ; une démonstration similaire pourrait être faite avec d'autres arts, car c'est la nature de l'art dans sa fonction étayante qui est en question dans le contrat thérapeutique.

3. La musique active à l'hôpital

L'expérience de l'apprentissage de la musique est généralement une épreuve. Combien d'adultes parlent de leurs années de piano, de ces gammes interminables et de l'ennui qui en résultait ! D'autres encore témoignent d'une indifférence par rapport à ces années ; ils ont étudié la musique, cela faisait partie de l'éducation, peu s'en rappellent ; un petit nombre d'entre eux continue à jouer et travaille alors pour le plaisir. Pour les autres, pour tous ceux qui n'ont pas étudié la musique, il y a souvent un sentiment de nostalgie, un regret, peu explicite d'ailleurs, car généralement ils ne savent pas pourquoi ils auraient aimé jouer d'un instrument. S'agit-il de la possession du dit instrument ou encore de la notion de jeu qui renvoie à une part de rêve, de réalisation de désir ? Et dans ce contexte, pourquoi proposer l'apprentissage de la musique à des patients qui font de longs séjours en hôpital psychiatrique ?

Ces patients sont pour la plupart inaptes à aborder une psychothérapie verbale, leur capacité de communication est trop pauvre ou limitée aux stéréotypes sociaux, ce sont le plus souvent des patients rigides qui ne remettent pas en question leur mode de vie. Leur souffrance est un symptôme et c'est le consultant qui doit trouver le remède (c'est pourquoi la thérapie comportementale, au départ au moins, réussit par la directivité qu'elle suppose). Souvent les échecs consécutifs aux différents modes de psychothérapie amorcés entraînent chez le patient un sentiment de rejet pour tout ce qui est « psy ». Il ne s'agit pas de patients frustes sur le plan intellectuel, ils sont souvent intelligents, parfois cultivés, avec une position sociale qui masque leur conflit. La crise fait rupture dans ce mode de vie. La maladie psychiatrique est un échec qui fait s'écrouler la stratégie vitale. Ces patients ne comprennent pas qu'il faut élaborer un travail autour de cette crise ; pour eux, c'est juste ce dont il ne faut pas parler. L'internement, souvent long, détourne de la réalité sociale, leur travail est parfois perdu et c'est le vide, il n'y a plus d'investissement et la consolation paraît impossible. Pour des individus qui parfois ont été actifs, c'est le désœuvrement. Proposer dans ce contexte à un patient de lui apprendre à jouer d'un instrument, c'est opérer une deuxième rupture, c'est faire jouer l'impossible réalisation d'un rêve d'enfant, et c'est en même temps établir un contact privilégié avec un membre de l'institution avec lequel il ne se sentira pas obligé de raconter sa vie. La crainte de l'échec, un de plus, interroge le patient ; va-t-il réussir à jouer, dans combien de temps jouera-t-il correctement, et s'il ne réussissait pas ? Toutes ces questions amorcent l'idée d'un futur autre que l'univers psychiatrique, mais aussi différent de l'univers passé par l'appel à la créativité qui sous-tend le projet d'apprentissage.

Les premières séances insistent sur la nécessité :

- du temps pour parvenir à jouer
- de l'apprentissage pour améliorer le jeu, donc du travail et d'une discipline exigée.

Pour ces patients livrés à l'incertitude, de nouvelles motivations, un projet de travail régulier sont déjà une première tentative d'investissement avec, en prime, l'idée d'un plaisir à venir, car dans ce cas, la discipline exigée n'est pas liée à une obligation vitale de réussite sociale par exemple. Ces patients qui n'ont, en général, jamais étudié la musique, en écoutent. Ils en ont une idée – ce n'est pas de l'inconnu – ; en fait, l'inconnu pour eux, c'est la difficulté pour parvenir à jouer. La musique est un monde familier pour tout un chacun, une proximité sonore, du presque palpable. Et très vite, le malade demande à jouer tel ou tel morceau, même si cela ne correspond pas à son niveau.

Le projet de musicothérapie

Il s'agit d'une prise en charge de longue durée qui permet de ce fait un travail d'approche du musicothérapeute. L'instrument utilisé est mobilisé, il devient l'objet d'attention du patient et du thérapeute, un canal de communication focalisé sur l'instrument s'ouvre entre les deux participants (Kupperschmitt *et coll.* 1990). Cet instrument suscite l'action et mobilise une fraction de l'être du patient : ce faisant, il n'est plus ni passif ni fermé sur lui-même, il s'ouvre à une aventure qui nécessite d'écouter des conseils, mais aussi de se soumettre à une technique proposée par le thérapeute et d'y répondre. Des messages circulent, la situation d'apprentissage est une situation de dépendance dont on peut se libérer, partiellement du moins, en progressant, car la maîtrise d'un morceau de musique, dans ce cas, est une recréation au sens du divertissement de Pascal. Par l'apprentissage le sujet se détourne en partie de sa souffrance psychique, le temps du jeu, il oublie et par cet oubli se dupe lui-même sur la signification de son activité. Mais le jeu musical appartient à celui qui le provoque et échappe en partie à celui qui en a autorisé et facilité l'exécution. Ces mécanismes inconscients, du moins au départ pour le patient, mais conscients pour le thérapeute, vont faciliter l'interaction entre les deux partenaires et rendre le patient sensible à la présence du thérapeute et demandeur par rapport à ce dernier. La demande se situe d'abord au niveau de la musique. Ce sont les blocages, les résistances au travail de l'apprentissage, qui élargissent le champ verbal et amorcent la psychothérapie car, dans ce contrat d'apprentissage de la musique, le patient sait qu'il est avec un thérapeute. Les difficultés qui surgissent dans l'apprentissage servent de support aux difficultés comportementales et affectives, c'est aussi l'occasion de parler des difficultés passées, et ces associations amorcent progressivement l'ouverture vers la psychothérapie. La position du thérapeute consiste à ne jamais dépasser ce champ des associations et à laisser le temps jouer en faveur de la thérapie.

L'apprentissage de la musique passe, pour l'adulte, par une réflexion sur lui-même, sur ce qu'il entreprend, sur les moyens qu'il met en œuvre pour y parvenir, moyens manuels mais aussi intellectuels. Cette analyse ouvre le champ de l'auto-observation ; ceci se vérifie non seulement en thérapie, mais aussi avec tout adulte en situation d'apprentissage. Durant les séances de musicothérapie, ce champ de l'observation est l'objet d'une écoute particulière du thérapeute. Une patiente diagnostiquée « psychose hallucinatoire chronique » me dit, après avoir particulièrement bien joué un air intitulé « la coquette » sur sa flûte à bec : « savez-vous que quand j'étais malade, je croyais que mon mari ne pouvait plus être amoureux de moi parce que je devenais vieille ? Maintenant je sais que je me suis trompée, mon mari est content que j'apprenne à jouer de la flûte à bec, il aime écouter et souvent, le soir, il me demande de jouer ». La souffrance de cette femme, qui durant des mois n'a pu parler, n'osant pas avouer sa blessure, a diminué à partir du moment où, flûte en main, elle m'a demandé l'autorisation de raconter, de se raconter.

L'apport de l'apprentissage de la musique

L'intérêt de l'apprentissage d'un instrument réside aussi dans la possibilité, actuellement offerte aux adultes, d'entrer dans des écoles de musique. Ce sont des lieux de rencontre où les débutants se retrouvent à un même niveau, avec un intérêt commun. Cette possibilité offerte aux patients de participer à une vie d'école extérieure à l'hôpital, quand ils sont prêts à l'assumer, les place en situation de savoir ou d'accession au savoir qui les valorise. Ces mêmes patients souhaitent continuer leur travail à l'hôpital, ils viennent approfondir ce qu'ils n'ont pas compris, parler de leur relation avec leur professeur, de leurs difficultés. Ce qui est important pour eux c'est que, dans le lieu de l'école, ils soient anonymes. Généralement, le professeur ne doit pas savoir qu'ils ont été internés, c'est un nouveau projet, une vie nouvelle qu'ils commencent et ils tiennent à réussir. Le plaisir qu'ils ont à jouer un morceau est souvent d'autant plus vif qu'ils ont eu des difficultés à l'assimiler. Le travail musical leur réapprend à vaincre. L'infinie variété de la musique, les différents niveaux de difficulté qui se présentent, laissent toujours l'impression à chaque exécutant qu'il a réussi à dominer une partie du monde impénétrable – ou qui lui semblait tel – de la musique. Pour un patient, le résultat est d'autant plus positif que sa réussite ponctuelle lui donne le sentiment d'une appartenance à venir au monde des musiciens ; par ce biais, le néophyte est intégré à un groupe social. L'école donne aux adhérents la possibilité de se rencontrer, de parler de musique et même d'en faire à plusieurs ; c'est une démarche structurante qui offre aux patients un lieu de partage en marge de la thérapie proprement dite. Toutefois, les patients avec des problèmes psychologiques importants ne sont pas assurés d'une insertion facile, le rejet s'exprime vite : difficultés d'apprentissage, difficultés de contact, rigidité des prises de position, tous ces problèmes viennent se revivre en musicothérapie. Le travail du musicothérapeute consiste à soutenir le patient, à l'aider à vivre ses conflits sur le support de la musique, à l'aider à accepter le rejet de l'école, ce qui arrive parfois, en essayant de lui faire prendre conscience de son propre désir de se faire rejeter quand le cas se présente. La musique devient le support d'une problématique comportementale qui, habituellement, est déniée en face à face.

Dans le même temps, la musique est expérience du souvenir, expérience du temps. Tel rythme, telle phrase musicale, font revivre chez le patient une sensation, une émotion qu'il ne maîtrise pas. La répétition engendrée par l'apprentissage affine les émotions, des souvenirs surgissent, des associations suivent, des pleurs – beaucoup – des larmes qui soulagent et rappellent que le passé est aussi un lieu de repos. Pour le malade mental qui souffre moralement, le temps est perçu comme durée de la souffrance. Un des paradoxes de la musique réside dans l'utilisation qui est faite du temps. Le temps à venir est généralement source d'inquiétude, l'inconnu est anxiogène, or la musique se travaille sur le temps à venir, mais elle est vécue sur le temps de l'accompli. La répétition qu'elle engendre est rassurante et fait retour. A différentes reprises, j'ai observé comment un patient très angoissé pouvait progressivement se calmer avec ces simples mots répétés : « recommencez cette mesure, encore une fois... voilà, c'est mieux, encore, c'est plus musical... ». Le temps de l'accompli est celui de l'ordre, de la paix, du connu, ce sont des sentiments vécus par tous les musiciens qui viennent de jouer longuement, et se sentent en accord avec eux-mêmes. Par ce continuel retour sur elle-même, la musique calme. L'activité motrice, la concentration développée, suscitent un sentiment de plénitude chez le musicien qui termine son parcours, il s'est réalisé et se sent disponible pour d'autres intérêts.

L'utilisation de la musique comme facteur d'apprentissage et de mémorisation

« L'apprentissage consiste en une modification de conduite en cas de répétition d'une même situation ». Il y a apprentissage dans la mesure « où une réaction se modifie de manière systématique, c'est-à-dire dans une direction déterminée, en cas de répétition de la même situation stimulante » (Montpellier, in Fraisse et Piaget, 1964, p 43). Une conduite est une réaction à une situation, dans ce protocole ce sont des stimuli musicaux, notes, rythmes, mesures... Il y a apprentissage parce que la réaction à ces stimuli s'oriente vers la construction d'une modulation sonore structurée qui se retrouve à travers la répétition et s'affine. Progressivement, à travers l'apprentissage, on observe un changement du récepteur (le patient), l'émetteur (la source musicale ou la musique en tant que donnée structurale) restant le même. La répétition pose le principe d'une expérience antérieure, il y a donc trace dans le psychisme de cette présence antérieure, or, en musique, cette trace va s'adjoindre à d'autres traces qui sont celles des souvenirs musicaux. Cette rétention de l'expérience antérieure est possible par le phénomène de la mémoire, c'est une mémoire associative qui adjoint au code musical une motricité et même une psychomotricité, puisque c'est la pensée qui associe et permet les nuances du travail musical. La musique se présente comme un matériel non verbal significatif auquel la tradition orale attribue, à travers les intervalles, les rythmes et les tonalités, des « états d'âmes » et des affects (par exemple, Lavignac pour qui ré majeur est gai, la mineur tendre, mi mineur triste, ou encore Kupperschmitt et coll. recherche sur les intervalles dans le Savio P.P.I.T.) et des possibilités de reconnaissance pour tous. La musique véhicule du sens par les chansons, les mélodies, les titres donnés aux symphonies.

L'utilisation de la musique comme possibilité d'émergence du désir

Cette conjonction des traces musicales dues au vécu du sujet et à l'apprentissage permet le surgissement des émotions. Janet (in Fraisse, 1968) considère l'émotion liée à une tâche à accomplir comme une puissance désorganisatrice. Il y a émotion en musique parce que la motivation de jouer est trop forte par rapport aux possibilités de jouer ; le sujet est toujours tendu vers un perfectionnement du jeu musical, ce qui entraîne parfois des manifestations neuro-végétatives comme la rougeur, les mains moites, la transpiration, voire des pleurs. La psychothérapie s'appuie sur le surgissement de ces émotions. Dans ce contexte précis, la réponse émotive peut être considérée comme une forme d'adaptation à la situation, elle est positive et réorganisatrice. Wallon (in Fraisse, 1968) a analysé l'utilisation sociale de l'émotion ; pour lui, la dramatisation des conduites devient un véritable langage, plus chargé d'affectivité que les mots. Or, l'émotion est autorisée en musique, elle est même souhaitée.

Le musicothérapeute reprend à son compte cette utilisation sociale de l'émotion en verbalisant le comportement émotif par rapport au fait musical ; il autorise, par cette reconnaissance, une possibilité d'association chez le patient avec des événements traumatiques. La répétition de la situation d'apprentissage émousse progressivement ce type d'émotion pour développer des schèmes réactionnels adéquats et pour permettre la survenue d'un autre type d'émotion : le plaisir dû au jeu musical et à l'émotion esthétique. La musique, par sa forme, c'est-à-dire par l'agencement des schèmes musicaux, place le sujet dans une situation d'attente ; celle-ci développe une mobilisation énergétique qui sert de catalyseur pour développer l'apprentissage et insuffle au sujet un dynamisme nouveau pour aborder sa pathologie.

4. Quelle pédagogie pour l'apprentissage en musicothérapie ?

A l'instar de la mère qui installe son bébé dans un temps et un espace organisés, ponctués par des activités connues et répétitives (sommeil, nourriture, jeu...), le musicothérapeute installe son patient dans un cadre déterminé par une activité connue et répétitive : la musique. Celle-ci va permettre au patient de sélectionner l'information en fonction des stimuli proposés. Apprendre à jouer d'un instrument nécessite dans un premier temps d'oser poser les doigts sur les touches (ou les cordes). Le rythme, la lecture des notes et le sonore reçu en réponse à ces deux activités donnent un sens. C'est une conduite intelligente qui débute et prend place dans une organisation de vie. Lorsque le thérapeute répète : « c'est bien, continuez », « c'est une erreur de rythme »..., il propose des connotations indispensables, véhicules de valeurs culturelles – au profit d'un jeu musical – qui appartiennent à la société (tout comme la mère impose un sens aux différentes situations de la vie par ses interdits et ses encouragements).

A ce niveau, la position du musicothérapeute perd de sa « neutralité » dans la mesure où il est soumis aux règles du jeu musical. J'aurai l'occasion de revenir sur ce point.

Les critères proposés par Feuerstein (in Debray, 1989) pour l'apprentissage médiatisé conviennent au déroulement des séances de musicothérapie avec des objectifs prioritaires en fonction de la pathologie présente chez les sujets, à savoir :

⇒ Poser des repères et des limites : jouer d'un instrument aide le sujet à prendre conscience de ce qu'il peut faire. La lecture d'une partition entraîne dans l'aller-retour du regard (partition-piano) une capacité de discrimination fine qui va devenir sélective, c'est-à-dire capable de s'exercer sur des éléments pertinents (temps fort...). Cela conduit à pouvoir hiérarchiser les stimuli en en valorisant certains au détriment d'autres. Cette conduite déductive va s'intégrer dans un schéma général : apprendre les liens de causalité qui unissent les événements entre eux et donc, progressivement, puisqu'il s'agit d'un projet thérapeutique à travers l'étude musicale, apprendre les liens qui unissent les symptômes et les conflits intrapsychiques à l'origine de la souffrance psychique. En ce sens, l'apprentissage est un modèle d'un possible travail psychique sur soi ; ainsi, le sujet prend conscience de ce qu'il peut faire et aussi à travers le jeu instrumental, conscience de ce qu'il est.

⇒ Restaurer le narcissisme à travers la médiation du sentiment de compétence, la médiation de la confrontation au défi et la médiation de l'acte de partager : la maladie psychique engendre un sentiment d'échec, de déprivation face aux sollicitations du monde externe, l'impuissance qui en résulte est source d'inertie ou d'actes incohérents sans liens apparents avec les situations exposées. L'apprentissage instrumental de la musique introduit une médiation de la signification. Repérer le code musical et l'expliciter rendent compte de l'expérience du jeu et suggèrent des situations fortuites, par exemple, réussir à jouer une page de musique sans en maîtriser la technique, mais aussi des situations intentionnelles, par exemple, travailler l'interprétation, faire surgir des mots pour exprimer ce que le sujet ressent par rapport au développement mélodique et/ou harmonique. L'objectif est de renforcer le sentiment de confiance en soi du sujet, de l'inciter à aller de l'avant, à progresser, à trouver pour lui-même un jeu sonore auquel il se réfère et qui le qualifie ; ainsi le sujet se fixe des tâches et sait comment parvenir à les réaliser. L'appréciation du musicothérapeute réalise un renforcement positif et favorise le goût pour la nouveauté. L'excitation et le plaisir de réussir sont un moteur pour progresser et appréhender la difficulté. Ce travail s'opère dans une relation au musicothérapeute, il y a partage du jeu musical et du plaisir de l'écoute. Pour un adulte, comme pour un enfant d'ailleurs, faire découvrir à son thérapeute une nouvelle musique, une autre interprétation, est un acte de créativité et de contrôle de la situation qui, me semble-t-il, n'est généralement pas suffisamment analysé dans le cadre du transfert comme du contre-transfert.

⇒ Favoriser la socialisation par ces différentes expériences, à travers notamment ce partage de l'écoute musicale, qui instaure une forme de réciprocité : apprendre le code musical et l'expliciter sont des activateurs qui produisent chez le patient un état de vigilance et une perception plus attentive qui créent en retour le jeu musical. Dans son intentionnalité, ce jeu musical suscite une action qui se développe à travers une organisation de l'espace et du temps.

⇒ Réguler le comportement afin de consolider les acquisitions à travers la maîtrise de l'impulsivité, ce qui favorise l'atteinte d'objectifs et la création d'habitudes structurantes face aux apprentissages. Respecter le code musical est une obligation pour reproduire un air connu et ce respect du code musical permet de contrôler l'impulsivité et de favoriser la réalisation d'une action planifiée dans le temps. Ainsi, l'agitation motrice qui sous-tend l'excitation de l'humeur, dans les états d'hypomanie par exemple, n'est pas conciliable avec le jeu musical structuré. Le sujet, en quelque sorte, s'épuise à ne rien produire, or, pour appréhender les données musicales (et donc diverses situations) le sujet doit apprendre à contrôler ses réactions motrices et à stabiliser son humeur. C'est ainsi que des sujets hypomanes arrivent à se stabiliser dans un groupe de musique (fait déjà constaté au XIXe siècle par Pinel). Il est évident que cette situation ne se produit pas magiquement, mais demande un long travail d'apprentissage et de soutien. De même, un sujet apathique doit se mobiliser pour réussir un exercice, cette expérience lui procure une conscience de la modifiabilité. Le rôle du thérapeute est de valoriser ce changement et d'insister sur les progrès, si minimes soient-ils, ce qui réintroduit une dimension de l'espoir.

De ces différents critères abordés il ressort que le sujet, confronté à un exercice difficile, celui de l'apprentissage de la musique, apprend à devenir exigeant vis à vis de lui-même. Il apprend à lutter contre la rigidité mentale et l'inertie qui en découle, il découvre ou redécouvre le plaisir qui en résulte, celui d'intérioriser une pensée conductrice dans le déroulement d'une action (jouer un morceau), d'anticiper le résultat à venir. Il développe son potentiel intellectuel à travers une activité idéo-motrice contrôlée. Ce travail sert de base, de modèle, aux difficultés psychiques auxquelles il est confronté et qu'il doit apprendre à résoudre et à dépasser à travers la thérapie. C'est l'apprentissage médiatisé qui permet au sujet de s'interroger sur le sens des différentes gammes d'expression produites par la musique et de les discriminer pour les reproduire. Ce faisant, il met en place un schéma général qu'il pourra reproduire de façon sélective sur des éléments pertinents de la vie sociale et émotionnelle.

Je voudrais donner l'exemple de N., patiente psychotique, violente, totalement isolée socialement au moment de la prise en charge en musicothérapie et qui pourra, trois ans plus tard, dans un groupe, contrôler un raptus violent et le canaliser dans le chant choral en rythmant énergiquement du bras le mouvement mélodique. C'est la structure même de l'organisation mentale qui se trouve mobilisée. Ce résultat s'obtient grâce à une modifiabilité cognitive telle que la préconise Feuerstein, mais aussi parce que la thérapie qui sous-tend ces exercices permet un travail psychique. Dans cet exemple, N., qui est sollicitée par une autre patiente, ne peut définir de manière pertinente l'élaboration d'une réponse et donc elle structure le chant. Son appréhension de la réalité extérieure est trop discontinue pour elle, mais le groupe musical, dans ses phases d'apprentissage, lui sert de modèle. Si N. ne peut opérer un mode de pensée inférentielle pour communiquer une réponse compréhensible, le groupe et surtout l'apprentissage de la musique auquel elle est très attachée lui évitent le passage à l'acte ; elle se réfugie dans la musique qui lui permet un déplacement et une intériorisation, car la musique devient contenant et permet à N. de laisser s'exprimer en elle la trace des expériences musicales passées qu'elle conserve de manière satisfaisante. Ainsi N. ne quitte pas la salle et peut, pour la première fois, rester présente dans le groupe (Kupperschmitt, 1993). La musique intervient là encore en tant qu'épaisseur émotionnelle, c'est-à-dire que ces traces musicales rencontrent d'autres traces existentielles que le sujet n'a pu élaborer mais qu'il revit inconsciemment sur le support musical (ce dernier agit comme souvenir-écran ; ce thème ne sera pas développé dans ce travail).

5. Vers une psychothérapie intégrative

La musique utilisée dans une pratique thérapeutique est un outil de travail qui nécessite des moyens de repérage pour éviter que la confusion ne s'installe. Dans ce contexte, l'orientation théorique qui sous-tend la pratique est un facteur de compréhension de la méthode utilisée. Toutefois, l'interdisciplinarité ne permet pas l'approche d'une seule école pour trouver un ancrage théorique adéquat à la technique développée. La constatation qu'aucune approche de psychothérapie n'est cliniquement opérationnelle pour tous les cas, et qu'une flexibilité doit s'installer pour permettre à certains patients de profiter de leur psychothérapie, conduit à une manière de voir plus élargie qui autorise à observer et à expérimenter des techniques différentes. Mais surtout, le succès de différentes thérapies pour tel patient présentant tel type de problème permet de sérier les facteurs mis en cause et de trouver des facteurs communs qui contribuent à déterminer des résultats. Les thérapies pratiquées en institution s'appuient toutes sur des théories ; dans ce cadre, il convient de rechercher « les éléments fondamentaux que les différentes psychothérapies partagent avec le but éventuel de créer des traitements en nombre plus restreint et de meilleure efficacité » (Norcross in Chambon, 1996, p. 13). La combinaison de facteurs appartenant à des théories diverses vise « la création d'une nouvelle théorie à partir du mélange, d'une manière éclectique et pragmatique de deux ou plusieurs procédés » (*ibid.* p. 14). Cette flexibilité théorique, associée à une observation empirique des résultats, conduit à mettre l'accent sur les résultats obtenus, sans tenir compte de ce qui est essentiel dans le champ de la psychopathologie, à savoir la prescription de la relation thérapeutique (Kupperschmitt, 1997). Cela conduit à se demander pourquoi la technique de l'art-thérapie est opérante sur le plan clinique et dans quelles circonstances cette pratique favorise, sur le plan inter et intrapersonnel, l'amélioration d'une symptomatologie.

En musicothérapie la recherche transthéorique s'inspire du cognitivisme et s'appuie sur les théories psychanalytiques. Cette perspective intégrative produit de nouveaux modes de penser la psychothérapie en psychopathologie. Dans cette modalité thérapeutique, la musicothérapie utilise des concepts et des stratégies qui appartiennent à des orientations théoriques et à des techniques différentes. L'apprentissage médiatisé, préconisé à l'origine par Feuerstein pour des enfants perturbés, s'inscrit dans un mouvement dynamique. Cet apprentissage médiatisé vise à corriger les troubles de l'attention en posant des repères et des limites. Mais, dans un même temps, le surgissement du sentiment de compétence autorise une distanciation vis-à-vis de la communauté et augmente le sentiment d'autonomie. Le cognitivisme favorise la prise de conscience de l'utilisation et de l'exploitation des qualités intellectuelles. L'expression artistique vise à faciliter l'expression des patients inhibés verbalement, à leur permettre un langage autre. L'utilisation de la musicothérapie pose la question à la fois des bases sur lesquelles nous travaillons, de nos connaissances théoriques, de notre expression artistique, mais surtout, des besoins du patient. Cette pratique active de la musique permet au thérapeute d'aider le patient à se confronter à sa conflictualité, à l'explorer sous différentes formes, à la reconnaître dans l'expression de son jeu artistique. L'évolution de l'apprentissage permet de modifier ou plutôt de ne plus figer la symptomatologie. A travers cette expérience émotionnelle, que partagent les mémoires du thérapeute et du patient, naît la motivation de ce dernier, et donc un désir de progression à travers l'exploration de soi-même, quelle que soit la résistance au changement.

Si le cadre théorique psychanalytique freudien reste au premier plan dans la pratique de la psychothérapie, les associations basées sur l'écoute ou la pratique de la musique partent du présent, de ce qui se vit dans le moment de la séance. Ce sont les traces mnésiques sensorielles et les images mentales liées au mouvement imprimé par la musique qui facilitent les souvenirs de représentations ou d'affects. Dans ce contexte de psychothérapies intégratives, la musicothérapie, comme l'art-thérapie en général, développe autant d'interférences que de diversités. La musique se prête à des modèles différents ; non-verbale, elle permet des alliances conceptuelles. Les psychothérapeutes profitent de cette communication non-verbale pour développer des techniques où la verbalisation ne trouve pas toujours son point d'ancrage.

Vaysse (1997) développe l'histoire plurimodale des techniques de danse-thérapie, elle recherche le dénominateur commun à ces différentes techniques et nomme le mouvement ancré dans le corps, en tant que langage du corps, comme facteur commun et unificateur de l'activité thérapeutique. La même problématique se joue en musique. L'art-thérapie se doit de développer un modèle psychologique qui entend le symptôme comme discours du corps, elle se doit de théoriser les techniques actives artistiques à partir d'une unité psychocorporelle, car, comme le souligne Vaysse : « le mouvement n'est jamais gratuit » (comme la parole !). Il a inscrit en lui la façon de désirer, de se protéger, de se défendre..., d'être. De manière insoupçonnée. Car le corps en mouvement est une base de réflexion peu habituelle pour le regard « occidental » de la psychanalyse orthodoxe qui préfère largement le « corps psychique » (p. 95).

L'intégration des concepts provenant de divers champs théoriques accroît la richesse des potentialités de conceptualisation et favorise la créativité qui est à la base de l'art-thérapie. Les techniques artistiques quelles qu'elles soient, peinture, modelage, sculpture, danse, théâtre, musique participent au mouvement. C'est un dénominateur commun qui appartient d'abord et simplement à la vie.

Chapitre 2

PSYCHOLOGIE ET MUSIQUE

1. Une revue de questions

L'intérêt d'une revue de questions sur la psychologie de la musique est de confronter les résultats obtenus à partir d'expériences ponctuelles sur des sujets en thérapie. En quoi les connaissances sur la psychologie de la musique permettent-elles de comprendre l'intérêt d'un apprentissage de la musique en thérapie ?

Il reste à se souvenir que la plupart de ces patients ne travaillent plus ou n'ont jamais travaillé, qu'ils sont inactifs, clinophiles très souvent, et que tous les processus de mentalisation sont en sommeil, voire non développés (pour Kaline par exemple, cf. cas clinique).

La question qui sous-tend ce bref aperçu de psychologie de la musique est celle de l'application de ces connaissances à la musicothérapie, ou plus exactement, l'apport d'un éclairage sur les processus mis en jeu dans la musique en thérapie. L'appréhension des qualités organisationnelles de la musique (échelles, patterns rythmiques, contours mélodiques...) va permettre de mieux comprendre pourquoi et sur quels critères le processus thérapeutique est sollicité en musicothérapie. Toutefois, à travers les écrits très ciblés sur la psychologie de la musique (et de la psychologie cognitive en particulier), la représentation multidimensionnelle de la musique entendue ou jouée n'est pas abordée, car elle implique de se situer à l'intersection de différents courants psychologiques et, dans ce cas, le chercheur prend le risque de s'éloigner de son champ d'observation.

Psychologie cognitive

Les écrits de Sloboda (1988) sont un exemple de cette restriction analytique. L'auteur aborde la psychologie de la musique sous l'angle cognitiviste et cerne des approches aussi différentes que l'exécution musicale, la composition et l'improvisation, l'écoute musicale, l'apprentissage. Dans chaque domaine, il pose des questions essentielles à la compréhension du processus musical, par exemple : qu'est-ce qui fait que la musique a un sens pour nous ? Ou encore, en quoi la cohérence harmonique facilite-t-elle l'attention ? Sloboda propose en réponse des travaux de recherche faits par des expérimentalistes, c'est-à-dire qu'il aborde une partie du problème ; ainsi, la dimension phénoménologique, voire psychanalytique, n'est pas même effleurée. A propos de la première question il écrit : « les séquences musicales... représentent certains états émotionnels » (*ibid.,* p. 89) et il cite Cooke pour qui les intervalles de l'échelle diatonique suggèrent différentes qualités émotionnelles : la tierce majeure est synonyme de plaisir, la quinte et l'octave évoquent la neutralité. D'après ce dernier, Sloboda suggère que « le système tonal, en tant que tel, présente des analogies avec la manière dont les individus représentent les émotions dans un « espace sémantique », et que ces analogies permettent de dresser une carte partielle des relations tonales sous forme d'émotions » (*ibid.,* p. 91). Après cet exemple, il présente l'expérience de Gabriel qui « échoue à démontrer toute relation entre le pattern tonal et la connotation émotionnelle » (*ibid.*, p. 92). Mais Sloboda remarque que Gabriel a peut-être « détruit les conditions qui permettent à un auditeur d'activer les mécanismes cognitifs servant d'intermédiaire entre la musique et l'émotion », ce qui me paraît être une critique implicite du processus expérimental visant la liaison entre le système de base de la musique (sa construction) et l'espace musical qu'elle développe et qui peut susciter l'émotion. Sloboda propose ensuite la théorie de Meyer pour qui, « dans des contextes différents, le même pattern mélodique peut avoir des sens complètement différents selon qu'il satisfait ou non les implications du matériau antérieur » (*ibid.,* p. 95). En fonction des expérimentations proposées, les résultats sont contradictoires, ce qui démontre que l'appréhension partielle d'un problème ne cerne pas la globalité dudit problème.

Pour faire une synthèse permettant à la musique d'avoir un sens pour nous, il manque à ces exemples le fait que, dans la perception intérieure que nous avons de la musique entendue ou jouée, se met en place un acte psychique dont l'élément le plus important est de conduire l'évolution de cette musique dans le temps et donc de mettre en place l'intentionnalité, que ce soient des situations intentionnelles comme le fait d'interpréter la musique ou celui de vouloir l'écouter et de s'en laisser pénétrer. Ainsi, Stumpf (in De La Motte in Zenatti, 1994, p. 39) a établi le phénomène de la consonance, de plus en plus à partir de la sensation subjective ; pour lui la structure physique n'est pas décisive. Dans la théorie de la consonance, la signification d'un accord est déterminée par l'imagination. Les expériences de perception auditive doivent faire appel à l'activité productrice de l'esprit et de l'intellect. En complément aux théories de Stumpf et suite à la théorie de l'expression de Darwin, Hausegger (in De La Motte in Zenatti) interprète cette « mystérieuse capacité » à produire des sons « comme une expression primaire de l'émotion et comme source de la musique ».

Après cette digression, dont le but est de montrer la complexité soulevée par les questions de Sloboda auxquelles une réponse partielle et expérimentale ne peut suffire, je reviens à son travail. L'émotion est un fait psychique et Sloboda retrouve cette dimension, après avoir appréhendé l'apprentissage musical sous l'angle du système de production (1988, p. 295 et suivantes), ce qui lui fait écrire : « les structures de productions ne font pas en soi partie des structures mentales humaines. Elles sont, pour mieux dire, des analogies formelles avec les processus mentaux. Toutefois pour me simplifier la tâche, j'agirai comme si les systèmes de production faisaient partie des structures mentales ». Puis, il revient après ce passage par la modélisation à des remarques pertinentes : « la construction d'un apprentissage est donc une question de hasard. Personne... ne peut avoir pleinement conscience des procédures de pensées automatiques qui forment la base de la compétence » (*ibid.*, p. 313) et plus loin : « il faut admettre que la formation (de l'apprentissage musical) soit davantage un art qu'une science... La recherche et la théorie scientifique ne suffiront jamais à avoir une connaissance totale du système cognitif de l'élève, puisque chaque élève est unique » (*ibid.*, p. 315). Le musicien a repris l'avantage sur le psychologue !

Je ne voudrais pas que ces exemples dénaturent le travail de Sloboda qui a rassemblé des recherches éparses en psychologie de la musique et s'est impliqué personnellement à travers une analyse de ses propres matériaux. Simplement, une orientation unique restreint la capacité d'ouvrir un débat. L'absence des travaux de Stumpf ou de ses élèves supprime une part importante de l'approche de la réception musicale, à savoir, que le phénomène de la consonance est aussi établi – puisque Helmholtz a démontré physiologiquement la consonance à l'aide des sons de combinaison – à partir de sensations subjectives ; il existe un degré de fusion, l'impression que plusieurs sons se fondent en un seul son, il est influencé en cela par l'harmonie fonctionnelle de Riemann. Ceci ne supprime pas l'intérêt des expériences de Sloboda concernant les effets de contours de la perception musicale. La difficulté d'appréhension de la musique résulte de différents mécanismes qui mettent en jeu l'humain dans son intégralité (physique et psychique), la suppression de certains éléments ne rendront jamais compte du fait que la musique est reçue et renvoyée (comme vecteur social) par l'individu.

Dans une autre approche, le travail de Court (1976) sur *le musical* articule la théorie et le ressenti dans l'expression musicale en recherchant les fondements anthropologiques de l'art à travers une approche phénoménologique.

Il reste une autre dimension qui a une importance en psychologie de la musique et par voie de conséquence en musicothérapie : c'est le concept de mouvement, de force active que la musique suggère et qui est déjà perçu en 1931 par Kurth (in De La Motte in Zenatti, 1994) pour qui la musique était, en tant que phénomène psychique, marquée par l'expérience d'une force vécue. Il part de forces qui œuvrent dans la musique : « la base d'une impression musicale est l'expérience du mouvement, d'une énergie cinétique qui progresse, à laquelle s'oppose, créant par là une tension, une force potentielle au repos ». Il peut ainsi définir la dissonance par la sensation d'un mouvement qui a besoin d'être résolu et montrer avec Tristan (opéra de Wagner) par exemple, qu'un accord de septième peut être consonant, « s'il est ressenti comme une résolution face à des tensions plus fortes l'ayant précédé. C'est l'expérience qui est déterminante » (*ibid.,* p.43).

Les recherches en psychologie cognitive de la musique s'appuient principalement sur la tonalité, elles affaiblissent d'une certaine manière l'appréhension de la musique – même si les expériences ponctuelles sur le développement génétique de l'audition musicale ont un intérêt en pédagogie – et ne mettent pas en valeur la richesse des différentes approches de la musique. Il en résulte un effet statique d'appréhension de la musique, alors qu'elle ne peut être analysée que dans une perspective dynamique, puisqu'elle suscite à la fois la motivation et la créativité, qui sont les deux pôles sur lesquels s'appuiera la thérapie par la musique ; ce qui renvoie aux théories de Feuerstein déjà énoncées.

Approche d'une psychologie dynamique de la musique

Deux questions parmi d'autres intéressent la musicothérapie, à savoir :

A — Comment des informations musicales sont-elles assimilées ?

B — Comment des effets se produisent-ils à partir de ces informations, qui peuvent, par voie de conséquence, influencer la thérapie ?

A — Comment des informations musicales sont-elles assimilées ?

La neurophysiologie permet d'appréhender les mécanismes mis en jeu dans la perception d'un son. La perception auditive des sons musicaux dépend à la fois de la description physique des sons et de leur perception par l'individu (voir les travaux de Castellango in Zenatti, 1994). Le cheminement du son est déclenché par « la vibration aérienne (qui) excite le tympan, la chaîne des osselets et enfin les cellules ciliées de l'oreille interne, engendrant des influx dans le nerf auditif…, C'est quand l'activité nerveuse parvient au cortex que nous prenons conscience de la sensation sonore. Toutefois, l'oreille ne capte qu'une partie du sonore, il existe un domaine d'audibilité (mis en évidence entre autres par l'audiogramme)…, dans lequel les valeurs de seuils différentiels de fréquence et d'intensité peuvent être calculées et permettre de dresser une carte de « finesse de résolution de l'oreille en fréquence et en intensité », qui présente une zone privilégiée dans l'intervalle de fréquence 1500-4000 Hz correspondant au meilleur seuil d'audibilité » (*ibid.*, p. 66). Donc, l'oreille opère une perception sélective de la musique et une source musicale sera « d'autant plus efficace que l'énergie sera placée dans la bonne zone ». De même, la variation d'intensité entraîne « une modification spectrale (enrichissement en harmoniques aigus) qui émet par voie de conséquence un changement de sonorité. La perception de sensation de la hauteur montre que, sur le plan physiologique, la hauteur correspond « au codage tonotopique du maximum vibratoire le long de la cochlée » (Demany 1989 in Castellango in Zenatti, 1994). Une deuxième modalité, toujours selon Castellango, concerne les sons périodiques avec une organisation temporelle (rappelons que le son se développe suivant un mouvement sinusoïdal) et, je cite : « la forme de la vibration aérienne se reproduit à intervalles de temps égaux, propriété que n'altère pas la prolongation du son. C'est donc la perception de la structure temporelle du signal, ou détection de la période, qui est traduite en termes de hauteur. Quelques périodes suffisent pour identifier la hauteur de façon fine et précise par comparaison avec la dernière période entendue ou celle d'autres sons émis simultanément. Ceci donne lieu à l'identification des degrés de l'échelle musicale et des intervalles… Physiologiquement, la détection de la hauteur d'un son périodique serait liée au codage de l'intervalle temporel entre les potentiels d'action des fibres nerveuses » (*ibid.*, Castellango, 1994, p. 69). Cette analyse a l'avantage de mettre en évidence ce que pourrait être une psychologie dynamique de la perception musicale à travers notamment la structuration temporelle du signal et de son effet sur l'organisme.

En ce qui concerne la musicothérapie, l'impact physiologique de l'écoute par la mise en action des fibres nerveuses montre en partie comment les informations musicales sont assimilées. C'est dans cette fraction de la thérapie que se joue, à l'insu du sujet, une mobilisation du corps propre qui le rend physiquement présent et l'oblige en quelque sorte à répondre de cette présence. C'est pourquoi les enfants atteints de psychose se bouchent les oreilles au début des séances de musicothérapie, manifestant en cela qu'ils refusent ou ne peuvent accepter cette manifestation corporelle que la musique leur envoie. Il est évident que l'organisation temporelle de la musique joue un rôle secondaire tout aussi important pour l'élaboration de la thérapie, et que l'organisation harmonique et mélodique de la musique renforce cette possibilité d'action thérapeutique. (Ainsi cette fillette atteinte de psychose, qui ne parlait pratiquement pas et qui chantait avec constance : « petite merde » à la place de « petite mère »). Ce qui importe à l'auditeur, ce n'est pas la structure physique du son, mais l'effet sensible que cette structure produit sur lui. C'est dans cette voie qu'un patient en thérapie va se sentir mobilisé. Il n'y a pas (à ma connaissance) d'expériences à ce niveau, mais l'exemple de Charles (cf. cas clinique) démontre que la musique choisie par le patient résonne en lui à différents niveaux, dont celui de la structure physique et de son effet sensible. Le choix des Pink-Floyd n'est pas un hasard, car c'est un groupe qui cherche à s'affirmer en trouvant son propre « son » ; l'utilisation de l'électronique permet l'amplification et toutes les variations de timbre et d'intensité. C'est sur ce « son » auquel il veut appartenir que Charles s'appuie pour trouver une identification – il se rallie à cette musique – et prendre la parole. L'ontogenèse de l'appréhension du sonore correspond chez lui à un apprentissage auditif propre à sa génération. Il peut passer ensuite, avec l'appui du thérapeute, à un niveau cognitif et de mentalisation pour aborder l'affect et les associations sur cette « étrange » musique.

Il me semble que c'est dans cette voie que la psychologie de la musique, au profit de la thérapie par la musique, s'affinera car, si la thérapie emprunte un chemin analytique, les cas étudiés montrent que souvent les thérapies analytiques antérieures avaient échoué. Il s'agit donc bien d'étudier le phénomène musique et ce dernier doit s'appréhender dans sa possibilité à « réveiller » le patient, à le mettre en activité, à susciter en lui motivation et créativité et à renouer avec le sociétal. La musique peut donc se comprendre par son action physiologique qui va susciter un dynamisme, peut-être par contagion du système nerveux sollicité, comme si la musique agissait en tant que reflet du vivant (ce qui peut être repris dans ce que j'appelle la fonction illusoire de la musique en thérapie). Si la musique a une action physiologique, il semble aller de soi qu'une action psychologique suivra (on ne met pas en action le physiologique sans avoir une répercussion psychologique). Faut-il préciser que l'apprentissage de la musique passe aussi par une motricité fine oculo-gestuelle.

Si les expériences en psychologie de la musique ont eu lieu principalement sur une musique tonale, la musique atonale s'appuie aussi sur les mêmes propriétés. En fait, la musique fait appel au physiologique sur lequel elle agit, c'est cette propriété de feed-back qui stimule l'individu « en proie » à la musique. Les expériences de Francès tendent à démontrer que la signification musicale provient d'une stimulation physiologique, ce que Zenatti (1994) traduit à propos de la sensibilité esthétique en ces termes : « participant à l'évolution du goût et de la sensibilité esthétique, l'assimilation musicale possède, au sens figuré, la signification physiologique qui est de permettre à des êtres vivants de convertir en leur propre substance les substances dont ils se nourrissent. Parce qu'elle se fait de façon inconsciente, cette assimilation musicale reste le plus souvent ignorée des individus. Ceux-ci sont seulement conscients du fait que leur goût est partie intégrante d'eux-mêmes » (*ibid.*, p. 194).

La connaissance de la psychologie de la musique nous conduit naturellement à la voie de la thérapie. Ce feed-back physiologique, cette assimilation musicale sont des paramètres sur lesquels la thérapie s'appuie à l'insu du patient mais avec sa participation.

Dans le cadre de cette tentative de compréhension du processus thérapeutique par la musique, il est utile, pour le lecteur non musicien, de comprendre que la musique possède une grammaire complexe. Des données psychologiques peuvent ainsi s'appréhender et permettre de saisir les structures dont se sert l'auditeur (y compris le professionnel) et aussi le patient pour se représenter mentalement la musique. Je renvoie le lecteur aux travaux de Sloboda (1988), de Zenatti (1994), mais aussi à ceux plus anciens de Fraisse, Francès, et plus récemment aux travaux d'Imberty qui, pour ces derniers, traduisent un courant de psychologie de la musique en France. Je choisirai quelques expériences produites par ces auteurs pour démontrer la diversité des recherches entreprises, sans souci de continuité homogène à travers les différentes approches (la psychologie de la musique est trop récente et ce n'est pas l'objet stricto sensu de ce travail), mais avec le souci de l'impact thérapeutique, et le plaisir d'observer les différentes voies de recherche et celui de poser des questions sur la signification de ces recherches.

En suivant les expériences proposées par ces auteurs, je vais essayer de montrer comment des effets se produisent à partir des informations musicales sur le patient qui les reçoit.

B — Comment des effets se produisent-ils à partir de ces informations, qui peuvent par voie de conséquence influencer la thérapie ?

De la confrontation des données théoriques à la pratique de la musicothérapie

L'apprentissage de la musique se développe dans des conditions traditionnelles, avec les manuels habituels qui font appel au schème tonal connu par l'écoute de nos musiques. Les sons musicaux sont interprétés à travers des schèmes sensoriels acquis par l'expérience perceptive de l'écoute musicale (radiophonie...). Ces schèmes servent de cadres cognitifs qui ne sont pas précis dans l'esprit du sujet, mais qui organisent les perceptions en classant les notes, en établissant des relations de tension et de résolution, ainsi la structure hiérarchique de la tonalité est perçue en quelque sorte par habituation. Francès (1972) a mis en évidence la précocité de l'acculturation tonale. Dans son analyse de l'interprétation tonale, il montre l'effet de l'intégration scalaire sur la fixation mnémonique de la mélodie. Dans une expérience, il propose aux sujets une mélodie qui commence par la tonique ou la dominante (accord parfait de tonique) ; l'ancrage sur la tonique réelle et la reviviscence des relations usuelles sédimentées existant entre une tonique et les sept autres degrés de la gamme confirment l'interprétation (*ibid.* p. 95). Francès met ainsi en évidence que, dans la gamme diatonique (que nous connaissons), il existe une structure dynamique d'attraction tonale qui assure une interaction entre la tension et la détente.

Dowling (in Zenatti, 1994) montre qu'une simple mélodie comme « *Ah vous dirais-je maman* » (do-do-sol-sol-la-la-sol, fa-fa-mi-mi-ré-ré-do) procure un léger sentiment d'instabilité en s'achevant dans la deuxième phrase sur ré plutôt que sur do (sol-sol-fa-fa-mi-mi-ré, bis), ce ré crée un sentiment d'instabilité qui se trouve résolue dans la dernière phrase qui retombe sur la tonique do (do-do-sol-sol-la-la-sol, fa-fa-mi-mi-ré-ré-do) (*ibid.*, p. 146). Pour lui l'élimination de cette instabilité, en variant par exemple la deuxième phrase de manière à la faire retomber sur do au lieu de ré, se traduit par une mélodie moins intéressante, plus terne, et détruit la source de tension dans la chanson. Il démontre, ce faisant, l'importance du schème tonal dans l'écoute des mélodies. Cet exemple parmi d'autres, dont celui expérimenté par Sloboda (1988), montre l'effet de centration de la tonique, note située à la distance moyenne la plus proche des autres degrés de son échelle. Ceci soulève une question d'ordre psychologique : pourquoi cette note est-elle perçue comme centrale ? Il faut rappeler que les règles qui régissent le code musical ne s'appliquent pas aux notes réelles mais aux accords qui se développent à l'intérieur d'une tonalité. La complexité du développement musical à l'intérieur de ses propres règles fait que « les auditeurs optent pour une seule interprétation tonale d'une note en tenant compte du contexte dans lequel elle apparaît, c'est-à-dire de l'organisation des éléments musicaux. Ce qui revient à dire que l'auditeur est sensible aux considérations syntaxiques » (*ibid.*, p. 69). Les étudiants en musicologie savent combien il est difficile parfois de repérer le passage d'une tonalité à une tonalité voisine, et combien la modulation vers cette tonalité nécessite souvent une analyse détaillée de l'écriture musicale. C'est en partie sur cette ambiguïté que le procédé compositionnel se développe.

Je voudrais relier ces exemples aux réactions de mes patients au début de leur apprentissage. Domitille (cf. cas clinique) me dit à propos d'une séquence en do majeur : « comment un compositeur comme L. Mozart a-t-il pu faire cette faute » ? Je lui précise qu'il ne s'agit pas de faute mais bien d'un désir du compositeur de laisser la musique en suspens pour mieux relancer la phrase musicale ; il s'agissait d'un arrêt sur la sous-dominante pourtant classique, mais Domitille voulait que ce soit plutôt un sol (dominante) qu'un fa. Je la laisse jouer le sol, ce qui implique de changer l'accord ; elle le fait correctement. Je lui demande alors de continuer à jouer et de relier les deux phrases. Elle reconnaît que le fa qui la gêne est effectivement plus « mobilisable », mais persiste à dire qu'elle ne l'aime pas. (Ce rejet du fa renvoie aux travaux sur le Savio P.P.I.T., ce fa aurait pu être un indice que je n'ai pas utilisé, Domitille apportera plus tardivement une problématique autour du masculin). Je profite de son intérêt pour l'écriture et lui explique la construction de la mélodie et de son accompagnement. (Une collègue a eu le même rejet de cet accord de sous-dominante pour la même pièce musicale).

En musicothérapie, je suis attentive à ces remarques sur la construction musicale, qui indiquent que le sujet est bien dans le « sentiment tonal », c'est-à-dire qu'opère en lui une accumulation de perceptions antérieures et une acculturation. Domitille traduit qu'elle a perçu ce que la musique a d'éminemment logique et, la phrase ne se terminant pas sur le premier ou le cinquième degré, elle a ressenti émotionnellement une tension qui appelle un complément non pas d'ordre logique mais d'ordre sensoriel. Elle recherche la cadence parfaite ; la cadence a introduit une rupture dans le discours musical et crée une tension, elle s'est méprise et a interprété une pseudo-cadence comme une cadence. En opérant l'enchaînement de la ligne mélodique, elle a senti la suspension et rectifié d'elle-même. Domitille fait la démonstration de ce en quoi la musique l'a mobilisée en faisant revivre en elle des impressions liées à l'écoute, à son passé. L'analyse qu'elle fait de l'écoute de ce qu'elle joue montre son degré de participation, et aussi, ce qui est encore bien inexpliqué, combien l'appréhension de la musique est un indice de la souffrance pathologique. Là où les thérapies avaient été des échecs, l'analyse musicale et l'apprentissage vont lui permettre de reprendre la parole, sa parole.

Pour ne pas alourdir cet exposé, je ne prendrai pas d'autres exemples, toutefois, entendre Kaline (cf. cas clinique), analphabète, faire des remarques similaires à l'audition de ce qu'elle tente de jouer montre combien la musique est prégnante chez l'individu, en tant que facteur culturel implicite et dénominateur commun social. La musique peut évoluer, changer de forme, elle restera ce dénominateur commun, car les sujets opéreront perceptivement les mêmes mutations par habituation de l'élément sonore, mais aussi plus sûrement parce que la musique est mouvement et vie, ce qui la replace dans une psychologie dynamique et non statique. (Il va de soi qu'avec des patients musicalement cultivés l'approche se complexifie, et l'analyse musicale connue d'eux permet de déplacer l'approche de la musique sur des problèmes d'interprétation tout aussi fructueux).

Pour Fraisse (in Zenatti 1994), la réponse d'un sujet résulte de l'interaction d'une situation et d'une personnalité. Le résultat de l'apprentissage est la réponse à l'interaction personnalité-musique. Il y a là une voie de recherche à développer en analysant la musique dans sa traduction élémentaire dont fait partie l'intervalle. Les travaux sur le Savio-P.P.I.T., ses résultats cliniques (Kupperschmitt et coll. 1995, 1996) montrent les possibilités d'investigation à la fois sur des cas psychopathologiques précis et sur des sujets normaux, avec la possibilité d'élaborer des questionnaires pour situer les relations familiales et sociales, par exemple. Si j'avais pris en compte le rejet du fa de Domitille, aurais-je orienté la psychothérapie différemment ? C'est une question qui se posera aux générations futures de musicothérapeutes quand l'appréhension du musical sera plus finement analysée et vérifiée statistiquement. De même, en s'appuyant sur l'exemple de Charles, ne vaut-il pas mieux laisser le sujet choisir et développer sa propre musique, plutôt que de la lui imposer en fonction de ce qu'on présuppose pouvoir lui être bénéfique ? Ce sont des questions ouvertes et il n'y a probablement pas de réponse définitive.

Les travaux expérimentaux de Fraisse (in Zenatti, 1994) présentent un autre intérêt pour la thérapie par la musique. En effet l'auteur souligne, à travers la capacité rythmique, l'importance de « l'induction motrice (qui) élargit le domaine des organisations motrices. Le rythme est une *gestalt*, mais il est beaucoup plus : un mode préférentiel d'unir perception et action, la source de manifestations sociales et la base des arts de la succession et du mouvement » (*ibid.*, p. 325). Il est peut-être à présent plus facile d'entrevoir comment la musique met en mouvement la personnalité dans sa globalité, ce qui permet au patient « musicien » de se mobiliser dans son rapport à un thérapeute-musicien.

Dans le prolongement de ces expériences, Francès (1982) a étudié l'expression musicale et l'expression corporelle, il a cherché à vérifier si l'expression musicale « est fondée sur des styles d'activités motrices ou des degrés de tension et de détente corporels imaginaires évoqués chez les auditeurs ». Il présente auditivement à des sujets des fragments musicaux associés à des qualificatifs verbaux, les études statistiques des résultats montrent que des schèmes cinétiques s'opposent en fonction de la musique écoutée : cinétique corporelle agitée, rapide sur une musique qui présente ces qualités, cinétique lente et calme sur une musique qui présente ces mêmes qualités et ce, indépendamment des schèmes thymiques. Puis, des films (d'expression corporelle) ont été présentés aux sujets, ils ont été visualisés après audition des mêmes fragments musicaux, puis suivant l'induction des qualificatifs verbaux de la première expérience ; ces mêmes films ont été ensuite présentés à d'autres sujets, sans la musique cette fois. Les résultats de ces différentes expériences montrent que l'audition musicale suscite des schèmes cinétiques imaginaires (ou peut-être préconscients) que l'on peut réaliser par l'expression corporelle, et que ces mêmes schèmes sont porteurs de significations affectives et situationnelles que le langage verbal peut coder. « Le système de réponses verbales par lequel l'expression musicale est approchée est donc bien un système symbolique reposant sur des analogies de schèmes corporels et il est faux de croire qu'entre les systèmes d'expression musicale et verbale il n'y a pas de médiation possible. Cette médiation peut être mise en évidence et repose sur l'évocation d'états corporels » (*ibid.*, p. 168). Il semble que, dans l'expérience sans musique, un précodage verbal facilite l'organisation expressive. Ces expériences suggèrent qu'il existe bien un « noyau corporel » de l'expression musicale. « Ce qui est accessible à la symbolique musicale, ce sont les types rythmiques de la kinesthésie segmentaire et les degrés de tension et de détente du tonus d'attitude et d'expression » (Francès, 1958, p. 339).

En musicothérapie, c'est ce « noyau corporel » qui est mobilisé et sur lequel le thérapeute travaille (ce qui vaut tant pour la musique réceptive que pour la musique active). Ce « noyau corporel » se repère à travers différents paramètres constitutifs de l'élaboration musicale.

2. Quelques paramètres de l'apprentissage de la musique

La répétition et l'imitation sont les deux paramètres choisis et appréhendés dans l'analyse de l'apprentissage ; ils facilitent l'émergence d'un troisième paramètre influant en musique : la mémoire. Je tenterai de démontrer que l'ensemble de ces facteurs produit deux processus clés en musicothérapie : la motivation et la créativité qui sont les facteurs d'une psychologie dynamique, ce qui va avoir pour conséquence de permettre aux patients d'investir ou de réinvestir d'autres domaines d'activité.

La répétition en musique

Le développement musical est d'abord l'art de la variation, ce qui met en place la répétition. Cette dernière se développe à la fois dans l'espace, par la forme qu'elle suscite sur le support de la variation et de la transformation des suites de figures qui s'engendrent progressivement, et dans le temps, car le principe de répétition est d'essence rythmique. Il y a donc dans la répétition un dynamisme qui se met en place (la répétition n'est pas monotone), puisqu'elle permet en quelque sorte de transformer son propre contenu, que ce soit par réitération ou par transformation.

Dans les débuts de l'apprentissage, les morceaux musicaux simples, écrits dans une musique tonale (qui rassemble à la fois des groupements de hauteurs, des cellules rythmiques et des schèmes de tension et de détente), sont basés sur la répétition, ce qui permet de mémoriser plus facilement un morceau, mais aussi de repérer, à l'intérieur de la répétition, la note qui varie et « éveille » le sujet. Cette transformation donne un élan dynamique à la musique et évite la monotonie. Très rapidement et à travers le travail de décryptage du morceau, l'écriture musicale va prendre du sens. Sloboda (1988) écrit à propos des patterns et de la structure de la musique : « le plus général des aspects (qui entre dans la syntaxe musicale) est probablement la répétition. La répétition exacte peut intervenir à de nombreux niveaux. On peut répéter le même fragment mélodique... comme on peut répéter une figure d'accompagnement... Cependant, il arrive toujours aussi souvent que la répétition ne soit pas exacte. Une transposition des hauteurs du matériau mélodique est chose courante. Parmi les autres formes de répétition comportant une modification, on trouve le renversement, la variation... la segmentation... » (*ibid.*, p. 83). Ainsi dans la gavotte de *la suite française n° 5* de Bach, il est possible de décrire presque complètement les quatre premières mesures en termes de répétition des éléments contenus dans la première mesure (d'après Simon et Sommer in Sloboda).

A travers le processus d'apprentissage, la répétition permet d'en comprendre la technique à l'intérieur des cellules musicales. La musique tonale met au premier plan les répétitions avec les cadences qui ponctuent la phrase musicale et les figures mélodico-rythmiques qui la développent. Si un débutant joue « *au clair de la lune* », mélodie divisée en quatre séquences, il va répéter trois fois la même séquence (A B D) ; seule la troisième séquence (C) est différente, mais équivalente rythmiquement. Cette mélodie, connue de tous, permet d'instaurer un apprentissage rapide car basé sur la répétition et donc sur une fréquentation habituée de la note et du rythme. La troisième phrase a l'avantage de faire diversité et de modifier le développement.

Ruwet (1972) écrit : « si on admet que la position du début, et, plus encore, la fin de la section présente un caractère privilégié, on s'aperçoit que les sections A, B, D, commencent et finissent toutes par la tonique, tandis que la section C commence par le deuxième degré et finit sur la dominante... La dominante... apparaissant dans une position qui est équivalente à celle où apparaît la tonique dans les autres sections... est mise sur le même plan que la tonique et en relation de tension avec celle-ci... En C, l'apparition du sol à la même place que le do précédemment vient... lever l'ambiguïté et attribuer au do et au sol leur fonction de tonique et de dominante » (*ibid.,* p. 140). Cet exemple simple permet de comprendre l'utilité de la répétition sur le plan musical.

Ruwet donne un autre exemple tiré de Rameau et montre, que dans l'écriture musicale, la structure harmonique se trouve liée à la répétition, « à cette forme élémentaire de répétition qui tient au retour régulier des mesures et des temps », et permet que des dissonances soient intégrées. Le jeu s'organise à la fois sur des figures rythmiques qui se répètent et sur l'entrée des voix où la soprano donne une répétition immédiate (la dièse-si) de la voix de l'alto (mi-fa), répétition d'un demi-ton. Dans cet exemple que je ne développe pas totalement, « si la succession des figures à première note dissonante est possible, c'est qu'elle se présente comme une série de répétitions d'une figure purement consonante » (*ibid.,* p. 143), celle-ci ayant en quelque sorte accroché solidement, au départ l'ensemble du mouvement dans une tonalité (celle de la pour ce morceau). Ainsi, une série de dissonances est rendue possible dans la mesure où les répétitions les rendent équivalentes à une consonance posée initialement. Dans cet exemple musical, l'attraction des notes pour les degrés supérieurs ou inférieurs en fonction de leur position dans la gamme diatonique crée un sentiment de consonance.

De même, les répétitions rythmico-mélodiques permettent les audaces harmoniques qui construisent le développement musical. Certains fragments sont répétés, d'autres non, c'est sur la répétition ou son absence que se forme le découpage de la musique. L'exemple de Rameau montre que la consonance est perçue psychologiquement. La répétition en soi est un phénomène qui signifie une identité entre des segments, mais du point de vue physique, deux événements ne sont jamais identiques, les doigts au piano peuvent légèrement dévier leur force par exemple ; il s'agit donc bien d'une perception psychologique de la répétition qui peut s'organiser sur des variables autres que la hauteur ou la durée, ou la formule rythmique, pourvu qu'elles soient identiques à d'autres points de vue, harmonique par exemple. Cette perception psychologique, que Francès et Imberty ont aussi mise en évidence, est utilisée en musicothérapie. C'est, entre autres, à ce niveau que s'articulent la musique et la thérapie ; je vais donc approfondir ce concept de répétition pour en comprendre l'usage en musicothérapie.

Dans la musique tonale il y a une parenté structurale mélodique et/ou harmonique, et la répétition sert la cohérence du sens de la musique basée sur une familiarité d'écoute. Le travail thématique introduit une différence dans le « même », pourrait-on dire, et, c'est l'art de la répétition de varier les formules pour donner du nouveau ; mais ce nouveau n'est possible, en musique, que parce qu'il est en référence avec du déjà connu, ce qui permet à travers la durée unidirectionnelle de développer le temps car la musique n'est jamais la même, ne serait-ce que parce que l'auditeur évolue dans le développement musical. D'une certaine manière, à l'audition de la musique, il ne revient pas en arrière, il est propulsé dans l'attente de ce qui va advenir, avec en mémoire (ou dans l'oreille) ces points de repère de la tonalité qui font de la musique une inconnue connue (d'où l'intérêt de son utilisation en psychopathologie). De même, l'ostinato, qui peut se concrétiser par la persistance d'une formule rythmique ou mélodique, sécurise l'auditeur qui se promène à l'intérieur de l'œuvre et qui est stimulé par une pulsation répétitive. La répétition en musique permet de donner une identité à la musique à condition que cette identité ne se perçoive pas comme telle, mais plutôt dans la différence, car l'objectif de la répétition me paraît être la possibilité donnée à l'auditeur de reconnaître sans reconnaître. Le travail subtil de l'écriture musicale permet des retours différents, mais qui, sur la base de la répétition, sont des événements stables dans lesquels l'auditeur reconnaît quelque chose du passé qui se développe dans le futur immédiat.

Les travaux d'Imberty (1991) expliquent comment l'auditeur et l'interprète organisent la progression temporelle d'une œuvre musicale. Il reformule l'articulation tension-détente qui se retrouve dans toutes les explications sur la musique.

Francès (1972) avait déjà analysé « l'idée de tension et de détente (qui) peut s'appliquer aux schèmes cinétiques : la vitesse et l'amplitude des mouvements inhérents à chacun d'eux revêtent une variété quantitative... exprimable en terme de degrés de tension qui contribuent à déterminer les différences d'accentuation du rythme hétérophonique » (*ibid.*, p. 330). Il distingue une deuxième composante aux schèmes de tension et de détente : la variable psychologique liée à la dynamique engendrée par les différentes sonorités de hauteur, d'intensité qui créent des « états de tension ou de détente psychologique » (*ibid.*, p. 331). Une troisième composante de ces schèmes est liée aux schèmes vocaux se surajoutant « aux schèmes cinétiques et gestuels qui constituent les schèmes de tension et de détente de loin les plus nombreux » (*ibid.*, p. 337). J'avais utilisé ces schèmes de tension et de détente dans mon travail (Kupperschmitt, 1978) avec des enfants atteints de psychose. Sloboda (1988) écrit : « nous émettrons donc l'hypothèse qu'un universel « profond » de la pensée musicale peut se résumer comme suit : induire et résoudre une tension motivée » (*ibid.*, p. 39).

Imberty (1991), à partir des travaux de Lerdahl et Jackendoff, analyse la structure de prolongation de la musique tonale. « Si deux événements sont ressentis en connexion de prolongation (à la surface musicale ou à un niveau sous-jacent), et si le second événement est ressenti comme moins stable que le premier, la succession sera ressentie « en tension ». Si le second événement est plus stable que le premier, la succession sera ressentie « en détente ». En outre, le degré de tension ou de détente dépendra du contraste perceptible entre les deux événements. Plus le contraste est important, plus l'alternance dynamique sera sensible pour l'auditeur, et à l'inverse, moins le contraste sera marqué, plus la prolongation sera forte, la continuité et la stabilité renforcées dans sa perception » (*ibid.*, p. 175).

Imberty propose comme repère à l'audition les concepts d'indices de saillance et de macro-structure, c'est-à-dire qu'un événement en musique est saillant « non seulement lorsqu'il est en position métrique ou tonalité forte..., mais également... lorsqu'il possède un timbre... ou encore lorsqu'il revêt une signification particulière (thématique par exemple) ». Ces indices de saillance qui se développent dans le temps sont coordonnés par une grammaire forte constituée par la hiérarchie des patterns (accords, échelles...) et une organisation syntaxique et thématique qui constituent la macro-structure d'une pièce musicale, c'est-à-dire une mise en ordre d'événements sonores dans le temps, dont la progression est de ce fait plus ou moins prévisible pour l'auditeur, comme pour l'interprète. « La macro-structure est (donc) organisée par les assimilations des vecteurs dynamiques aux schèmes de la perception du temps » (*ibid.*, p. 182). Imberty montre qu'il y a des schèmes de relation d'ordre impliquant retour et symétrie dans l'organisation de la macro-structure de l'écoute de l'auditeur, ceci par un besoin perceptif de la tension mise en jeu, qui demande un retour à la stabilité prolongationnelle. Dans cette perspective de compréhension d'une dynamique concrète dans la construction mentale de la forme, Imberty met en évidence le facteur de la répétition-variation. « Tout sentiment de progression est lié à la perception d'un changement, alors que la stabilité est liée à la répétition, la confirmation, ce que Bachelard appelle, dans *La dialectique de la durée* (1950), la consolidation ». « La stabilité est construite sur la permanence et la répétition, l'instabilité sur l'imprévisibilité des intervalles qui séparent les éléments saillants répétés. Tout le principe de l'alternance des tensions et des détentes est bien dans celui de l'alternance des répétitions et des variations, des répétitions et du changement » (*ibid.*, p. 184). Ainsi, la répétition constitue une des pierres angulaires de la musique ; les progressions harmoniques sont omniprésentes, et c'est sur ces patterns que se construit et se développe une pièce musicale.

Dans la pratique musicale, la répétition engendre un autre effet, celui de répéter la répétition. Comme le jeu des miroirs crée la profondeur en reproduisant à l'infini l'image mille fois répétée, et questionne le sujet sur cette étrange transformation qui échappe à la reconstruction identitaire, le musicien qui répète se perd dans la répétition, il passe la plupart de son temps à reprendre le morceau joué. Il aligne des répétitions de thèmes musicaux, de patterns rythmiques, dérouté au départ par la variation qui le dérange de cette routine qui le conforte dans la certitude de l'infini de sa perfectibilité. Il répète pour progresser, pour se projeter dans des miroirs qui lui renvoient un sonore toujours différent et pourtant toujours le même, et combien rassurant. Mais cette variation stimule son intérêt par l'effet réalisé, il est remobilisé et projeté à nouveau dans la répétition. A son insu, l'objectif de la répétition est de lui faire acquérir des mécanismes automatiques de perception, pour lui permettre d'identifier des patterns harmoniques ou rythmiques, mais aussi de lui faire acquérir la capacité à prendre au niveau des mains par exemple, la bonne configuration pour sélectionner les stratégies d'information. La répétition, du moins dans ses premières phases, n'améliore pas l'exécution. L'intérêt de la répétition est d'être transférable, c'est-à-dire que chaque morceau de musique répété facilite la répétition des morceaux suivants. Le patient, comme l'élève, a ainsi la possibilité d'observer une progression de son jeu, et ce faisant, il se motive dans la poursuite de son apprentissage. La difficulté de la répétition consiste à lui faire comprendre qu'il ne s'agit pas de répéter toute l'œuvre (ce qui est une fuite de l'apprentissage), mais de répéter les sections difficiles pour lui, de manière à percevoir la structure musicale. Le risque est que le patient répète toujours le même morceau et bute toujours sur les mêmes écueils avec, à la fois, la satisfaction liée à la répétition qui crée un sentiment de stabilité, et le plaisir masochiste de l'échec lié à l'incapacité de surmonter une difficulté et de renforcer, par voie de conséquence, les symptômes pathologiques existants.

Sloboda (1988) cite Gruson pour qui « l'influence essentielle sur le comportement de répétition est, à l'évidence, l'expérience acquise par les nombreuses heures de pratique d'une grande diversité de pièces musicales » (*ibid.,* p. 132). Mais la stratégie du comportement de répétition n'est pas analysée, et surtout, l'opération mentale qui permet de répéter n'est pas mise en évidence ; par exemple l'effet de « forcing » dû à la répétition et ses conséquences sur la répétition ne sont pas évoqués. Ceci permettrait de comprendre ce qui se passe chez un patient inactif qui se met à l'apprentissage de la musique. Le facteur sonore est important dans la répétition : la même structure mélodique et/ou harmonique répétée devient familière, c'est une catégorie de bruit qui emplit l'espace, comme une voix connue tient compagnie ; le sonore à ce niveau est un échec à la solitude. L'attention est un facteur essentiel dans ce processus de développement de la répétition. L'attention doit se porter simultanément sur les différentes dimensions de l'expérience musicale, sur l'utilisation du tempo correct, sur une lecture fluide, sur l'interprétation. Les capacités à être attentif augmentent avec l'apprentissage, et la répétition conforte ces capacités. Le sujet apprend à contrôler sa propre exécution et à prendre une initiative pour répondre au projet du jeu musical. Tous ces facteurs qui influent sur la répétition permettent un « attachement » du sujet au projet musical. L'objectif de la musicothérapie est de comprendre en quoi les différents éléments qui composent la musique permettent de mobiliser un sujet qui a désinvesti ou se sent désinvesti par son entourage. Sloboda (1988) écrit : « l'influence de la structure et du pattern sur la construction de projets d'exécution et de programmes moteurs découle de la nature de la musique tonale et de sa représentation psychologique » (*ibid.*, p. 141).

C'est par ce niveau de construction architecturale de la musique que la musicothérapie ne peut se dissocier de la musique et que le projet de thérapie, dans ce contexte, ne peut que s'articuler sur les composantes analysées de la musique, ce qui donne un sens à l'engagement de répétition du patient et offre au thérapeute le moyen d'utiliser les composantes psychologiques d'une musique qu'il connaît et qu'il a lui-même expérimentée à travers son propre apprentissage. (Pour la musique atonale, je renvoie le lecteur aux travaux de Lerdahl et d'Imberty ; ce dernier a suggéré une hypothèse psychologique selon laquelle la notion de pré-ordre permettrait de construire un schème d'ordre d'une hiérarchie d'événements).

L'imitation en musique

L'imitation, qui permet de reproduire le modèle suggéré par le thérapeute, est un facteur prégnant de l'apprentissage. Elle joue un rôle particulier en musicothérapie car elle est un moyen de relation-communication. Par le biais du rôle visuel, l'imitation met la relation sous le contrôle du patient (dans la thérapie classique, le patient se sent le plus souvent sous le contrôle visuel du thérapeute). C'est aussi un instrument d'acquisition, car l'imitation met au premier plan la sensori-motricité du jeu et permet une intelligence des situations pour aboutir à une intelligence de la représentation, c'est-à-dire à une intériorisation en pensée musicale et donc organisationnelle. Cette représentation implique une fonction symbolique étayée au départ par les significations prêtées, par exemple, au sens du toucher, à la position des mains, à l'objet instrumental, aux gestes du musicothérapeute qui montre et suggère le jeu instrumental ou vocal. L'imitation fait, du jeu à l'instrument, un jeu symbolique ; elle implique une imitation différée en l'absence du modèle (dans le travail personnel) : reproduire le geste. Wallon (1970) écrit : « l'imitation n'a plus été strictement accommodation à autrui ; elle est devenue imitation de scènes et d'évènements, elle s'est faite instrumentale » (*ibid.,* p. 234). Ce passage par l'évocation d'images à travers l'imitation dans l'apprentissage me paraît important en musicothérapie ; ce sont ces successions d'images qui permettent une réactivation des associations. Là où la thérapie ne fonctionnait pas, la musicothérapie, par ses processus internes à la musique, permet une « relance » du projet thérapeutique. Le mouvement du toucher musical (pour le piano par exemple) contient la représentation et donc la pensée n'est plus statique, figée ; une évolution dynamique s'instaure qui ressaisit le schéma corporel à travers les processus sensori-toniques et posturaux. Les fonctions sensorielles extéroceptives (oculo-motrices) permettent une mise en place de l'action de jouer par la voie proprioceptive. Une investigation de la palette du piano est proposée par le biais des exercices et permet des transformations des données figuratives. Cependant, le schéma mis en place par cette imitation est imperceptible, il s'assimile à travers l'apprentissage et devient symbolique, et, s'il n'est pas représentable, il est toutefois porteur d'images qui donnent un élan au processus moteur du jeu (faire de la musique). Il est probable que c'est à ce niveau que la motivation à jouer trouve en partie son origine.

Wallon montre que le mouvement est fonction de la sensation et qu'il y a une « réaction circulaire » entre les deux. Il écrit : « parmi les effets ultérieurs du mouvement il y en a de deux sortes. Ceux d'abord qui sont tournés vers le monde extérieur et qui sont encore communément considérés comme étant à l'origine de la vie mentale. Entre les automatismes d'adaptation et les images mentales il y aurait continuité, comme si leurs références à des repères sensoriels, en se multipliant, pouvaient mécaniquement faire passer du mouvement à la représentation. Mais un geste modifie en même temps que le milieu, celui qui le fait..., Deux orientations s'ouvrent donc dans l'activité, l'une tournée vers les objectifs extérieurs, et l'autre sur soi-même ou activité « posturale », qui a pour moyens et pour buts les propres attitudes du sujet. C'est une activité plastique. Elle est à l'origine de l'imitation. » Wallon explique ensuite que la fonction posturale, par le lien qu'elle opère entre les activités motrice et sensorielle, permet le jeu des attitudes dans l'activité du sujet, mais aussi lui donne le sentiment de sa propre cohérence et de son unité réalisatrice. Pour Wallon, la fonction posturale est la première forme de la conscience subjective. Il apparaît bien que l'imitation est donc « un moyen thérapeutique » qui permet d'obtenir à la fois le recours au monde extérieur et le retrait actif sur soi, ce qui va permettre de reformuler des associations et de saisir à nouveau cette conscience subjective qui mobilise la vie psychique et donne au patient le sentiment de retrouver à travers un fait social – la musique – une certaine conscience de son intersubjectivité. Ma référence à Wallon pour expliquer le processus de l'imitation se situe au niveau d'un transfert, car il s'agit d'adultes. Mais se réactive, peut-être, dans ce processus une trace inconsciente (déjà évoquée au premier chapitre) des premiers stimuli sonores, rythmiques, et/ou des émotions musicales perçues dans la voix berçante des parents. Les expériences pratiquées en psychologie cognitive de la musique sur des bébés montrent la réceptivité et la réactivité de ces bébés à des stimuli musicaux (Zenatti, 1994, Sloboda, 1988). Cette trace, réactivée par l'imitation, permet une décentration nécessaire des représentations figuratives (qui engendrent l'image à partir de l'imitation) vers un système d'opérations coordonnées qui organisent la pensée musicale, et par voie de conséquence, la pensée associative (d'où l'intérêt en psychothérapie).

Balleyguier (1996) montre que l'enfant désire participer à la puissance de l'adulte et veut faire tout ce que fait ce dernier. Par imitation, il pense participer à cette puissance, mais de ce fait il gagne en autonomie et ainsi progressivement, il peut différer les imitations et refaire ultérieurement ce qu'il a vu faire. C'est ce que Piaget (1945) appelle l'imitation différée ; l'enfant intériorise l'acte en le reproduisant par image mentale. Ce désir de participer à la puissance de l'autre se retrouve en musicothérapie (Domitille craint d'être meilleure musicienne que la musicothérapeute – cf. cas clinique -).

Un autre facteur souligné par Malrieu (1952) intervient dans l'imitation. Vers l'âge d'un an, le petit enfant prend conscience qu'il est une personne différente de l'autre et il essaie, par imitation, d'abolir la différence qu'il perçoit entre lui et les autres ; il veut être comme les autres. Cette notion d'abolition des différences me paraît pertinente en musicothérapie et s'inscrit dans le cadre de la relation transférentielle à travers le jeu musical. La position des quatre mains au piano (thérapeute et patient) donne à ce dernier l'impression d'agir avec, voire d'être comme, de faire comme le thérapeute, y compris aussi d'intégrer les différences. Cette remarque est valable pour d'autres instruments y compris le chant ; à ce niveau, l'imitation s'inscrit dans un registre affectif qui renforce l'aspect socio-cognitif.

A travers une revue de questions sur les positions théoriques concernant l'imitation, Winnykamen (1990) souligne que l'imitation est à la fois un instrument d'acquisition qui permet l'accroissement des compétences cognitives, et un instrument relationnel qui favorise la communication. Dans sa fonction instrumentale, l'imitation permet d'acquérir des savoir-faire qui facilitent la vie relationnelle, et dans sa fonction de communication, elle crée des situations interpersonnelles qui encouragent les acquisitions. L'imitation a donc une double fonction, elle permet les acquisitions mais aussi l'attachement. Chez le petit enfant, l'imitation est plus facile quand elle concerne l'objet d'attachement mais, ce faisant, elle renforce l'attachement et crée des relations d'interdépendance. Le processus est sensiblement le même avec des adultes, surtout lorsqu'ils sont en difficulté. En musicothérapie, ces interactions qui se développent autour de l'imitation permettent au sujet de s'appuyer sur une relation transférentielle que le verbal seul ne pouvait élaborer. Dans ce contexte, l'imitation prend la forme d'une réaction circulaire de soi par soi. En apprenant à jouer d'un instrument, le sujet exécute une tâche de manière autonome, ce qui renforce son sentiment de compétence. Dans le même temps, l'utilisation de la modélisation lui évite un échec (jouer seul de la musique sans comprendre la partition par exemple). Les interactions entre imitation, attachement, modélisation sont des paramètres essentiels pour l'apprentissage de la musique dont l'objectif est de permettre à la thérapie de s'établir.

L'imitation d'un schème d'action, applicable à une catégorie de problèmes comme le jeu instrumental, se révèle être un moyen d'intégration au sens où jouer répond à des normes requises pour faire entendre une musicalité susceptible de circuler entre les individus. C'est à ce niveau que la motivation vient s'inscrire et se renforce par un système de feed-back. De même, c'est à travers ce moyen d'intégration que l'activité créatrice peut se développer par assimilation et différenciation du schème d'action. Par le biais de l'imitation, des procédures de conventionnalisation s'établissent progressivement sans le support du verbal (même si ce dernier existe pour le thérapeute). Reproduire et suivre les indications sont des acquisitions de savoir-faire par l'imitation. Elles permettent d'engager des liens et sont à l'origine de procédures de prise de contact et de communication. De ce fait, l'information sera traitée de manière différente, c'est-à-dire que le sujet agit par observation ; il obtient des réponses à ses difficultés techniques en observant le comportement du thérapeute (dans la thérapie classique le thérapeute est le plus souvent « neutre »). Il est ainsi amené à créer de l'information sur lui-même. En imitant le musicothérapeute dans les problèmes techniques, dans la sonorité, le patient se trouve en situation relationnelle et interactive (Kupperschmitt, 1978 ; dans ce travail, j'ai pu observer qu'un garçonnet, mutique, commençait à parler à la même hauteur que ma propre voix et avec les mêmes inflexions). La conscience d'être observé a aussi une action sur l'observateur, cela régule le processus de transmission. Le contexte social que crée cette situation d'apprentissage est renforcé par le fait que la musique s'inscrit en tant que fait social (cf. chap. 3) et donc régule les processus interactionnels. Dans ce cadre, l'usage de l'imitation permet d'obtenir des modifications, entre autres dans la disponibilité du patient à mettre en question son savoir et donc ses processus de pensée. L'élaboration d'une connaissance n'a d'intérêt que si elle se généralise dans le temps et se trouve apte à être transférée ; l'utilisation de ce modèle socio-cognitif est utilisée en musicothérapie.

Il importe, dans ce contexte de thérapie, de bien comprendre quel usage est fait de l'imitation, car il n'y a pas transfert sur les processus psychiques du patient mais utilisation de ces processus socio-cognitifs. Ces derniers permettent au patient de se questionner et favorisent l'élaboration d'un travail psychique qui se vit à travers la thérapie. Le constat des différences entre l'approche pianistique du thérapeute et celle du patient provoque, chez ce dernier, la prise en compte des différents éléments de la situation d'apprentissage soulignés par le musicothérapeute et auxquels lui-même n'avait pas porté d'intérêt. Cette modélisation explicitée entraîne un conflit socio-cognitif qui favorise l'acquisition de concepts. A travers l'observation et par l'imitation, le patient sélectionne des codages de conduites adaptées au jeu instrumental par exemple, et cela déclenche des activités cognitives qui modifient ses attentes. Il apprend à anticiper ; en même temps, ce conflit socio-cognitif conduit à un processus de régulation (par le jeu même de la musique) tendant vers un meilleur équilibre. Ainsi, en imitant le jeu musical, le patient peut constater la valeur de sa réponse et engager un processus d'adaptation susceptible de conduire, avec le travail thérapeutique, à un processus de restructuration. L'imitation apparaît bien comme un facteur de restructuration cognitive. Winnykamen propose à travers sa revue de questions une perspective intégrée des fonctions de l'imitation en mettant en évidence la place que cette dernière tient dans les interactions qui aident à l'apprentissage. Les deux fonctions, d'instrument d'acquisition et d'instrument relationnel, exercent une influence réciproque et permettent des processus de résolution pour une compréhension de la structure imitée, car l'imitation a une fonction de traitement de l'information par l'intériorisation des modèles. Instrument d'acquisition et instrument relationnel, l'imitation nous entraîne vers la capacité à mémoriser.

La mémoire et sa relation à la musique

De la sonate à Kreutzer à la sonate de Vinteuil, la musique exerce une fascination sur la mémoire car elle permet de retrouver des expériences passées qui sont de l'ordre du sensoriel.

La mémoire est la faculté d'enregistrer, de conserver ou de rappeler une information qui peut être située dans le temps. C'est de la mémoire que dépend la connaissance, la capacité d'apprendre, de comprendre, d'adapter un comportement en fonction de l'expérience passée ; elle permet d'ordonner notre histoire et de donner un sens au temps. De notre mémoire dépend notre comportement, notre sens de la continuité et de nos expériences ; elle permet de conserver notre identité.

Les connaissances sur la mémoire humaine proviennent d'études cliniques sur des cas pathologiques. Les syndromes de Korsakoff mettent en évidence des lésions temporales internes, un ensemble de structures anatomiques (circuit de Papez) se trouve lésé dans des syndromes amnésiques. « La mémoire apparaît comme une fonction cérébrale complexe… en étroite relation fonctionnelle avec d'autres fonctions cognitives (vigilance) ou psycho-affectives (motivation, humeur). Il n'existe pas un centre de la mémoire mais au contraire diverses structures du système nerveux central qui coopèrent au résultat final » (Martinet, 1989, p. 33).

Les facteurs qui interviennent dans le rappel en mémoire d'une information située à la fois sur le plan sensoriel (auditif) et linguistique au sens d'un code, posent la question de la trace mnésique au plan cognitif et affectif. Les patients prennent généralement des médicaments psychotropes et leurs effets sur la mémoire, comme sur la capacité à l'apprentissage, sont des facteurs à prendre en compte dans le travail en musicothérapie. La rétention et le rappel mnésique peuvent être sensibles à l'absorption médicamenteuse. Les travaux publiés sous la coordination de Delacour (1978) montrent la difficulté à mettre en évidence l'étude des effets d'un traitement pharmacologique sur les processus mnésiques ; les processus en jeu ne sont pas directement observables mais inférés par les modifications remarquées sur le comportement. Le type de drogue étudié, le mode d'administration, les doses sont des facteurs importants dans les procédures de recherche et ne permettent pas toujours d'inférer des résultats globaux. De même, les travaux de Martinet et coll. (1989) étudient les interactions envisagées dans la pharmacologie de la mémoire et montrent que, actuellement, les médicaments interviennent plus comme un moyen d'étudier les systèmes biologiques mis en jeu dans la mémoire que comme un moyen thérapeutique disponible. Les études chez l'homme concernent essentiellement la phase d'apprentissage et reposent principalement sur l'étude de phénomènes psychologiques, alors que chez l'animal les études portent sur la structure biochimique de la trace mnésique.

Si l'étude neuropsychologique des troubles amnésiques met en évidence des dissociations dans les possibilités de remémoration, les activités mnésiques ne sont pas également touchées selon les lésions cérébrales observées. Ces nouvelles données ont conduit à diviser la mémoire en plusieurs modèles.

Le phénomène de la mémoire obéit à une organisation structurelle et fonctionnelle composite et relativement mal connue. Son fonctionnement ne peut s'appréhender dans une seule explication et, selon les auteurs, l'approche de la mémoire suit les techniques d'exploration proposées. Le schéma structurel le plus connu est celui d'Atkinson et Shiffrin rappelé par Tzortzis (in Delacour 1978). Les processus de mémoire se subdivisent en trois types :

a) la mémoire sensorielle qui est une mémoire très courte, il s'agit d'un stock de pré-catégorisation qui se situe à la frontière de la perception et de la mémoire : mémoire sensorielle visuelle (mémoire iconique) correspondant à la notion de mémoire photographique et permettant de restituer une image vue pendant un temps très court (1/10 de seconde), mais restée présente mentalement même si on intercale des interférences, ou mémoire sensorielle auditive (mémoire échoïque). Une étude portant sur la mémoire échoïque (Rael D. Strous et coll., 1995) a permis de comparer les résultats obtenus par des schizophrènes et des sujets normaux appariés par l'âge et le Q.I. La discrimination auditive des schizophrènes est comparable à celle des sujets normaux quand deux sons sont présentés sans délai de latence, mais elle est moins bonne quand un délai bref est intercalé entre les deux sons ; la formation et la persistance d'une trace sensori-motrice requièrent un temps de 300 msec. Pour les sujets-contrôles, le facteur critique régulant leur performance est la capacité de discriminer les tons plutôt que la mémoire échoïque. Les sujets schizophrènes sont, de façon significative, plus affectés par le changement des intervalles de temps entre les sons plutôt que par le changement entre les différences de hauteur, ce qui signifie que le facteur critique qui régule leur performance provient d'une capacité altérée d'apparier les tons différés dans le temps. Ils sont donc plus affectés par le temps de latence que les sujets normaux. Ce n'est pas la perception en soi qui est atteinte mais le déroulement du temps. Ceci est une indication pour le traitement de l'apprentissage de la musique chez les schizophrènes et permet de comprendre les échecs dus à l'apprentissage.

b) Ces mémoires qui gardent l'information pendant un temps bref ne peuvent la traiter, cette opération nécessite l'intervention de la mémoire à court terme ou mémoire immédiate qui permet de mesurer l'empan mnésique d'un sujet, c'est-à-dire sa capacité maximum à rappeler les stimuli. Le stockage à court terme est assuré par des processus de contrôle tels que la répétition, le codage des stimuli portant de manière privilégiée sur des traits acoustiques, et l'organisation portant sur des processus de réencodage, eux-mêmes donnant lieu au regroupement en bloc ; ces derniers peuvent être d'importance croissante, nous sommes, dans ce contexte, dans l'inprint de la musique tonale analysée précédemment. La mémoire à court terme traite les informations pendant le processus d'apprentissage. Si une interférence survient entre la lecture des notes et la restitution sur l'instrument, l'information est perdue car elle n'a pas subi le codage qui est l'amorce d'une mémorisation à long terme. Ceci est important dans le travail avec des sujets en souffrance psychopathologique. Un schizophrène, par exemple, est l'objet de barrages qui perturbent les qualités d'attention et de perception nécessaires à la mise en place de l'information. Pour retenir une phrase musicale, même courte, à la fois par l'oeil et l'oreille, il faut l'agencer en formant des liens entre les différents rythmes et notes ; ces associations combinent les éléments de base entre eux d'où l'importance de la répétition qui permet le codage acoustique et/ou visuel et peut minimiser l'importance des interférences qui interrompent le processus de mémorisation enclenché. (Ce sont des facteurs de connaissance utiles pour éviter que le patient ne soit placé dans une situation d'échec et aussi pour comprendre le déroulement d'une musicothérapie active par le jeu musical).

c) La mémoire à long terme est une mémoire permanente, elle provient d'une information préalablement codée, organisée et répétée. La répétition joue un double rôle dans le maintien de l'information en court terme et dans son passage en long terme. Bien que les travaux expérimentaux portent essentiellement sur du matériel verbal, la musique, par son caractère acoustique et ses règles « sémantiques », s'inscrit dans la compréhension de ces différentes étapes. Imberty (1981, p. 117) propose le concept de macro-structure et montre que des structures musicales classiques (A-B-A) sont retenues par des sujets musiciens comme par des sujets non-musiciens.

La mémorisation est une étape au cours de laquelle les données initiales vont subir différentes opérations : ce sont les processus d'acquisition, ils sont à l'origine de la fabrication du souvenir. Le codage se fait en fonction du contenu de la mémoire, c'est-à-dire des informations antérieurement acquises. L'enregistrement du codage musical permet de comprendre le message, c'est-à-dire la représentation qui sous-tend la compréhension du contenu musical. L'étape suivante consiste à établir des associations entre les nouvelles informations, il y a élaboration de liens, par exemple, la corrélation d'une image et d'un son, la formation de catégories avec par exemple, en musique, l'organisation de structures hiérarchiques. La phase suivante entraîne une intégration à l'aide d'indices spatio-temporels. La conservation en mémoire est consolidée par le stock mnésique qui évolue et fluctue. L'acquisition de structures musicales – pour rester dans ce domaine – est retravaillée et restructurée en fonction de nouvelles informations qui arrivent postérieurement. La restitution se fait par la reconnaissance d'une information perçue comme étant antérieurement mémorisée. Plus un souvenir a été codé, élaboré, organisé, structuré, plus il sera facile à retrouver, d'où l'importance d'une bonne structuration et assimilation des phénomènes sonores, comme du contexte, dans lequel l'information est codée, qu'il soit externe (le lieu, les personnes en présence) ou interne (l'état affectif).

La mémoire comporte des processus structurés à différents niveaux d'organisation. Les modèles néo-informatiques traitent la mémoire humaine comme « un système de traitement de l'information composé de modules de traitement élémentaires organisés de façon séquentielle. Cette organisation peut être stricte, c'est-à-dire qu'un module ne s'applique à l'information que lorsqu'elle a été complètement traitée par le module de niveau inférieur… L'activation des différents modules, le transfert de l'information d'un module à l'autre est évidemment planifié par une unité de contrôle » (Tiberghien, 1988, p. 29). Dans ce cadre, les formats de codage sont proches du système informatique avec un premier niveau de codage qui peut être formalisé de façon propositionnelle, et un second niveau de codage où les codes imagés et verbaux peuvent coexister tels des représentations multi-format. Il en résulte que, sauf accident, les représentations mnésiques sont stockées de manière permanente ; l'accès se ferait par un processus de recherche automatique ou délibéré. Ces types de formalisation ont certes l'avantage d'illustrer comment les connaissances peuvent être acquises ; mais comment expliquer l'oubli de mémoire et le « trou » dû au trac quand un musicien connaît « par cœur » son morceau ? C'est aussi méconnaître le caractère adaptatif qui permet à la mémoire de s'auto-adapter aux variantes d'un thème dans une improvisation par exemple, suivant en cela l'effet de contexte dont Imberty (1981, 1991) a montré qu'il dépendait d'indices de saillance coordonnés par une grammaire forte dans la musique tonale, alors que dans la musique atonale ces indices de saillance constituent des repères qui définissent la progression. Le processus de mémorisation de la musique dépend « de la coordination dans la mémoire à long terme et dans la représentation cognitive de schèmes temporels d'ordre dont le prototype est bien la succession de moments de tension et de moments de détente » (Imberty 1991, p. 194).

Les travaux sur l'audition menés par C. Gérard (1997) et son équipe vérifient les théories modulaires qui séparent les informations verbales et musicales dans la mémoire. Elle reprend les paradigmes de D. Deutsch (1970) et les expériences de Mikumo (1992) qui comparent des sons ou des mélodies avec des interférences différentes pour permettre une comparaison ; les auteurs remarquent que les non-musiciens ont un taux d'erreurs plus important que les musiciens qui ont une écoute plus analytique et opèrent un codage par la construction d'une représentation verbale de la hauteur des sons en nom de notes ; cette dernière constatation n'aurait pas été retrouvée par C. Gérard.

Ces données purement expérimentales étudient l'homme et sa mémoire en tant qu'individu isolé, mais l'activité de mémoire n'est pas seulement une construction de codage et de stockage, elle est aussi une activité sociale qui se développe en relation avec d'autres individus, et ce, par le biais de l'apprentissage qui permet qu'un passé puisse se ressaisir. La langue parlée permet à la mémoire de s'actualiser dans le discours, et les informations stockées ne sont pas neutres, mais liées à des expériences de vécus interactionistes. La reconstruction du passé se fait aussi de manière collective ; il y a donc une mémoire sociale qui permet des translations de souvenir. Ceci est intéressant en musique car les individus peuvent se souvenir des expériences d'autres individus. Cette capacité à absorber l'expérience (au sens de l'expériencé) musicale d'un autre est liée à la possibilité du langage qui donne forme à la matière et au contenu des souvenirs. Pouvoir dire une émotion ressentie à l'écoute d'un moment musical prend en compte les conventions qui régulent l'activité sociale. Sans lien social, la mémoire musicale n'aurait pas de lieu d'expression. En musicothérapie cette mémoire sociale est importante à travailler, elle est le lien qui renoue à l'autre social.

La mémoire sociale se construit avec, pour corollaire, la dimension affective qui lui sert de support. En recherchant des représentations inaccessibles à la conscience, Freud a tenté de comprendre les activités mnésiques en rapport avec la conscience. Widlöcher (1988) expose le point de vue psychanalytique basé sur une exploration clinique de la mémoire fondée sur les contenus individuels de la trace mnésique qui « code un sens (plutôt) que la réalité matérielle » (*ibid.*, p. 38). Par le biais des séquences d'associations libres, l'organisation des traces mnésiques opère en réseaux associatifs et en partie par « équivalence fonctionnelle, c'est-à-dire par implication dans l'expression de la même expérience affective » (*ibid.*, p. 39). Il faut toutefois distinguer entre les traces qui sont accessibles à la conscience et celles qui sont inaccessibles. Dans le système accessible, dit système lié, « l'activation porte sur un ensemble d'éléments du réseau ». Dans le système libre (inaccessible à la conscience), un élément peut se substituer, en tout ou partie à un autre, acquérant la même fonction et signification (*ibid.*, p. 40). Dans le premier cas, la trace fonctionne comme « représentation d'une expérience de satisfaction... qui par la mise en réseau, conduit à la mise en place d'un plan d'intentions adapté à la réalité ». Dans le système inconscient, « la trace inconsciente est activée comme exigence immédiate de réalisation et représentation substitutive » (*ibid.*, p. 40).

Quelle est la place du sonore dans cette activation de la trace ? Lecourt (1992) rappelle que, dès *l'Esquisse,* (1895) Freud développe une réflexion sur le sonore.

Deux exemples cliniques témoignent de la place du sonore dans l'activation de la trace. Une de mes patientes, musicienne, rêve qu'elle compose une pastorale pour orgue, la musique la ravit et au matin elle s'empresse de retrouver le thème qui toutefois n'a plus « la même saveur », elle ajoute : « c'est étonnant de composer pour l'orgue qui n'est pas mon instrument, mais cela me rappelle mon premier souvenir de musique écoutée » ; puis elle évoque un autre souvenir précis en rapport avec un orgue et le souvenir de son premier « amour » à quinze ans, qui l'avait conduite dans une église pour lui jouer de l'orgue. Cette activation d'une trace mnésique musicale a rendu possible le premier souvenir. Un autre exemple (Kupperschmitt, 1997) m'est fourni par une de mes patientes pianiste ; dans son ascendance maternelle il y a eu des pianistes. Elle me demande, sept ans après le début de la prise en charge de musicothérapie, de jouer « Ah vous dirais-je maman » qu'elle a travaillé. J'ai le souvenir que c'est le premier morceau qu'elle avait voulu interpréter sept années auparavant (à l'époque elle n'avait pas réussi à le jouer, la main gauche avait un temps de retard sur la main droite). Je l'écoute et suis étonnée de la justesse de son jeu ; mais, à un moment, elle se trompe et crie « mémé », elle s'arrête très étonnée, parle de sa grand-mère, puis de sa mère ; elle me raconte que sa grand-mère avait été très violente avec sa mère, qu'elle la battait et la punissait, elle me parle ensuite de sa mère, de son désir qu'elle soit une mère pour elle. Enfin, elle me demande la permission d'improviser et développe longuement une improvisation qui aurait pu être transcrite.

Freud écrit : « il doit être possible de reconnaître et de reproduire les processus perceptifs grâce à leur association avec les décharges de la perception ; mais les frayages produits par la pensée ne laissent derrière eux que leurs effets et non la mémoire » (in Lecourt p. 21). Il me semble que ces deux exemples traduisent la trace mnésique sonore qui surgit avec la levée du refoulement. Cette problématique de la place du sonore en rapport avec une représentation qui était inconsciente soulève le problème de la fonction de la trace sonore comme représentant mental de la pulsion (ce point sera traité après l'analyse de Charles et de Domitille et dans le chapitre « psychanalyse et musique »).

Enriquez (1987) rappelle que Freud, dès 1895, « énonce que la mémoire est représentée par les différences de frayage entre les neurones, il définit la mémoire comme étant la force persistante d'une Erlebnis (vécu), force qui dépend de l'intensité de l'impression produite et de la fréquence de la répétition » (*ibid.*, p. 106). Pour Enriquez, « cette mémoire appartient au passé… elle reste en partie inconnaissable… mais prise dans l'inconscience…, elle en tire un caractère ineffaçable…, une dimension préhistorique et sa force ». Elle est restituable par l'analyste dans ce qu'il appelle « l'imaginaire déductif » (*ibid.*, p. 107). C'est en ce lieu – me semble t-il – que la musique prend sa place en thérapie. Quand la thérapie verbale échoue parce que le patient cherche à fuir toute remémoration, le travail sur la mémoire, « à travers la mémoire », dans le flux sonore et la thématique musicale, permet que « l'oubli conservateur qui assure la permanence de l'expérience vécue dans la psyché » se réactualise à travers le travail qui se fait sur la trace, par le biais des activités fantasmatiques. Ce qui est en jeu, c'est le principe même de la musique, basé sur la répétition qui permet de creuser la trace pour faire surgir les trous de la mémoire.

Ces deux exemples cliniques montrent aussi que « la trace mnésique… n'est pas seulement la conservation d'une expérience mais l'origine des motivations du comportement. La trace mnésique est support du désir » (Widlöcher 1988, p. 38).

3. Vers une psychologie dynamique

La motivation

Si la répétition et l'imitation favorisent l'activité de mémoire dans ses différentes méthodes d'investigation, l'activation de la trace mnésique, qui réactive en partie le souvenir, permet une association mentale entre les idées et les images sonores qui surgissent. La connexion entre le stimulus sonore et la réponse forment une association apprise qui développe la motivation.

Je me référerai au travail de Nuttin (1980) qui désigne par motivation « l'aspect dynamique et directionnel du comportement » au sens des relations choisies entre le sujet d'une part et l'entourage de l'autre. Ce n'est pas la motivation en tant que processus expérimental indépendant, mais la motivation comme composante principale d'un processus psychique qui intéresse la musicothérapie, dans la mesure où la motivation intervient dans la composante du comportement. C'est donc la direction de la motivation, en tant qu'elle suscite un projet d'action et fait naître le besoin, qui fera l'objet de cette étude.

L'apprentissage d'un instrument réalise l'intégration entre travail et projet personnel, ce qui a pour conséquence que le patient prenne de l'initiative et autorise une motivation d'accomplissement ; d'abord parce que l'individu, quel qu'il soit, est tenté d'améliorer, de modifier, c'est-à-dire de ne pas laisser en l'état ce qu'il produit (ceci est important en psychopathologie), ensuite parce que l'apprentissage d'un instrument dans un projet thérapeutique est une manière, pour le sujet, d'intervenir sur son propre développement en prenant appui sur le thérapeute musicien, puis en personnalisant ce développement par l'inscription de son propre projet. A ce niveau, il y a une canalisation du dynamisme de la personnalité, ce qui entraîne un besoin personnel d'autodéveloppement qui favorise l'amélioration de l'image de soi.

L'apprentissage étant une forme de travail, ce dernier est motivé de façon intrinsèque et les résultats obtenus procurent de la satisfaction, mais la poursuite du but extrinsèque – jouer – est aussi source de motivation dans la mesure où faire de la musique a une valeur personnelle. Le mouvement vers l'objet – l'instrument – est une orientation dynamique. Les caractères d'intimité et d'attrait associés à la musique entraînent une tendance à l'exploration, qui est un élément de l'aspect cognitif, mais, dans le même temps, s'opère une réorientation et un déploiement du sujet, lui-même. Ce mécanisme est source de motivation et, surtout, fait surgir l'arrivée du plaisir ; l'instrument devient un objet préférentiel car il permet au patient de parler avec le musicothérapeute, de parler de l'objet. Un type particulier de relation s'engage et la motivation s'inscrit dans ce projet, car l'objectif final est de faire une thérapie.

Le système de feed-back qui se met en place et qui permet à la motivation, à travers l'apprentissage et la thérapie, de devenir le moteur du fonctionnement de la musicothérapie est intéressant dans cette analyse. Si l'apprentissage est souvent très difficile, ce plaisir négatif – mais perçu positivement comme un moyen de poursuivre le but recherché (jouer) – fait effet de renforcement. N'oublions pas que, dans ce travail d'apprentissage, c'est la thérapie qui est visée. Faire de la musique est un acte qui possède sa motivation intrinsèque. La perception du sonore – qui inclut le besoin de perception en tant que besoin d'information – se développe, s'affine et est en soi une récompense faisant fonction de renforcement dans l'expérience d'apprentissage. Rozin et Kalat (in Nuttin, 1980) ont montré que « l'animal manifeste une préférence pour des substances dont l'organisme a biologiquement besoin. D'autre part, l'existence même d'un besoin actif (la sexualité, par exemple) intensifie le plaisir produit par certains contacts sensoriels » (*ibid.*, p. 201). De même, l'expérience du travail musical crée des besoins (moteurs et cognitifs) dans l'organisme, dans la mesure où la fréquentation de la musique entraîne une forme de dépendance. Ils deviennent source de motivation et engendrent le plaisir de jouer en procurant un besoin de jouer. Comprendre la structure de la musique pour en donner des interprétations différentes relève d'un comportement cognitif, il s'agit de résoudre un problème intellectuel, et c'est un comportement d'exécution pareil à une conduite manifeste ; la musique opère une mise en relation des concepts et des percepts. C'est l'élaboration autour de la musique qui crée le besoin de résoudre le problème de la forme musicale. Jouer de la musique fait intervenir l'autre à travers le compositeur et la société (au sens de sociétal) à travers l'interprétation. L'activité musicale du patient est donc un comportement qui s'ancre dans le monde par le biais d'un phénomène universel : la musique.

Le comportement actif du jeu musical donne au patient une relative stabilité d'emprise sur l'environnement ; ce dernier devient un milieu plus familier qu'il ose explorer car il a pu produire du sonore socialisé. La musique apprise s'écoute et se transmet, elle est reconnue par tous. Par le faire musical, la perception se met au service de l'action, ce qui entraîne chez les patients un dynamisme cognitif mobilisable pour d'autres situations. L'apprentissage de la musique ne fournit pas de solutions toutes faites ; quand un problème technique surgit, il doit être résolu par le patient en fonction de la morphologie de ses mains, de ses capacités d'analyse..., il développe de ce fait une élaboration cognitive des problèmes. Le patient se motive et cette motivation investit l'objet et lui donne une valence positive, attirante. L'objet-musique éveille son intérêt et lui permet une cognition réflexive, il apprend à se connaître à travers ses propres réactions. La musique est, par excellence, un substitut conceptuel à l'objet brut sonore qu'est la musique, ce substitut conceptuel fait entrer le patient dans un monde d'idées qui le motive d'autant plus qu'il s'agit bien d'une relation individu/environnement, il ne s'agit pas encore d'une relation individu/individu.

Cette référence au monde idéel permet au patient de se sentir intégré dans le monde environnant ; d'une certaine manière, cela redonne un sens à sa vie et lui permet de retrouver une identité (avec l'appui de la thérapie). Mes premières observations cliniques (Kupperschmitt, 1981, 1990) s'orientaient déjà dans cette voie. Une longue pratique de la musicothérapie m'a permis de constater que, dans presque tous les cas, la musicothérapie étant terminée et le patient allant mieux, celui-ci abandonnait la musique et se dirigeait vers d'autres activités.

Si je postule que la motivation développée est un facteur prépondérant dans le déroulement de la musicothérapie, que penser de cet abandon de la musique au profit d'autres activités parfois plus lucratives ? Nuttin (1980) répond partiellement à cette question : un résultat acquis ne satisfait plus suffisamment, un développement au niveau de la motivation exige des résultats nouveaux et ce, par un processus d'autorenforcement. Le patient qui a expérimenté l'apprentissage de la musique peut poser des critères nouveaux concernant ses objectifs ; il produit un mouvement ascendant, avec des buts nouveaux, qui dépasse le stade atteint, ce faisant, il renforce sa motivation dans un mouvement dynamique qui favorise l'autodéveloppement.

Nuttin écrit : « ce sont les processus de formation de buts et de projets qui, dans notre conception de la motivation humaine, représentent cette ligne ascendante du développement » (*ibid.,* p. 238).

Les racines de la musicothérapie s'ancrent dans ces processus cognitifs et motivationnels qui sont en interaction et dynamisent des schèmes de comportement. Le patient expérimente sa capacité d'agir sur le milieu par le sonore produit, il contrôle ainsi la situation et reconnaît des mécanismes de compétence dans ses interactions avec les autres (groupes) ou avec le thérapeute. Le patient se donne un but qui échappe en partie – croit-il – à la situation thérapeutique et, dans ce projet, il se forme une image « cognitivo-dynamique » de lui-même. La motivation investie se renforce par la répétition de l'acte qui crée une forme de besoin : faire travailler ses doigts et lire la musique deviennent un besoin ; l'acte instrumental seul ne suffit pas, la pratique automatique non plus, l'intentionnalité du faire musical ajoute à la motivation. Si la répétition n'est pas en soi source de motivation, elle est un facteur de motivation dans un projet personnel. Dans l'apprentissage musical, le sujet n'attend pas de sanction même si les encouragements existent ; il s'agit plutôt de la notion de satisfaction personnelle, cette autorécompense lui donnant un sentiment d'estime de soi, il est la source de sa propre évaluation (par cet acte, il échappe au regard du thérapeute) et il manifeste une personnalité plus dynamique. Il utilise le devenir, en opposition à la personnalité pathologique subie. La motivation se ressource dans ce processus, elle mobilise de l'énergie et devient facteur d'énergétisation ; le « plaisir du moi » peut advenir.

Un autre facteur en relation avec la motivation mérite d'être mentionné, il s'agit de l'estimation du temps. Les patients se plaignent tous de la « longueur » du temps et, pour tenter de résoudre cet ennui dû au temps, ils dorment. L'intérêt de l'art-thérapie est de susciter la motivation ; quand le sujet tend vers un but, il en attend des satisfactions. La nouveauté appelle l'attention, le patient fait moins attention au temps qui paraît moins long. Fraisse (1957) note que c'est « la motivation..., qui modifie notre évaluation subjective... Quand la motivation est très grande, absorbés par la tâche qui en reçoit une unité de signification, nous reconnaissons nous-mêmes que nous ne voyons pas le temps passer » (*ibid.*, p. 218). De même, Harton (in Fraisse, 1957) estime « qu'une motivation plus grande entraîne une meilleure organisation du travail, c'est-à-dire sa plus grande unité » (*ibid.*, p. 219). Le temps est jugé plus court quand une tâche paraît plus difficile, le sujet est mieux concentré, l'unité de la tâche mobilise le sujet, renforce la motivation et fait intervenir un facteur subjectif.

En psychopathologie le sujet, malgré sa plainte, ne souhaite pas réellement changer, même si les mécanismes mis en jeu sont plus subtils et si des nuances doivent intervenir, il se conforme à une réalité qui est la sienne et d'où peut partir sa plainte. La mise en place d'un processus motivationnel par le biais d'un apprentissage artistique change cette réalité existante en créant quelque chose de nouveau. Pourrait-on dire que, par le biais de la culture, le patient change un processus qui lui apparaît de l'ordre de la nature, et qu'ainsi il rompt l'équilibre de la maladie pour un fonctionnement plus en interaction avec son milieu ? La perception actuelle que l'art lui procure module les expériences passées en entraînant le déclenchement des activités. C'est sur ces modifications que s'inscrit, à l'intérieur d'une fonction dynamique générale, la créativité.

La créativité

De nombreux livres et études ont été consacrés à la créativité, il n'est pas de mon propos de rajouter une analyse nouvelle, mais plutôt de mettre en évidence l'émergence du concept de créativité en tant que résultant de différents paramètres qui permettent au patient d'oser se confronter à lui-même. La créativité s'inscrit dans la capacité du sujet à s'adapter à de nouvelles situations en modifiant l'environnement traditionnel ou habituel. Elle traduit une rupture avec l'entourage par le développement d'une expression de soi-même, par une autorisation que l'on se donne à soi-même de créer, de construire, d'envisager des possibilités différentes. C'est une expérience qui permet au sujet de s'ouvrir à lui-même et aux autres dans le même mouvement. Produire, c'est mettre au dehors, c'est détacher d'une partie de soi ce qui a été vécu. Ce besoin fondamental qu'est l'aventure expressive pour chaque individu, quelle qu'en soit la forme prise, est le résultat d'un élan qui va de l'intérieur vers l'extérieur ; c'est une projection de cette forme prise dans l'espace présent comme synonyme du désir de la durée et comme manifestation d'une conscience unitaire, c'est-à-dire sans adjonction d'angoisse de l'histoire, qui elle, est le fruit de la création et non de la créativité. La créativité a une fonction de conservation par la mise en forme des « objets » qui font partie du quotidien. A la différence de la création, elle ne nécessite pas un public pour authentifier son acte.

La créativité est un déploiement qui permet au sujet de se différencier de lui-même, elle permet aussi de ne pas laisser échapper l'écoulement de la vie, d'où l'intérêt de l'utilisation de la créativité en art-thérapie. Ceci ne veut pas dire que le terme d'art-thérapie « n'est pas heureux pour définir les thérapies par l'expression créatrice » comme en doute Rougemont (1992), car c'est oublier la définition du terme créativité qui renvoie à un pouvoir de création, d'invention, et c'est oublier que l'utilisation de l'art en thérapie fait référence à des codes, à des concepts qui appartiennent au domaine artistique. Et si Rougemont craint que « ces thérapies... (soient) reléguées au créatif occupationnel » (*ibid.*, p. 231), c'est que, peut-être, la notion d'art-thérapeute reste, elle, ambiguë. Il y a une différence entre un mélomane et un musicien, par exemple. De l'expression instinctive qui permet de chanter ou de dessiner, à l'art du chant ou à la peinture, il y a une différence de nature. Malraux (in *Psychologie de l'art*, 1993) écrit : Il n'y a pas « un génie au monde, quelle que soit sa précocité, son étendue, sa profondeur, qui n'ait commencé à s'exprimer, non à travers son langage maladroit, mais à travers le langage d'un autre. Car c'est à une lecture, une audition, la découverte d'un tableau que l'artiste connaît ou reconnaît sa nature, ce n'est pas devant la vie ». Ceci fait apparaître la notion d'activité : reconnaître sa nature c'est reconnaître sa sensibilité, sa capacité de jugement et avoir envie de l'exploiter. Zuili (1991) définit les aspects formels de la créativité, en s'appuyant sur la temporalité elle montre qu'il y a une « symétrie entre les souvenirs ou représentations relatives au passé et les projets ou représentations relatives à l'avenir » (*ibid.*, p. 1506). Cette constatation est fondamentale en art-thérapie, elle fait intervenir le fantasme qui replace le sujet dans son histoire personnelle, et surtout, elle marque la dépendance dans laquelle va se trouver le sujet entre son passé et son avenir. La notion de perception de la durée vécue qui découle de ce lien entre passé et avenir, fait intervenir la mémoire et ses différentes catégorisations (cf. II – 3) ainsi que la notion de rythmicité, à travers les régulations perceptives, dans leur réalité psychophysiologique propre à chaque individu. Rythmicité renforcée par le rythme, base de la vie de la musique. Zuili dégage de ses travaux la notion de style comme aspect formel de la créativité « le style expressif tenant compte de ces premières perceptions aurait pour effet de « réinventer les instants » ; il consisterait donc à « remplir les blancs » ou à « moduler les saturations » (*ibid.*, p. 1508) ». Ce recours à l'imaginaire à travers le plaisir de créer ou de recréer une œuvre en la jouant permet de remplir les vides ouverts par la pathologie. La créativité fait ainsi œuvre de colmatage, elle laisse une trace qui va permettre la structuration de l'action et avoir ainsi un début de prise sur le réel. Le travail d'Attigui (1993) sur le théâtre montre comment la créativité développée à travers la préparation de spectacles avec des patients atteints de psychose leur a permis d'approcher la réalité extérieure. C'est par cet aller-retour entre une réalité interne soutenue par la temporalité « support des projections » et la rythmicité « support expressif des émotions », et une réalité externe soutenue par l'action, elle-même engendrée par la motivation (cf. chapitre III – 1) que le potentiel créatif se développe dans son rapport aux autres et à soi, c'est-à-dire à son moi profond, car c'est par le biais de l'imaginaire que le patient peut retrouver des émotions communicables.

Pour Nietzsche (in Péquignot, 1990) l'art est à la fois création d'un monde possible et instrument d'investigation de la réalité. Concernant cette double fonction de l'art, Péquignot écrit qu'elle se réalise à travers la « création d'un monde possible et (l') instrument de production de connaissance, (ainsi que la) constitution d'un savoir sur ce qui ne relevait d'aucun discours » (*ibid.*, p. 68). Cette réflexion est au centre de l'art-thérapie, c'est bien ce possible d'une rupture avec un passé de souffrance que recherche le patient en acceptant le contrat de l'art-thérapie ; si la pratique d'un art entraîne l'image d'un horizon qui se dérobe toujours à se saisir, c'est bien par la fonction de la connaissance et d'un savoir sur l'art, que le patient peut accepter ce défi de tendre vers cet horizon inatteignable qu'est le désir de perfection et de beau dans l'art.

Gusdorf (1988) note que « les formes de l'art sont plus durables que les formes humaines. Elles ont le privilège de ne pas connaître la mort, et peuvent dès lors relier le temps à l'éternité ». De même, « le propre de l'art est de créer des formes, c'est-à-dire de styliser le tout venant de la vie quotidienne » (*ibid.*, p. 180). Dans l'art un besoin de fidélité et de pérennité existe, c'est une dimension constitutive de l'être humain et la voix même de l'espérance humaine. « Il y a donc un message de l'art, un sens intrinsèque de l'affirmation esthétique » (*ibid.*, p. 183). Ce message, jamais réductible à une forme ou à un contenu, s'inscrit dans une actualité qui « représente à chaque époque le dernier état d'une lente éducation de la sensibilité et du jugement » (*ibid.*, p. 177). C'est cette visée que l'art-thérapie cherche à retrouver car : « l'esthétique définit en quelque sorte la structure sociale dont elle assure la cohésion » (*ibid.*, p. 181).

Cette approche de l'esthétique nous conduit à notre prochain chapitre : la musique est un fait social.

Chapitre 3

SOCIOLOGIE ET MUSIQUE
LA MUSIQUE : FAIT SOCIAL

Dans ce chapitre, la musique est abordée en tant que phénomène social avec pour objectif de comprendre comment ce phénomène peut favoriser la musicothérapie. Si j'esquisse à travers différentes œuvres non exhaustives ce que pourrait être une sociologie de la musique, c'est encore pour apporter un éclairage sur ce concept de musicothérapie et tenter de démontrer que, dans ce cadre particulier où la thérapie s'étaye sur l'art, le sociétal vient s'inscrire. L'acceptation de la musique et le contrôle que le patient exerce sur ses effets en se laissant « contaminer » – pour reprendre les termes de Domitille (cf. analyse du cas) – par elle, ont un effet envahissant et créent une situation de dépendance au lieu sonore qui intervient alors comme une variable médiatrice de l'influence sociale, et s'exerce en retour sur les comportements musicaux.

La difficulté réside dans l'interrelation qui se crée entre les différentes disciplines, comme la psychologie ou la psychanalyse. Il appartient de saisir les effets propres à chaque discipline et de surmonter la tentation d'entremêler ces différentes approches ; cependant, je ne résisterai pas à l'envie d'ouvrir un débat sur ces interconnexions pour tenter l'impossible (dans la conclusion) : comprendre la musique et ses effets dans la thérapie.

1. La musique : composante sociale d'une société

L'évolution des techniques semble avoir transformé la musique. On peut dire aujourd'hui qu'il y a trop de musique et qu'il en découle un anonymat dû, principalement, aux moyens de diffusion. Nous baignons dans la musique, elle nous accompagne, trop présente, constante, parfois même agaçante (lors des attentes téléphoniques). En ce sens, elle est éminemment sociale, perceptible et saisissable. Subie ou choisie, elle est devenue une expression publique, populaire, elle forme masse au centre de la réalité sociale. Elle est diffusée et se diffuse, fait partie de la vie collective.

Reste une nostalgie. Auparavant la musique avait un statut, il s'agissait d'une musique de fonction qui marquait des événements sociaux ou spirituels. Mais si cela peut encore subsister, la musique, parallèlement à la suppression de l'iconographie, s'est orientée vers une affirmation de son implication sociale. Elle ne ponctue plus, elle cherche à témoigner. Quelques auteurs vont permettre de comprendre cette évolution.

Silbermann

L'approche de Silbermann (1955) montre, à travers la vie et l'œuvre d'un musicien anglais, Goossens, comment la musique est le reflet d'une politique économique et sociale et comment les conditions culturelles d'un pays favorisent l'expansion d'un développement musical. Silbermann définit l'Angleterre comme un pays sans musique. Il relie ce fait d'abord à la réforme et à son combat contre l'église catholique qui utilise la musique dans ses rites et cérémonies, puis à Cromwell qui « étouffa » les arts et imposa silence à l'art musical de l'époque. « L'englishman » était né, son évangile était le travail, il n'y avait pas d'oisiveté. Dans une perspective sociologique, Silbermann démontre que c'est l'influence de facteurs étrangers, dans ce cas précis l'arrivée d'un imprésario allemand à Liverpool, qui permit à la famille Goossens de développer sa capacité musicale. « Le fait de faire venir… des musiciens… de différents pays étrangers fait naître et se développer des mouvements qui, au bout d'un certain temps, deviennent des réalisations locales ». Goossens compose, jusqu'en 1921, sans passion (pour l'auteur), « selon les normes anglaises d'un musicien bien installé dans sa cité, à la différence de ce qui se composait en France, en Allemagne ». Dans cet exemple, Silbermann veut illustrer l'étude sociologique de la musique, des musiciens et du changement subit de leur attitude. En 1921, Diaghilev engage Goossens comme chef d'orchestre ; composer devient alors pour ce dernier « un jeu joyeux... Il s'était arraché de la léthargie mentale régnante » (*ibid.,* p. 104). Plus tard, invité aux États-Unis, il s'intégrera, puis partira à nouveau en Australie comme chef d'orchestre. Il a su exploiter une carrière internationale que les nouveaux médias offrent à l'artiste, avec la possibilité de se déplacer, de pratiquer l'exercice de la création libre ou sur commande (à la différence des compositeurs qui étaient inféodés à des princes). Ce que Silbermann cherche à montrer, c'est l'adaptation de l'artiste aux moyens d'expression de son époque ; ainsi, Goossens essaie d'apporter à la pensée musicale cette nouveauté « qui n'a de valeur que lorsqu'elle répond à une évolution de la pensée » (*ibid.,* p. 207). Si ce travail ne me paraît pas au sens strict relever d'une introduction à la sociologie de la musique, le lien établi entre vie sociale et œuvre musicale montre un intérêt pour le social et écarte l'aspect psychologique de la relation musique-individu. En ce sens ce travail s'inscrit dans une perspective de développement de la société et de la possibilité offerte aux artistes de s'y inscrire.

Dans son second livre, qui est une revue des différentes théories sur la question, Silbermann (1968) développe, à travers la question de la musique saisie dans une perspective historique et sociale, une théorie de la sociologie de la musique. Il s'appuie sur Mueller, musico-sociologue américain pour qui « la musique est tout de même une forme de comportement humain et à ce titre elle est soumise régulièrement aux lignes directrices des théories contemporaines ». Sous l'éclairage des différentes théories passées en revue, il démontre que les groupes sociaux-musicaux (producteurs, consommateurs) acquièrent une fonction à travers l'activité musicale, le goût, les institutions et que le comportement de ces groupes, dans son rapport à la consommation de l'événement musical, permet de mettre en évidence les principes d'une sociologie de la musique.

A travers les orchestres de musique de chambre amateurs et les diverses institutions musicales mises en place, la musique, en tant que phénomène social, est créatrice de sociabilité. A partir de cette constatation, Silbermann pose la question du comportement et des attitudes des « classes d'appartenance » des auditeurs[1].

L'intérêt de cette compilation d'articles, dans le travail de Silbermann, est d'avoir mis en évidence la pensée de Weber sur les fondements rationnels et sociologiques de la musique. Une des difficultés de la compréhension de ce texte réside dans la nécessité de connaître la théorie de la musique et l'harmonie. Silbermann montre que l'étude de Weber « tend à démontrer la disparition progressive... dans l'exercice de l'art, des qualités mystiques et irrationnelles, et leur remplacement par des modes de comportement rationnels » (*ibid.,* p. 53). Pour Weber, « les réalités mélodiques » interviennent comme facteurs sociaux, mais sont aussi, à l'égard des processus de rationalisation, des tensions durables qui ont une force plus motivante que la mélodie elle-même. Ce facteur significatif du cheminement logique mène Weber du musical au sociologique car ces tensions sont à l'origine de facteurs « sociologiquement contraignants » (*ibid.,* p. 54). En fait, il part des données de base de la musique et non pas des compositions achevées pour étudier les comportements sociaux. C'est en ce sens qu'il peut émettre l'idée de comportement à but rationnel (qu'il a exposée dans *Economie et Société*). En observant les représentants des groupes spécifiques de la société (acousticiens, réformateurs de la musique), il met en évidence des processus de rationalisation qui sont des modèles de comportement développés par la société (Sprechgesang, chant parlé...). De même, il démontre que la possibilité musicale de pouvoir

1. Je récuse ce terme de classe sociale qui ne paraît plus convenir ; avec la vulgarisation et la propagation des contenus musicaux, chaque auditeur peut accéder à une information et à une sensibilisation musicale ; il s'agit plutôt de pôles d'intérêt et d'interactions par rapport au milieu environnemental et évolutif, et ce dernier n'est pas synonyme de classe sociale.

faire un choix entre systèmes rigides et souples, symétriques et dissymétriques entraîne des possibilités de compensation entre moyen et but, ce qui, pour lui, est une forme de rationalité pratique. Dans une même continuité de pensée, il met en relation le développement du tempérament (rationalisation de l'intérieur) et des instruments modernes (rationalisation de l'extérieur) pour les placer dans un champ de tension entre compréhension et explication causale qui prennent sens quand une synthèse est atteinte. Weber veut démontrer que la musique qui ne se laisse pas jouer ou chanter n'est pas sociale, puisqu'elle perd la possibilité d'entrer en liaison avec le comportement de tierces personnes[2]. Weber montre que dans le domaine de la musique « irrationnelle » il existe une conduite rationnelle en tant que comportement orienté vers un but. En suivant pas à pas le développement des tensions et conflits vers la recherche d'une solution, il travaille le problème social qui naît des contradictions, et qui est impliqué dans le processus de rationalisation.

Silbermann traite ensuite de l'événement musical et de son déterminant social ; il note que c'est en s'objectivant, en prenant une expression concrète, une atmosphère, que l'événement musical acquiert la valeur d'une réalité, qu'il exprime le quelque chose qui veut être compris ou qui suscite un effet social ; ceci signifie que ce n'est pas la musique en tant qu'affaire intime d'un compositeur qui permet une saisie de la sociologie musicale. (Les écrits ultérieurs d'Elias (1991) ou de Willener (1990) s'inscriront pourtant dans cette optique dans laquelle la confusion entre sociologie et psychologie ne permet plus de comprendre le but recherché). Silbermann continue : « la musique ne peut être saisie sociologiquement qu'au moment où entre en relation l'artiste avec l'auditeur », où l'œuvre musicale s'extériorise (*ibid.* p. 75), ce qu'exprimait déjà Weber : la musique qui ne se laisse pas jouer n'est pas sociale.

---

2. Cette assertion me paraît importante pour la musicothérapie qui fait la démonstration qu'un patient psychotique, qui joue de la musique sur un fondement d'apprentissage correct, ne peut communiquer correctement (y compris musicalement) avec d'autres personnes, et que son jeu est généralement rejeté par le groupe parce que non synchronisé, d'où la nécessité d'un travail de musicothérapie.

Pour tenter de déterminer socialement l'événement musical, Silbermann analyse les différents courants développés, comme la typologie des créateurs de musique (avec le rêveur, le mystique...) ou encore le phénomène de dépendance lié à la structure de la composition musicale. Les tons, tonalités, sonorités ne prennent sens que s'ils sont liés entre eux organiquement pour constituer un tout, permettant que se manifeste l'événement musical, base des principes de la sociologie de la musique.

Cet événement musical étant défini, Silbermann se propose d'examiner les groupes sociaux-musicaux – producteurs, consommateurs – en les subdivisant selon une division structurale dont le caractère commun peut être la croyance à des règles précises, pour les producteurs par exemple. Pour Silbermann, « la sociologie de la musique ne peut reconnaître cet élément commun que par les composantes structurelles, qui dans leur interdépendance transposent la structure des groupes producteurs de l'abstraction à la réalité du processus social » (*ibid.* p. 93). De même, les composantes technologiques jouent un rôle dans le développement des groupes musicaux. L'écriture musicale, les modes d'orchestration et le perfectionnement simultané des instruments suivent ces composantes technologiques qui ont une influence ordonnatrice sur l'ordre social. Enfin, les composantes mentales, c'est-à-dire l'ensemble des représentations et des pensées musicales, exercent des effets structurels sur les groupes sociaux-musicaux. Du côté des consommateurs de musique, les musiciens d'orchestre forment une association poursuivant un intérêt commun sans posséder de caractère durable. Cette composante technologique est en rapport d'interdépendance avec les composantes mentales et organisatrices. Le joueur d'orchestre est déterminé structurellement par la position qu'il occupe à l'intérieur de l'association. Silbermann applique la même classification aux critiques musicaux, au public, pour revenir, après les avoir séparés dans leur abstraction, à un rapprochement par leur fonction, c'est-à-dire, le type d'action dont est capable une structure donnée. C'est l'analyse fonctionnelle en sociologie de la musique qui explique une individualité culturelle donnée, en rapport avec une signification pour la continuité sociale, par exemple.

Ce que Silbermann cherche à mettre en évidence, ce sont les forces que recèle la vie de la musique à travers les différents groupes qui l'appréhendent, en observant leur mode de fonctionnement. Il a le mérite de ne pas psychologiser son propos, mais il aboutit à l'observation d'une psychologie sociale, ce qui l'écarte de la sociologie de la musique stricto sensu. Cependant il note avec justesse que « c'est l'ordre social et non le compositeur solitaire, qui produit les coutumes, traditions, règles et normes comme base de la coopération entre l'homme et la régulation des activités musicales » (*ibid.* p. 152), et que l'approche de la musique se fait par l'analyse du modèle de comportement inculqué par la société, tel qu'il est transmis socialement à l'aide de symboles (*ibid.* p. 157). La sociologie de la musique doit s'en tenir au fait social dans la mesure où il se manifeste dans l'art ; c'est-à-dire que l'œuvre d'art met en mouvement le processus social.

La pertinence de cet essai de systématisation en sociologie de la musique est battue en brèche – me semble-t-il – par la prolifération de détails et d'analyses classifiantes dans une mise à plat méthodologique où la diachronie disparaît au profit de la synchronie, ce qui fait perdre de vue l'objectif : avoir une meilleure compréhension du comportement de l'homme et des hommes entre eux vis-à-vis de l'événement musical.

Adorno

A cet égard, la théorie d'Adorno (1971) ou plutôt ses recherches réflexives sur la musique et la sociologie de la musique sont une vue empirique qui, dans un aller-retour sur elles-mêmes, entretiennent, à l'opposé d'une systématisation porteuse d'une continuité, le discontinu, le sans-unité.

A travers la question « comment est socialement possible, après tout, la spontanéité musicale » (*ibid.* p. 9), Adorno développe l'idée que cette spontanéité est incluse dans les forces productives sociales qui n'ont pas encore été absorbées dans ses formes réelles par la société. Il suggère, à travers cette question, que les conditions de forces productives musicales (compositions, interprètes, reproductions mécaniques) ne sont pas les seules tâches de la sociologie de la musique. Il souligne que la liberté de l'art – son indépendance par rapport à ce qu'on en attend – est ancrée dans l'idée d'une société libre ; il anticipe, en un certain sens, cette réalisation, et ajoute que si la société ne laisse pas se développer des talents nouveaux, des idées nouvelles (avec l'exemple de la dissonance qui, depuis le XVIe siècle, tend à se développer), ces idées nouvelles peuvent s'exprimer sous forme de parodie et d'humour comme dans *La plaisanterie musicale* de Mozart. C'est peut-être dans cette voie que peut se comprendre la formule d'Adorno, « le tout est le non-vrai », à savoir que la musique est à la fois porteuse d'illusion, mais aussi anticipatrice du sociétal à venir, porteuse des couches sédimentaires que le goût des auditeurs, à travers la mentalité musicale, perçoit de manière inconsciente. En ce sens, la musique est révélatrice du fait social présent, non analysé et à venir, et la prise de conscience de ce fait social met musique et auditeur en harmonie (peut-être est-ce dans cette voie qu'il faut comprendre le mouvement rap, dans l'articulation à peine audible, en pleine vitesse, de cette « agitation » bien rythmée qui démontre comment, dans la musique, des conditions sociales s'expriment concrètement).

Si la musique est prise pour ce qu'elle n'est pas, à travers « un fétichisme de moyens », elle permet cependant d'appréhender « le métabolisme psychique » de la société, au sens où la musique prise pour un tout est le reflet du besoin des consommateurs et, en ce sens, fait figure de vérité ; elle n'est en réalité qu'agencement – de détails hérités du passé et de nouveautés, reflets du présent – ce qui est sans rapport avec la vérité du fait social. Adorno s'appuie sur Marcuse pour qui « le tout est (pris pour) la vérité et le tout est faux ». Dans cette continuité Adorno peut écrire : « le diable se cache dans le détail ». C'est la voie que doit emprunter le sociologue de la musique qui ne fera ni l'économie de la théorie musicale, ni celle de la sociologie dans l'observation du fait social. Mais quand Adorno cherche la question de la vérité de la musique dans la division de la musique dite sérieuse et de celle dite légère, il commet – me semble-t-il – une erreur, même si l'analyse psychologique qu'il fait de la séparation des classes sociales est exacte (*ibid.* p. 12). Ce que cette division sous-tend, c'est le phénomène d'apprentissage plus complet dans la musique dite sérieuse, plus restreint dans celle dite légère, qui reproduit des « ficelles » connues musicalement. L'événement musical en soi n'est pas touché dans ce clivage de l'apprentissage et de la réception qui en dépend. La vérité de la musique est à la fois en deçà et au-delà de ces phénomènes. Par contre, il écrit que les œuvres changent leur fonction dans la reproduction qui les met sur le marché avec, pour conséquence « une conscience musicalement fausse » des interprètes et donc une représentation socialement fausse et, en même temps, imposée par les conditions sociales ; en ce sens, l'analyse d'Adorno est pertinente, mais alors, il s'agit plus d'une psychosociologie qui réintroduit l'interprète en tant qu'individu s'appropriant la musique d'un autre et, si possible, en s'individualisant par rapport à un autre interprète. Dans cette configuration, l'interprète peut jouer le rôle de modèle social et la musique devient le véhicule de ce modèle ; mais ce n'est pas la vérité de la musique qui est en question. Cette dernière ne peut s'appréhender qu'à travers une analyse musicale de contenu, ce que note Adorno : (1958 in 1972) « les constituants formels de la musique, en dernière instance, sa logique, doivent être explicités d'un point de vue social » (p. 7). C'est cette compréhension du langage musical qui permet une sociologie de la musique, c'est dans cette voie que *Portraits de femmes* de Ferrari (1994) me paraît être un exemple évolutif typique (parmi d'autres) et me paraît se prêter à une analyse sociologique de la musique par le contenu social immanent que l'œuvre propose. Cependant, Adorno remarque aussi que la musique peut contribuer « au voile culturel » et qu'ainsi elle est manipulée en faisant naître « l'apparence trompeuse de l'immédiateté dans une société réifiée et aliénée, si elle est utilisée... (par) des pouvoirs politiques » dans son culte des liens de la collectivité, comme par exemple la musique et le fascisme. Seulement, quand il écrit que la musique « assure les fonctions d'accomplissement de désir et d'ersatz de satisfaction » (parce qu'elle permet des associations d'idées), et que de ce fait « elle contribue à l'idéologie de l'inconscient », il glisse encore vers une psychologisation de la musique, car le phénomène social qu'elle engendre doit s'appréhender par sa forme première ; c'est dans sa construction que la musique trouve la rationalité qui l'éloigne des pouvoirs des commanditaires. La difficulté réside justement dans cette impossibilité apparente de séparer l'imagination créatrice des tendances intégratives de la société. Adorno écrit : « le sujet qui compose n'est pas individuel, mais collectif. Toute musique, même si son style était le plus individuel possible, a de façon inaliénable un contenu collectif : un son isolé dit déjà Nous » (1972, p. 11) ; mais ce contenu collectif qui me paraît s'apparenter à des universaux ne préjuge en rien du caractère social de la musique, tout au plus s'intègre-t-il à un contenu collectif inconscient qui s'organisera dans une évolution ontogénétique (c'est ce que la musicothérapie se devrait d'appréhender).

Du social, la musique ne peut être que le reflet, un miroir qui témoigne de l'harmonie ou de la dissonance. C'est dans cette confusion, me semble-t-il, que les auteurs recherchent une sociologie de la musique. Ainsi Willener (1990) essaie, à partir du *Concerto pour trompette de Haydn*, de montrer que le musicien donne une interprétation musicale qui approche le sens de l'œuvre par rapport aux influences diverses de l'époque, de l'évolution des instruments, de l'influence des « stars »... Il me semble qu'une lecture psychobiographique de la vie de Haydn (comme celle de Mozart par Elias) fait écran à la capacité interne du compositeur de produire une musique anticipatoire en liaison directe avec l'écriture musicale. La vie du compositeur est très secondaire par rapport à sa capacité d'écriture. C'est plutôt la possibilité de subversion qu'offre l'écriture musicale, support de la création, qui autorise une compréhension du fait social à travers la musique. Les analyses proposées quant aux limites des formations musicales qui entraînent un style d'écriture, ou encore les demandes explicites des mécènes, sont plutôt à interpréter comme une motivation qui permet au compositeur de répondre à un jeu social, c'est-à-dire de se sentir intégré à une société reconnaissant en lui sa part de non verbal et lui en demandant caution. Dans cette optique, le créateur peut être à l'écart du monde car il est le témoin, par sa création, de l'existence et de la tangibilité de ce monde.

La difficulté de compréhension du rapport entre la musique et la société n'est donc pas tant le problème du compositeur qui, comme tout individu, se pose la question de son utilité dans l'œuvre sociale, que de la musique en elle-même, du reflet qu'elle renvoie à l'auditeur. La symphonie numéro 2 pour 21 pianos de D. Lombardi (créée le 21 juin 1995 lors de la journée de la musique aux Gobelins), dans laquelle chaque pianiste regarde son ordinateur, est un miroir de notre société, qui, à travers le compact disque, l'ordinateur, permet à l'individu de se centrer sur lui-même. C'est le modèle d'une société qui pose le problème de l'entraide, de l'intégration, mais qui offre, par le biais de la consommation, du rêve solitaire. Une symphonie d'où le chef d'orchestre est absent et qui régule (avec une certaine beauté) un tempo métronomique, pose la question du lien et, dans cette question, l'avenir de la société est présente. Mais ce qui faisait lien, à travers les travailleurs de la musique lors des concerts (et qui maintenant se retrouvent dans des salles souvent vides), ce qui faisait la relation et permettait la communication non-verbale par la circulation d'affects, de gestualité de l'orchestre, se perd. Le produit fini, dans lequel le risque de l'imperfection est exclu, entraîne la musique dans un glissement où le sens de la musique n'a plus sa place mais où elle devient une façade de l'intégration sociale. Dans le jeu musical, la perfectibilité est la motivation partagée de l'interprète et de l'auditeur, c'est dans cette faille que ce dernier se retrouve à travers la musique.

Vingt-et-un pianos reliés à vingt-et-un ordinateurs où, heureusement, et ce fut le cas, des pianistes se sont perdus dans le regard qui allait de la partition à l'ordinateur, témoignent de l'isolement de l'interprète qui ponctue ses bruitages et ses développements mélodiques dans une absorption de la musique qu'il intériorise sans le secours du « chef ». Toutefois, il me reste de cette interprétation le souvenir d'une gestualité chorégraphique déployant avec aisance la musique dans l'espace ; elle anticipe une société où l'individu, au profit d'une économie de moyens, s'isolera pour participer à l'intégration productive.

Dans cette voie, Willener note avec pertinence « qu'une musique vécue comme merveilleusement harmonieuse, dans un monde déchiré par des contradictions et des absurdités, est un tranquillisant qui empêche de prendre conscience de ce qu'il faudrait refuser d'accepter comme inévitable » (1990, p. 163). Mais quand il écrit, à la suite, que le niveau de musique augmente à partir de la pratique d'un instrument et que c'est une introduction sérieuse vers une vraie musique, le rapport à la sociologie se perd une fois de plus et se perd même avec la musique, car une sociologie de la musique ne s'inscrit pas (comme Adorno le pensait déjà) dans une culture. Un individu donné joue de son instrument, par besoin le plus souvent, et non par culture (même s'il faudrait aussi analyser l'impact de la culture dans le désir des parents ou dans le désir de l'accession à un niveau élitiste que représente le jeu musical), et la plupart du temps l'individu se rallie à sa classe d'âge. La sociologie de la musique n'est donc pas tant dans un rapport de culture intrinsèque musicale, que dans un rapport social de la musique à une classe d'âge par exemple, et dans l'innovation que la musique apporte en fonction du mouvement technique, historique, politique de l'époque.

En ce sens, et pour une sociologie de la musique, les arguments de Schnebel, Nono, Ferrari (in Willener, chapitre 9) proposent que la musique ne soit ouverte dans la société que si elle participe au mouvement social, comme le fait le politique ; ce qui en restera sur le plan musical importe peu. Quand une société donnée exhume un compositeur, c'est par besoin de réassurance, de continuité, de lien, ce sont les fouilles du passé qui nous permettent de croire en l'avenir. S'il est un génie de la musique, c'est d'autant plus agréable, mais d'autres compositeurs, peut-être aussi doués, ont échappé à ces fouilles (la redécouverte deThéodore Gouvy, compositeur lorrain né en 1819 en est un exemple ; il réapparaît dans une production d'envergure européenne). Ce qui paraît plus subtil, comme approche de la musique dans sa visée anticipatoire, c'est une histoire de la musique au sens de l'historien et non du récit bibliographique. Pour le reste, et le texte de Willener n'en fait pas l'économie, il y a confusion, télescopage entre sociologie et psychologie de la musique, dus peut-être au fait qu'il faut retraduire en langage non musical un sens musical. Le psychologique relaie le sociologique, or la musique n'est pas un comportement, elle est pulsion à jouer, à écrire, le social s'en saisit indirectement en brassant l'utopie qui, pour Willener, est la vérité de l'œuvre. La classe d'âge ou l'appartenance culturelle prennent leur distance avec le fait sociologique, car elles savent se reconnaître volontairement dans un mouvement qu'elles acceptent et cautionnent. C'est le besoin d'appartenance qui fait le critère sociologique de la musique. L'historien de la musique prend en compte l'évolution de la structure musicale et le sociologue de la musique la décrypte dans son inscription sociale en tant que reflet peut-être prémonitoire du fait social.

2. *Portraits de femmes* : une application sociologique de la musique

Je voudrais dans la suite de cette réflexion (principalement adornienne) présenter « *Portraits de femmes* » du compositeur Luc Ferrari (1994) ; cette œuvre musicale me paraît être un exemple d'application sociologique à la musique ou, plus exactement, un exemple d'insertion de la musique dans le fait social et une démonstration de ce en quoi la musique peut témoigner du courant social dans lequel elle naît et se produit.

La musique peut s'inscrire dans cette définition de Gurvitch rapportée par Silbermann : « L'objet de la sociologie est la typologie des phénomènes sociaux totaux placés dans les temps reconstitués selon leurs ruptures entre présent, passé et avenir, c'est-à-dire en train de se faire et de se défaire » (*ibid.*, p. 41). C'est ce que je vais tenter de mettre en évidence à partir de *Portraits de femmes,* c'est-à-dire la relation réciproque entre un phénomène de société (le statut de la femme dans son évolution) et l'évolution du phénomène musical dans sa saisie morphologique qui introduit, dans sa structure et dans sa forme, des éléments non musicaux mais rythmiques, et en mouvement avec une intensité variable pour l'intégrer à la pensée musicale.

Willener (1990) note que : « Ferrari... dit s'intéresser de moins en moins à l'art, à l'œuvre, et de plus en plus à la « vie », à la « réalité », donc à la « musique concrète » : dans cette optique, composer revient à coller des bouts de « réalité » (de sons enregistrés dans le quotidien), à les mettre bout à bout pour raconter une histoire. Ferrari pense à la diffusion massive, désormais possible, d'information, et la musique serait de l'ordre de l'information. » (*ibid.*, p. 92). Ce que Ferrari cherche – me semble-t-il – à travers la musique dans *Portraits de femmes,* c'est l'instantanéité du vécu féminin par le rire, qui s'entend tel un masque douloureux, sur une musique doucement répétitive et quasi populaire. Cette écriture musicale est une recherche contemporaine du mouvement social dans sa pluriethnicité, dans son plurilangage, dans sa pluriculture avec, en contrepoint, cette voix masculine, chatoyante et pondérée qui représente et symbolise le pouvoir masculin, à une époque qui prône l'égalité des chances entre les sexes, pour mieux se déculpabiliser de confiner les femmes dans le domaine familial et social. Voilà un exemple de l'expression de notre société moderne par un travail sociologique sur la musique, ce qui ne veut pas dire que cette œuvre originale et magistrale perdurera et surtout qu'elle aura un sens dans mille ans ! Mais elle pourra témoigner alors du sens de l'histoire et de la présence de la musique dans son époque. Il restera, pour cette œuvre, l'érotisme éthéré d'une voix de soprano qui chante et répète, « la main qui touche ton doigt, ça fait huit doigts » repris en écho par une voix féminine à l'accent étranger « c'est très tendre les seins chez une femme je trouve » pendant que le piano coule des arpèges. Il s'agit d'une application sociologique de la musique dans la mesure où le compositeur n'a rien à revendiquer, il contemple une société et la traduit avec probablement un sentiment confus de son besoin d'écrire et d'agencer ces différents niveaux d'étalement, parole, chant, murmure, musique, bruissement... morcellement unifié de la musique, morcellement en recherche d'unification d'une société. C'est en ce sens que la musique se différencie de l'image sociale, elle traduit, mais reste une structure conduite par une pensée musicale sans rapport avec l'agitation sociale. Le compositeur obéit, en quelque sorte, à ce que « la chose exige de lui », il pose la règle et la suit, ne s'éloignant jamais de la musique qu'il compose, mais en s'écartant du modèle de la forme musicale ; ou mieux, il a su saisir l'état objectif du matériau musical et des formes musicales, qui sont tous les deux socialement médiatisés. Son œuvre s'enracine dans les données sociales et l'agencement personnel de son apport, sa subjectivité, sont éminemment sociaux. Le compositeur répond au critère d'Adorno (1978) selon lequel « le sujet qui compose n'est pas individuel mais collectif ». Dans la même recherche il note que « la mesure de la vérité sociale de la musique d'aujourd'hui est que son contenu, inséparable de sa constitution immanente, la fait entrer en opposition avec la société dans laquelle elle surgit et demeure : elle devient elle-même « critique », quel qu'en soit le degré de médiatisation » (*ibid.,* p. 14). *Portraits de femmes* s'inscrit dans cette analyse ; son auteur a su harmoniser la musique avec le monde administré que, pour ainsi dire, il reproduit, mais transcende par l'absurdité de son propos, au sens où la communication entre les personnages est disloquée, désintégrée, mettant en évidence l'abîme qui existe entre les désirs de l'être humain (la femme dans cet exemple) et l'incapacité de la société à les satisfaire. « Ce qui est éminemment vrai est éminemment faux ». De là naît la possibilité d'aborder la musique dans les différentes disciplines. L'absence de saisie conceptuelle de la musique la rend sensible à toutes les idéologies en place. Dans le même temps, elle reflète les tendances évolutives de la société. « Ainsi, le type de composition intégrale, qui se déploie purement dans les exigences d'une rectitude de la composition par son développement propre, exprime les tendances intégratives de la société bourgeoise, parce que ses catégories dominantes de façon latente sont identiques à celles de l'esprit bourgeois, sans qu'on puisse toujours ce faisant postuler des influences sociales extérieures » (Adorno, 1972, p. 13). Adorno situe son intervention dans le monde occidental contemporain de son époque, mais son analyse reste vraie quelle que soit l'évolution du sociétal car il s'appuie sur la cohérence des articulations temporelles de la musique, qui relève d'une pensée déductive privilégiant le thème ; la musique répond par ce biais à un phénomène social transposable. La cohérence de l'œuvre de Ferrari relève, non d'une pensée déductive, mais d'un modèle d'entrelacements où l'harmonie musicale se dévoile dans des passages lyriques juxtaposés à des brassages sonores : un « melting-pot » musical. La musique répond en cela à un phénomène social qu'une sociologie peut extrapoler, pour saisir, à travers cette abstraction que représente la musique, les structures et la dynamique sociales, sachant bien qu'à la source de la représentation musicale se reconnaît le mythe, fondateur de société, et que l'évolution de cette source mythique complexifie le propos sociologique de la musique tout en lui donnant du sens, en particulier, à travers l'évolution musicale indissociable de l'évolution sociale.

Ces idées associatives sur cette œuvre que j'entendais pour la première fois alors que je rédigeais ce chapitre, ont résonné à travers les moments de rupture de la pièce qui m'est apparue comme un reflet de l'après-féminisme, alors que la prise de conscience du statut du féminin s'est dissoute à travers les acquis pour retomber dans le piège de la séduction, comme si les dangers étaient encore à venir, séduction par le rire, le charme des talons hauts dans l'escalier. (Et fallait-il être du côté du masculin pour transcrire cette dégringolade féminine sur des escaliers de bois ? Ce qui n'enlève rien à la beauté de ce passage). Ce n'est pas le goût de l'auditeur qui compte, c'est la révélation d'une époque sociale, politique et économique, où le statut de la femme est à nouveau en question dans le monde. C'est ce qu'Adorno propose quand il écrit que : « la relation entre société et musique s'actualise notamment à travers l'économique » (Willener, 1990, p. 189) ; il ne réduit nullement l'un à l'autre, mais cherche les effets par lesquels la vie musicale est déterminée par des motifs économiques et par des changements structurels de l'organisation de l'ordre économique. L'œuvre de Ferrari exprime concrètement une situation sociale dans une société donnée, à travers le choix de langues étrangères et les différents accents du français parlé ; il nous donne à observer le contenu sociétal aussi à travers le choix des techniques : une chanteuse, cinq instruments et des sons mémorisés ; la qualité artistique de l'œuvre éclaire les affinités qui existent entre le musical et le sociétal.

3. La musique : expression lisible d'une société

L'évolution de la structure de la musique reflète par son exploration tout le champ du possible – il suffit d'écouter la musique très contemporaine – de ce fait, elle se développe plus vite qu'une réalité matérielle prise dans le quotidien et ne peut donc s'en distancer.

Dans les débuts de l'humanité, le musicien est à la fois chaman et médecin, la multiplicité de ses fonctions lui donne, dès l'origine, le savoir et le pouvoir de faire évoluer, de transformer la maladie en guérison et donc le pouvoir sur la vie. Le musicien, par son savoir et son pouvoir, a une action sur le quotidien et sert en quelque sorte de garant pour l'avenir. Il n'est pas surprenant alors d'observer que, selon les sociétés, le musicien est exclu ou au contraire valorisé à cause des pouvoirs qui lui sont attribués dans l'exercice de ses fonctions. Ainsi, l'Islam interdisait aux croyants de manger à la même table qu'un musicien, alors que les religions antiques produisaient des castes de musiciens-prêtres leur donnant des pouvoirs surnaturels et civilisateurs. Ceci montre que les sociétés, à travers leurs membres, contrôlent la musique supposée canaliser implicitement ou explicitement la violence sociale. De même, la musique est rejetée, c'est-à-dire non valorisée quand le musicien appartient à une souche dite inférieure, tel le jongleur au Moyen-Age, mais ce dernier apporte, par son itinérance, une circulation sociale des informations, et il peut devenir lieu et objet de propagande politique, c'est-à-dire que, même rejeté, le musicien peut être acheté. L'histoire de la musique ne se démarque pas de son rapport à l'argent ; même quand il se croit libre, avec l'organisation des confréries de ménestrels par exemple, le musicien qui monnaie sa pratique et sa création se soumet aux règles implicites du pouvoir social.

Attali (1977) reprend ce thème de l'économie de la musique et l'oriente vers l'économie politique de la musique, il écrit : « le savoir occidental... n'a pas compris que le monde ne se regarde pas, il s'entend... Il faut apprendre à juger une société sur ses bruits, sur son art et sur sa fête plus que sur ses statistiques » (*ibid.*, p. 7). Il note que la musique, organisation du bruit, peut être utilisée stratégiquement par le pouvoir social dans le but de – faire oublier – faire croire – faire taire.

- Faire oublier la peur et la violence par la représentation, la mise en acte de l'écriture musicale (opéras, musiques guerrières, hymnes...).
- Faire croire à l'harmonie et à la légitimité du pouvoir social par la représentation et la mise en scène.
- Faire taire en produisant une musique qui se développe jusque dans les oreilles (baladeur, cet appareil qui fait taire le bruit des hommes), ou encore cette musique qui emplit les lieux publics et censure le bruit individuel.

Par ces trois propositions, Attali dénonce l'utilisation faite de la musique – en tant qu'elle s'inscrit dans une interrogation sur l'homme – par un pouvoir qui normalise à l'excès les relations sociales. Mais la fonction de la musique est d'être sociale, elle va permettre une lecture des soubresauts de la société à travers son évolution. Elle va devenir un lieu d'échange, une valeur d'usage, c'est-à-dire un bruit agencé nécessaire aux hommes, que la société s'octroie pour donner un sens à l'histoire sociale. Ecoutée, répétée, encadrée, la musique témoigne de l'ordre social dans un continuum dont l'objectif est d'en faire oublier les conflits, de faire croire à l'individu qu'il ne risque rien d'une transformation sociale, et de faire taire en lui le bruit d'une révolte jaillie de son interrogation sur l'homme et de sa place dans la société.

Les mythes apportent un éclairage sur le rôle de la musique. Dans *Le joueur de flûte d'Hammel,* une ville est envahie par des rats et un joueur de flûte propose, par son chant, d'en débarrasser la ville contre une somme d'argent. Les rats, fascinés par la musique, suivent le musicien qui les conduit vers la rivière dans laquelle ils se noient ; les notables refusent de verser la somme, le joueur entraîne alors les enfants vers la noyade en les fascinant également par son jeu musical. Si la musique est apte à éliminer la violence et permet que règne l'harmonie dans la société, elle est aussi capable d'être destructrice si un rythme « moral » n'est pas instauré. Il en va de même pour les mythes des *Sirènes* qui tuent par le charme de leur voix. Ulysse résiste en bouchant les oreilles de ses marins et en se faisant solidement attacher au mât, sa fidélité et sa loyauté sont récompensées, il ne meurt pas. Attali propose l'hypothèse suivante : le code de la musique simule les règles admises dans la société. Il cite Confucius qui suggérait qu'agir « sans effort ni violence, c'est de la musique ».

A travers les mythes, la musique est porteuse d'une vérité symbolique, elle affirme le possible social par une tentative d'explication des phénomènes humains, elle s'exprime dans le mode « symbolique » d'existence exprimé par l'âme, en opposition au mode « réel » d'existence exprimé par le corps, et c'est tout l'intérêt de la musique qui se vit sur le mode du corps par le jeu actif ou par la danse. La musique rythme la naissance (en Chine on donnait à un bébé le nom de la note sur laquelle il vagissait), le travail, les cérémonies, la mort ; elle est ainsi organisatrice de l'ordre social. Si Attali reconnaît une lecture sociale de la musique, dans le même temps il lui reproche de n'être plus aujourd'hui que consommation de culture passée ou structure d'invariants mathématiques universels, reflet de la crise générale du sens. Il me semble que c'est méconnaître le rôle des médias sonores ; que ce soit à travers les recherches de Kagel *L'homme – orchestre* ou encore le phénomène rap, la musique inscrit la présence de la communication, de la vitalité d'une société, elle est le reflet de l'homme sur l'homme, de l'homme présent qui se démultiplie, qui accélère sa « vitesse » sur le modèle cybernétique.

La musique tonale s'est imposée comme une norme stable à l'âge classique, reflet d'une société cohérente et permanente dont les soubresauts (guerres, révolutions) ne mettent pas en péril l'identité sociale, mais permettent parfois une évolution de son identité. La transformation graduelle vers la musique sérielle qui rompt la tonalité est parallèle à un mouvement de mondialisation (guerre mondiale). La musique contemporaine, informatisée, qui permet des compositions musicales à plusieurs, en temps réel, planétaire, n'est jamais que le reflet des « internautes » qui phagocytent les moyens de communication. La musique suit, là encore, les technologies nouvelles, ce qu'elle a toujours su faire ; elle témoigne, par ce biais, de sa capacité à s'adapter, à être une lecture sociale. De manière plus subversive, elle témoigne aussi de ce qu'elle est le produit de l'homme. Tous les discours esthétiques et autres sur la musique ne sont que des produits de remplacement d'une saisie du musical, car la musique ne se parle pas, elle se fait. Elle est un outil de l'humain, elle le révèle dans son temps présent et lui offre d'être sa mémoire sociale. Ce qui s'écoute à travers les différentes musiques composées et jouées, c'est la mémoire sociale au sens de la tradition orale perdue. A travers l'écrit de ses compositions, le musicien propose une tradition orale de la mémoire sociale, car la musique se joue là où la tradition orale n'aurait plus lieu d'être (de par les nouveaux moyens de diffusion), la musique vient, en lieu et place, témoigner d'un passé qui structure le présent ; c'est en ce sens qu'elle permet une lecture du social, elle témoigne en l'absence de paroles.

Vouloir, par exemple, rattacher à travers l'histoire l'inféodation d'un Bach à un seigneur, et donc, supposer une musique composée sur ordonnance, ne retire rien à cette musique qui se joue, deux siècles plus tard, avec le plaisir de la mémoire sociale retrouvée ; c'est-à-dire que cette musique témoigne de ce que fut le mouvement social à un moment où le religieux était une composante sociale primordiale. C'est ce qui appartient à notre mémoire inconsciente.

La valeur marchande de la musique s'est développée avec l'industrie de l'édition musicale ; la protection du droit d'auteur vient s'inscrire dans un mouvement social qui s'oppose au féodalisme. La musique est tributaire de la société dans laquelle elle évolue. Comme la littérature et les autres arts elle suit l'évolution mais, à la différence des autres, elle est sonore, audible, c'est sa valeur de bruit qui la présentifie dans la lecture sociale (il suffit actuellement de passer dans des lieux publics pour être envahi par la musique aussi bruyante que les nuisances extérieures). C'est ce qu'avaient compris les acteurs de la révolution française en organisant la production musicale, à la fois pour protéger les auteurs (par exemple du plagiat des autres compositeurs) et en interdisant les représentations non autorisées, mais surtout pour contrôler la musique à travers un institut national de musique qui devait servir « l'énergie des défenseurs de l'égalité » (Attali, p. 111). La musique devient le modèle de la société et, dans le même temps, elle se veut une représentation utopique d'une société idéale. C'est la querelle de Rousseau qui pense l'harmonie naturelle de la musique et de Glück qui voit dans la musique une construction artificielle. Si la création musicale est utilisée par le pouvoir social comme proposition de modèle pour faire croire à un ordre harmonique, c'est en même temps méconnaître le développement musical dont la complexité architecturale, combinée dans le choix de procédures cohérentes (respect des règles) et contradictoires (changement de tonalité, jeu des rythmes, des timbres, dissonances), renvoie à la réalité contradictoire du fait social. La musique renforce par son écriture le jeu social ; plaquée comme modèle recherché, elle subvertit ce modèle en en dénonçant les contradictions. Elle ne fait pas croire, comme le pense Attali, elle montre.

La musique, comme l'art en général, s'inscrit dans la vie collective. Ce qui caractérise la société contemporaine, c'est la possibilité pour la musique de se transformer en musique enregistrée et reproduite. En quelque sorte la musique est devenue une écoute solitaire et, par ce biais, une réserve de socialité que les « hit-parades » et autres manifestations entretiennent. Menger (1983) montre que, paradoxalement, l'industrie du disque a permis de renforcer la consommation de musique classique alors même que la création musicale s'arrache à son passé et que le soutien public renforce cette création, lui donnant valeur de socialisation. Si l'État soutient cette nouvelle création, c'est implicitement pour cautionner cette marche en avant qui montre le progrès comme bienfaiteur de l'humanité. Il faudrait analyser le bien-fondé de ces aides directionnelles et se poser la question du sens de la création dans la collectivité.

Willener (1993) suggère que « le problème musico-sociologique par excellence est celui de la médiation » (*ibid.*, p. 18). Ce détour par la médiation met en évidence que les forces productives peuvent modifier des conditions de production, voire les créer. Cette notion est importante pour la musicothérapie. Le travail sur la musique aborde le sociétal là où il s'est sédimenté ; c'est dire que : lire cette sédimentation déposée par la société va autoriser le patient à traduire ce qui à la fois est « compréhensible et incompréhensible (pour lui) dans cette société… dans ce qu'on y trouve l'échange » (Adorno cité par Willener, *ibid.*, p. 22) ; Willener ajoute : « dans l'échange le sujet se reconnaît lui-même, il comprend ». Ce travail de la musique en thérapie, sur l'appui implicite du sociétal, est une voie peu abordée et pourtant « la société est subjective, car elle renvoie aux hommes qui la constituent. La société est objective, du fait de la structure qui la porte. Sa propre subjectivité ne lui est pas transparente, car elle n'a pas de sujet global » (Willener, *ibid.*, p. 23). Cette dialectique interne à la société se reflète dans l'art et dans la musique qui nous questionnent, et permet au sujet en musicothérapie de s'y appuyer pour élaborer le factuel.

Green (1994) propose, dans une approche sociologique de la musique, la dimension de la « communication immédiate », l'auteur suggère qu'avec la musique on exerce « un contrôle sur ses effets et on décide quand et pourquoi on peut se laisser introjecter par elle, ce qui n'est pas le cas pour les sons inorganisés » (*ibid.*, p. 23). Pour Green, ce contrôle s'exerce aussi sur le plaisir lié à la musique ; elle poursuit : « cette autonomie du moi qu'elle favorise peut donc être considérée, dans l'analyse sociologique, comme une variable médiatrice de l'influence sociale exercée sur les conduites musicales » (*ibid.*, p. 23). Cette autonomie du moi est en partie ce qui est recherché à travers une musicothérapie, et c'est à Willener que je laisserai la conclusion de ce chapitre, avec la remarque suivante : « rien n'est dit… sur le potentiel de réveil d'une forme musicale qui fait apparaître les conflits (rythmes, disharmonie, événements musicaux, etc.) et préfigure une prise en charge des problèmes pouvant conduire à en résoudre quelques-uns au moins » (Willener, 1993, p. 28). Ainsi donc, la musique peut nous apprendre quelque chose sur la société, et la créativité fait partie intrinsèque de ce mouvement, que ce soit comme phénomène culturel ou contre-culturel. La créativité étant une des voies de recherche de la musicothérapie, elle s'ouvre sur la vie sociale et ouvre nos patients à la vie sociale, au fait social.

L'intérêt d'une sociologie de la musique est de montrer comment, dans une société donnée, le mouvement de l'écriture musicale intègre l'histoire pour développer un système musical qui reflète le contenu de la tension sociale du moment vécu et évoqué. Il ne peut y avoir de sociologie de la musique qui ne prenne en compte à la fois le développement de l'écriture musicale et l'approche sociale, contemporaine de la création, comme résultante de tensions politiques à travers l'histoire sociale. La musique est le reflet de la pensée contemporaine du compositeur, ce dernier est « progressiste » s'il s'implique dans le mouvement des idées, et il est reçu généralement par un très petit nombre d'auditeurs en harmonie avec cette approche, ce qui ne signifie pas un cautionnement des idées. Il est « rétrograde » si sa complexité psychologique lui fait rechercher dans un passé lointain ou proche des structures musicales connues qu'il peut déployer et redéployer, évitant le conflit présent, mais rassurant une majorité d'auditeurs qui ont le sentiment d'évoluer sur des bases connues et intégrées ; l'illusion de la pérennité fonctionne bien en musique. Il suffit de se souvenir du rejet de *L'homme-orchestre* de M. Kagel dans les années soixante-dix, œuvre qui préludait en quelque sorte au devenir de la société et à la difficulté des individus à s'adapter à la mobilité du travail et donc des lieux de vie. Cette réflexion sur l'exemplarité du développement musical dans sa valeur sociologique n'est pas suffisamment développée, elle offre pourtant des repères théoriques pour tenter de comprendre comment les mécanismes sociaux interviennent en musicothérapie.

Des cas cliniques vont illustrer cette fonction sociale de la musique dans son aspect de lien social.

Chapitre 4

CAS CLINIQUES

Les cas séléctionnés ont pour objet de démontrer l'intérêt de la musicothérapie dans un travail clinique. Dans ce chapitre, il s'agit de travail individuel patient-musicothérapeute. La musicothérapie se développe en groupe avec des effets aussi suggestifs. En France, les travaux de Lecourt (1993) sont les plus connus dans ce domaine ; il y a aussi les travaux de Verdeau-Pailles (1976), ou encore d'Assabgui (1990), auxquels le lecteur peut être renvoyé pour approcher les phénomènes musicaux dans les interactions groupales.

Le travail individuel se pratique avec des patients en grande souffrance psychique, qui ont des difficultés à communiquer. L'objectif de ce travail est d'obtenir que ces patients puissent se réinsérer dans les groupes de musique par exemple, (chorale, groupe de percussions, groupe de musique réceptive) ou d'autres groupes. La musique, nous l'avons observé au chapitre précédent, est un lien social. Ces patients ont souvent été soumis à des thérapies sans succès apparent, ils investissent la musique comme un moyen de communication avec le thérapeute.

Les 5 cas présentés offrent une approche musicale différente, ils montrent l'influence de l'apport « musique » à travers le travail thérapeutique.

Marie est un exemple de travail sur l'improvisation, elle n'est pas musicienne, toutefois, elle va apprendre à varier son jeu au piano et à l'enrichir au cours de la progression des séances. La musique se révèle à elle à travers une note autour de laquelle elle brode. Sur le support du piano et de la musique, elle accède à la parole en prenant appui sur la remémoration de moments musicaux de son enfance.

Kaline est un cas de non-musique, c'est-à-dire que, malgré son grand désir de jouer du piano, elle n'y. parviendra pas. Par contre, sur le support de ce piano, elle va pouvoir commencer un travail de psychothérapie lui permettant une autonomie de vie.

Sara nous offre un travail sur le chant ; elle est un exemple type des déblocages qui peuvent se réaliser dans un travail de musicothérapie. A travers le choix des morceaux chantés, elle va explorer une problématique liée à un traumatisme infantile qu'elle ne pouvait verbaliser.

Charles est un exemple de travail sur la musicothérapie réceptive, il ne peut toucher les objets et donc ne peut pas jouer d'instruments. L'approche thérapeutique se fera autour de l'écoute musicale. Charles a choisi quatre extraits de morceaux musicaux sur lesquels il travaillera tout au long de sa thérapie.

Domitille est un exemple de travail par l'apprentissage de la musique active. Elle est arrivée en musicothérapie dans un état grave d'isolement et d'échecs thérapeutiques passés. Grâce à l'apprentissage du piano, puis de l'harmonie dans un conservatoire, elle va retrouver, progressivement, suffisamment de confiance en elle pour aborder les autres, puis s'insérer dans un milieu social (retour aux études supérieures). Sur l'apport musical, un travail de psychothérapie pourra être entrepris qui lui redonnera le goût du faire et de se déplacer. Pour Domitille, le travail salarié en moins, une vie quasiment normale a pu être reprise.

Ces différents exemples montrent l'utilisation de la musique dans un travail thérapeutique. L'intérêt de la question sur la musique est de comprendre comment et pourquoi elle agit sur des cas difficiles, et par quels processus elle permet qu'une situation relationnelle se mobilise à nouveau.

Marie

Marie, âgée de vingt-cinq ans, est hospitalisée pour troubles graves du comportement induisant un trouble de l'adaptation avec réactions mixtes anxieuse et dépressive. Une crise clastique survenue dans la famille de son ami, à la suite d'un refus de ce dernier de passer un week-end à Paris, a motivé l'hospitalisation. Marie s'est montrée très agitée et violente ; cet épisode est suivi de prostration, de mutisme et d'auto-balancement. A son entrée, Marie est mutique et le restera durant deux mois, refusant toutes formes de communication. Elle s'isole dans sa chambre où des auto-balancements sont observés. Lors d'un malaise cardiaque d'une personne âgée, elle tente de prévenir les infirmières en faisant des gestes que ces dernières ne comprennent pas. Son refus de parole l'a rendue impuissante à communiquer, elle s'isole plus profondément encore.

La mère de Marie signale que sa fille a eu un comportement similaire durant l'enfance, refusant de parler, se balançant d'avant en arrière et refusant de manger. La rivalité avec la sœur aînée était importante ; par contre, elle s'entendait bien avec sa jeune sœur. La mère semble à la fois minimiser le comportement de sa fille et rationaliser le vécu familial, mais elle pleure durant tout l'entretien.

Dans le service, Marie finit par assister aux séances de dessin ; elle dessine pour elle et refuse toujours tout contact par la parole.

Devant l'absence d'évolution, le psychiatre me demande de la prendre en musicothérapie.

« La note bleue »

Lors de la première séance, Marie rougit devant le piano. Elle appuie sur une note et pleure silencieusement et longuement ; elle joue lentement note après note et écoute les sons se dissoudre.

A la deuxième séance, Marie pleure dès qu'elle touche le piano. Je lui propose une improvisation à quatre mains, elle accepte. Son chagrin rend mon improvisation difficile, ses doigts se posent sur le piano sans chercher à jouer, il s'agit plus d'un contact de proximité entre nos mains. Elle ne parle pas. Je lui demande si elle a joué de la flûte à bec à l'école, elle me fait signe que oui. Je lui en prête une pour le week-end. Marie communique par geste pour me montrer ce qu'elle ne comprend pas sur les partitions. Elle ouvre à plusieurs reprises la bouche, mais chaque fois elle pleure avec plus de violence. Dans sa chambre, elle joue de la flûte. Elle manifeste sans parole le désir d'apprendre.

Le psychiatre me suggère de la faire chanter : paradoxe... Je lui propose de vocaliser bouche fermée, elle accepte sans pleurer. Dans une seconde étape, je lui propose de vocaliser sur des voyelles (a-o-é-u...). Elle me regarde et s'exécute.

– Vous avez une voix facile, y a-t-il une école de musique à X. (*lieu où vivent ses parents*) ? (*Elle me fait signe que oui*). Vous devriez vous y inscrire, vous êtes musicienne.

– Ce sont mes parents qui vivent à X. (*me dit-elle verbalement*), moi j'habite à A.

– Alors vous devriez vous inscrire dans une école de musique ou bien aux Beaux-Arts, vos dessins sont beaux.

– Je fais de la peinture et de la photo depuis quelques années (*puis elle se met à pleurer, la tête sur les touches du piano*).

Je laisse mes doigts errer sur le piano. A son tour, elle veut jouer *A la claire fontaine* et me demande où est le la, mais joue sur un fa.

Après cette séance, elle reste mutique dans le service, mais elle parle à l'art-thérapeute durant les séances de dessin.

A la suite de la sixième séance de musique, Marie parle dans le service et demande à continuer à jouer du piano.

Avec son accord, j'opte pour une séance de musicothérapie au piano et une séance de psychothérapie verbale dans mon bureau, chaque semaine.

En psychothérapie verbale, Marie pleure beaucoup, mais elle parle aussi et raconte que, quand elle était petite, elle se frappait la tête contre le mur et que sa mère l'attachait dans son lit.

– Chez moi, quand on me refusait quelque chose, je me taisais, on me laissait tranquille et après un jour ou deux, je reparlais. Je n'aurais pas cru que j'arriverais un jour à l'hôpital pour cela.

Dès les premiers séances, Marie pose le problème d'une opposition familiale très importante.

– Quand j'allais à l'école et que ça n'allait pas à la maison, je voulais dessiner ; ma mère m'envoyait toujours jouer dehors... ma mère me refusait tout... j'avais peur de ma mère. Quand cela (*la crise clastique*) est arrivé, je croyais que mon ami était ma mère, j'avais très peur, j'ai cru que cela recommençait comme avant... J'ai toujours peur.

De ce débit verbal entrecoupé de pleurs, il ressort, au fil des séances, que Marie a des difficultés relationnelles :

- avec sa mère, qu'elle ne voit presque plus depuis l'âge de seize ans.
- avec ses proches, ainsi qu'avec son ami (*ce dernier confirmera leurs difficultés*).
- dans ses rapports aux autres. Elle vit, depuis huit ans, abritée dans un foyer où elle peut à la fois être seule et être protégée par les règles de l'institution.

Marie me dit :

- qu'elle a toujours peur.
- que tout ce qui touche à l'art lui est interdit depuis son enfance et que son ami lui reproche le temps passé à faire de la photo. (*Elle transgressera cet interdit en choisissant un métier manuel dans lequel l'art retrouve sa place*).
- qu'elle préfère les hommes de la famille et surtout son grand-père.

Au piano, je remarque que ses improvisations tournent autour du fa, note pivot, note inaugurale, note d'aboutissement. Dans une séance précédente, alors qu'elle jouait les notes une à une, je lui avais demandé quelle note elle préférait. Elle avait appuyé sur un fa et dit : « celle-là ». (*Rappelons que la première mélodie qu'elle a essayé de jouer a débuté sur un fa*).

Voici quelques exemples de cellules musicales jouées en notes piquées : fa si do mi ou ré fa si la fa ou fa sol la si ré do fa

Souvent, lorsqu'elle joue à deux mains, le fa lui sert d'ostinato ou bien elle utilise l'accord si-fa. Elle répète les cellules musicales en les variant à une note près, ce qui est agréable à entendre.

Dans ce contexte d'amélioration, Marie passe en hôpital de nuit et reprend son travail et ses cours (*elle prépare un BEP*). Durant les séances qui suivent, elle parle de sa peur d'être rejetée de l'hôpital. « Ici ce n'est pas un hôpital pour moi, c'est un lieu d'accueil, on m'attend, on me parle, cela me réconforte, ici c'est un toit pour moi. D'ailleurs, quand j'arrive le soir, je suis fatiguée et après, je vais de mieux en mieux, je m'active et je ne veux plus dormir ».

Au fil de ces séances, l'hôpital est réinvesti comme lieu de vie « éducationnel ». Elle apprend à parler, à communiquer ; elle se sent reconnue, objet de soins attentifs. Des situations transférentielles s'établissent. Dans ce contexte elle me dit :

– Aujourd'hui, il m'est arrivé une drôle d'histoire. Il y a un apprenti qui ne dit pas bonjour, on en discute et subitement je me mets à crier pour lui dire que ce n'est pas bien (*elle parle toujours bas, d'une voix douce*) ; tout le monde m'a regardée, j'avais le cœur qui battait.

– Vous vous affirmez, vous osez parler fort.

– Mais sans crier (*elle rit et c'est son premier rire, au piano elle frappe un fa*). Cette note est jolie, pourquoi j'aime cette note ?

– Je ne sais pas.

– Pourquoi je l'aime ?

– Peut-être que cette note vous renvoie à un frère, au masculin. (*Par cette suggestion, je fais référence aux travaux de Savio sur la valeur des notes*).

– J'aurais aimé avoir un petit frère (*silence*), moi je suis au milieu de mes sœurs.

– C'est peut-être parce que cette note est au milieu, comme vous (*elle rit*).

– Mais moi justement, je ne sais pas où je suis, où j'en suis en ce moment, c'est vrai, en ce moment, je ne sais plus où me situer (*silence*). Je voudrais faire une psychothérapie, aussi longtemps qu'il le faudra.

Cet épisode de « la note bleue » (*selon l'expression de G. Sand, quand Chopin jouait du piano, « la dernière note bleue, si délicate, presque inaudible »*) repris par Didier-Weil (1976) va m'aider à comprendre comment l'énergie psychique s'est focalisée sur une note pour permettre à Marie de retrouver à la fois l'accès au verbal, d'accepter ses larmes et de souhaiter entreprendre une thérapie.

Didier-Weil écrit : « l'émotion musicale suscite une jouissance nostalgique [...] et cet état de jouissance que développera la note de musique qui en vous fera mouche, sera, sans jamais être monotone, toujours la même en ce sens qu'elle vous sera décrochée aussi bien d'une chansonnette que du piano de Mozart ou du saxo de Lester Young et [...] la note bleue a ce pouvoir de véhiculer le sujet dans le sens et la présence. Pouvoir en somme de préserver, de prémunir le sujet de l'ennui, du monotone, comme si la jouissance conférée par cette note bleue le prémunissait de la perception de sa répétition ».

Quelle réélaboration s'est produite au niveau de l'économie psychique de Marie, à l'écoute de cette note bleue (fa) qui lui a permis, à travers la présence d'une note et le sens que cette note a « réveillé » en elle, de retrouver des éléments relationnels ? La musique s'inscrit dans la couche la plus primitive de notre psyché. Le rythme, le son, le mouvement mélodique s'enregistrent au niveau fœtal dans une relation privilégiée ou non à la mère. Il en reste, dans le devenir humain, une trace qui, telle une cicatrice dont on a oublié l'origine, se rappelle à nous, si nous heurtons ce point sensible.

C'est autour de cette trace que s'articule la musicothérapie, trace archaïque dont le lien avec la mère n'est pas le seul témoignage, trace d'un sonore, d'un rythme auquel peut s'associer une image, un ressenti agréable ou non. C'est sur cette trace que s'étayent les différentes étapes de la thérapie qui utilisera la musique comme un mécanisme à la fois de défense, de renforcement et de réassurance ; dans cette voie, la musique témoigne d'une continuité possible. La note bleue est donc bien, comme Didier-Weil le suggère, une note qui, « si elle n'est pas symbolisable en ce sens que vous ne pourrez pas l'inscrire, vous ne pourrez pas retenir en vous l'effet éminemment fugace qu'elle vous produit et dont l'extinction est strictement tributaire du réel des vibrations sonores qui la supportent, elle est par contre symbolisante. Symbolisante en ce sens qu'elle vous ouvre à l'effet de tous les autres signifiants comme si elle en était le mot de passe. » C'est ce mot de passe que nous allons décrypter avec Marie pour lui permettre l'accès à une autonomie relationnelle souhaitée.

Marie n'est pas musicienne ; c'est autour du fa que se construisent ses improvisations et sur cette note qu'elle m'interpelle. Il m'a paru intéressant de rappeler, au début de cette étude de cas, ce travail de Didier-Weil qui permet de mieux comprendre comment la musique peut mobiliser l'énergie psychique pour favoriser une thérapie.

Marie qui est en hôpital de nuit suscite des rivalités, en particulier avec une jeune fille prénommée Brigitte ; une altercation violente éclate entre elles. Marie est bouleversée, elle sanglote et demande à aller au piano ; les infirmières le lui permettent (*ce qui n'est pourtant pas la règle*). Marie se précipite vers le piano et improvise trois heures durant. Elle me dira le lendemain :

– J'en voulais à tout le monde et surtout à moi-même, alors je me suis mise à taper, taper, j'ai fait du bruit. Pauvre piano, je l'aurais démoli.

Cette violence au piano suggère de ma part une question.

– Avez-vous d'autres souvenirs de violences ?

– Oui, je devais avoir dix ans, ma mère ne pouvait pas avaler ses médicaments, alors mon père s'est fâché... fâché. Je ne comprenais pas, je pensais qu'il la punissait (*silence*). Moi, je préfère mon père à ma mère. J'avais peur de ma grand-mère paternelle, elle empêchait mon grand-père de jouer avec nous. J'ai aussi craint mon ami, mais plus maintenant (*silence*). Quand je ne parlais pas, je m'en voulais aussi à moi-même (*silence*), et quand j'étais petite, je me tapais la tête contre les murs.

Cet épisode de violence au piano a étonné Marie, mais lui a permis de parler de la violence. Cette capacité, qu'elle a dû reconnaître en elle, dédramatise en quelque sorte la violence de son entourage, mais surtout, pour la première fois, cette violence ne s'est pas retournée contre elle, mais sur un objet à message, dans le sens où le bruit qu'elle a fait a en partie dérangé les autres. Par l'intermédiaire du piano, elle a pu se faire entendre. A partir de ce moment, Marie va pouvoir progressivement reprendre des relations avec sa famille, son ami, et accepter de reconnaître ses désirs et de les verbaliser.

A la suite de cette altercation, Brigitte, Marie et moi-même avons un entretien. Marie apprend à reconnaître qu'il y a plus démuni qu'elle et me demande, en tremblant, ce qu'elle peut faire pour Brigitte. C'est aussi la première fois qu'elle va vers l'autre pour donner et non pour prendre. Marie, qui avait toujours refusé de revoir son ami et ses parents, accepte de les revoir, mais dans le contexte de l'hôpital.

La première rencontre avec les parents se passe bien, Marie me dira : « J'avais des questions à leur poser, mais cela allait bien entre nous, alors je n'ai rien osé demander ».

Comme je l'interroge sur ces questions, elle me demande d'aller au piano ; j'accepte, bien que ce ne soit pas la séance de musique. Nous faisons une improvisation à quatre mains, Marie suit mon mouvement avec une aisance remarquable mais ses yeux sont pleins de larmes. Elle verbalise ensuite les questions qu'elle aurait souhaité formuler à ses parents :

– Où étiez-vous quand je suis née ? (*Elle rougit, les yeux pleins de larmes*).

– (*A sa mère*) Pourquoi je n'ai pas de souvenirs de ma petite enfance ? Ma sœur, elle, en a (*et en m'interpellant*) : ma mère ne m'a jamais parlé de ma petite enfance, pourquoi ?

– Votre mère vous a dit qu'elle vous attachait dans le berceau pour vous empêcher de vous automutiler.

– Ce n'est pas à moi qu'elle l'a dit directement, elle l'a dit à quelqu'un (*ne se souvient plus à qui*) et j'étais là. (*Nous observons dans cet exemple que cette mère est dans l'impossibilité de s'adresser à sa fille, tout en éprouvant le besoin de lui transmettre un savoir*). Ma sœur demandait à mes parents et elle recevait ce qu'elle voulait (*elle pleure*). Moi, je ne demandais rien et je n'avais rien, j'aurais voulu qu'ils donnent sans avoir à demander. Ma mère m'habillait toujours comme ma sœur, je ne voulais pas lui demander de nous habiller différemment.

Cette tentative de ressaisir son passé, de le reconstruire sur l'appui du musical – Marie a demandé le piano pour parler de son impossible quête vers sa mère – s'inscrit dans cette extrême dépendance à l'objet qui est liée à une haine de l'autre ; cette haine, pour le temps présent, est déplacée sur la sœur à travers la verbalisation. La mère n'est pas reconnue comme objet à haïr mais comme objet phobogène. Marie a peur de sa mère ; lorsque la crise éclate avec son ami, elle le confond avec cette dernière.

Marie ne supporte pas d'être brimée ; tout refus est vécu par elle comme une catastrophe. Elle ne peut accepter les refus que sa mère lui a opposés, et cela se répercute sur ses relations avec son entourage. Elle ne peut pas être « attachée ». Toute personne qui refuse se confond avec sa mère, ce qui entraîne une impossibilité à établir des liens réciproques. Son ami est un substitut parental, elle lui cache ce qu'elle veut faire et parfois le lui dit après l'avoir réalisé. Quand on lui oppose un refus, elle se sent « attachée », et cela suscite le mutisme.

Sa violence, déchargée sur le piano lors de l'altercation avec Brigitte - substitut de la sœur -, a répondu à un besoin de destruction de l'objet. Marie a, sans le savoir, tapé sur « sa mère », ce qui amène le souvenir du père qui se fâche contre la mère. Narcissiquement, Marie a maintenu toutes ses capacités de contenance ; elle est son propre conteneur et, pour éviter d'être le sujet de mouvements pulsionnels trop forts, elle se suffit à elle-même. L'ami est en quelque sorte un paravent qu'elle voit le week-end (*il ne travaille pas dans la même ville*) et elle dira à son sujet qu'il ne la satisfait pas.

Lors de son hospitalisation, Marie souffrait d'une dépression grave qui n'apparaissait pas et cela témoignait d'une carence narcissique et objectale. La présence du piano a fait surgir la question de l'envie, envie de jouer, de chanter, et cet affect narcissique s'est restructuré autour de la question de la tolérance, avec l'appui thérapeutique. Tolérer l'autre dans sa différence lui a permis de renforcer son propre narcissisme : elle se perçoit mieux investie que d'autres patients. Tolérer de ne pas rejeter l'objet défaillant, la mère, lui a permis de la questionner en la mettant en scène dans une scène psychique, où la mère peut contenir et être le support du contenu c'est-à-dire Marie elle-même qui, de ce fait, perd en partie sa propre capacité à être conteneur. Ainsi s'opère chez Marie une internalisation de l'objet externe, la mère, dans une image interne porteuse de jouissance.

Après plusieurs entrevues avec ses parents et un retour au domicile parental pour un week-end, Marie revoit son ami et de nouvelles relations vont progressivement se mettre en place.

Les rêves

Voici la seconde étape du travail de psychothérapie entrepris avec Marie. Elle aborde l'harmonisation à la main gauche et les petites phrases musicales qu'elle joue sont agréables à entendre. Elle me demande d'apprendre le piano en lisant les notes. Je pense plus profitable pour elle de s'inscrire aux Beaux-Arts (*compte tenu du métier qu'elle exerce*), tout en lui laissant la possibilité, si elle le désire, de prendre des cours de piano à l'extérieur (*ce qu'elle ne fait pas*). Les séances au piano sont centrées sur l'improvisation. Enseigner un instrument dans un travail de psychothérapie est une prise en charge longue. Si, pour Marie, le travail de psychothérapie est important pour répondre à son désir et lui permettre d'accéder à des souvenirs, de renforcer son moi et de retrouver une identification perdue, je ne souhaite pas entreprendre une psychothérapie longue. Marie me paraît trop fragile pour « démanteler » son psychisme, mais elle peut se consolider avec l'aide de la thérapie.

Sa demande de thérapie est forte, elle apporte des rêves ; le premier est un rêve à répétition : elle voit sa sœur aînée en mini-jupe (*Marie est toujours en pantalon, les cheveux coupés très courts, elle exerce un métier d'homme*).

Pour l'émanciper et réparer sa crise clastique, nous aidons Marie à faire, seule, un voyage à Paris qui se déroule bien ; elle fait des photos.

L'évolution de Marie se fait progressivement. Avec l'aide du personnel soignant et, rassurée par la possibilité de revenir à l'hôpital si cela n'allait pas, elle a trouvé seule un appartement, s'y est installée, a reçu ses parents. Sa mère a contacté le service, très inquiète sur les possibilités de sa fille à se nourrir seule.

Avec son ami la situation est plus délicate ; Marie refuse de le voir, les premiers contacts se renouent à l'hôpital en présence d'un soignant, puis seule avec lui. Elle éprouve une boulimie de parole, veut parler avec lui de leurs rapports sexuels. Il essaie de comprendre. Dans le même temps, elle ne supporte pas qu'il touche à ses objets. Lui, a l'impression d'être invité dans cet appartement. Marie doit prendre conscience qu'elle se comporte avec lui comme avec sa sœur. Il revient régulièrement passer le dimanche chez elle. Ils parlent ensemble et elle apprend à lui faire part de ses désirs, à essayer de ne pas prendre la fuite quand il lui impose une sortie par exemple.

Marie attend surtout les séances au piano, elle improvise en chantant et me dit : « quand j'étais malade, ma mère chantait et me donnait son livre de chant et je chantais dans mon lit. Mon instituteur jouait de la clarinette, c'était magique, je me demandais comment il faisait. J'aime improviser au piano, c'est une chose, et il y en a toujours une autre qui vient, c'est toujours nouveau. Le mardi, je suis contente, je me dis que je vais faire du piano ».

Voici une série de rêves qui vont permettre de comprendre progressivement la carence narcissique et objectale dont souffre Marie. « Je possède un âne, mon beau-frère tue l'âne en tirant sur lui dans la forêt, il dit : « puisqu'il est mort, on va le manger ». Je me fâche, puis je vois une tombe où l'âne est enterré, devant une façade de maison ». (*Marie associe sur ce rêve*) : « Quand j'avais dix ans, on a été pour la première fois en vacances au bord de la mer. On jouait avec un âne, j'aimais bien, je n'avais pas peur. (*Puis elle parle de sa peur des chiens devant lesquels elle recule*). Quand j'étais petite, j'avais un chat, je le prenais dans le lit mais ma mère s'en apercevait, il a été écrasé, mon père n'a plus voulu de chat ».

Ce rêve et les suivants sont centrés sur une problématique de perte et de mort.

Quelques mois plus tard, un évènement traumatique intervient et Marie prend conscience qu'elle a besoin d'aide. Sa belle-sœur veut lui donner son bébé dans les bras ; au contact du bébé, Marie le lâche et se sauve dans la campagne (*la mère a heureusement rattrapé le bébé*). Marie s'interroge : « je ne peux pas toucher un bébé, il y avait assez de mamans pour s'en occuper, moi je n'aurai pas de bébé ».

Je parle avec Marie des relations précoces mère-enfant. Elle est très étonnée, et répète plusieurs fois : « ma mère, ma mère ».

Le père de son patron meurt, elle dit : « j'ai pensé que ça pourrait être le mien » et pleure longuement (*cependant Marie rend rarement visite à ses parents*).

Je suis absente deux semaines. Marie est très angoissée, elle vient tous les jours à l'hôpital pour essayer d'avoir de mes nouvelles ; elle est réhospitalisée quelques jours pour calmer cette angoisse. Là encore, elle vit mon absence comme une perte. Durant son hospitalisation elle rêve : « il y a une malade anormalement grande dans un lit, un médecin la regarde et je me demande pourquoi elle est là » ? Marie, qui est toujours hospitalisée, me raconte ce rêve à mon retour mais ne peut associer. Je pense qu'il s'agit de son thérapeute mais ne lui fais pas part de mon association, je lui dis :

– Peut-être vous demandez-vous pourquoi vous êtes là ?

Marie éclate de rire et demande à quitter l'hôpital car, dit-elle « maintenant je vais bien ».

Elle revient à la séance suivante avec un rêve :

– Je faisais du piano, du jour au lendemain on me l'interdit parce que je réveillais les autres (*long silence*).

– C'est un rêve de privation que vous avez fait.

– J'ai un problème avec mon ami ; je lui dis quelque chose, il ne comprend pas, se met en colère et me dit : « ce n'est pas vrai ». J'ai eu peur, pendant trois jours je ne lui ai pas parlé, mais je ne me suis pas sauvée, je suis restée (*long silence*). Je devais être au cours préparatoire et je ne savais pas écrire, l'institutrice me disait : « prenez modèle sur votre sœur », alors c'était fini. Mais deux mois après on déménageait, j'étais heureuse car l'institutrice ne connaissait pas ma sœur. En classe de sixième ça a recommencé, alors je n'ai plus rien fait. Dans la famille on me disait : « fais comme ta sœur », alors je ne parlais plus de la journée, mais vraiment plus ; mes parents ça les embêtait. J'ai fait ça jusqu'à seize ans et je suis partie en foyer, je m'arrangeais pour avoir une excuse et ne pas rentrer à la maison. Ma mère ne disait rien.

Ce rêve, qui se mélange aux souvenirs vécus, témoigne d'une rivalité importante à la sœur aînée et d'un appel à la mère qui ne réagit pas. Marie pleure toujours pendant les séances de psychothérapie, par contre elle est plus détendue lors des séances d'improvisation au piano, elle affine son jeu avec des sonorités intéressantes. Elle a compris le principe de variation en musique et excelle dans ce jeu. Elle ne veut jamais quitter le piano.

Sa sœur aînée se retrouve sans logement et lui demande la permission de dormir chez elle un soir. Marie veut me voir avant, elle est très agitée. Elle a peur de lui faire du mal durant la nuit. Marie revient exceptionnellement le lendemain de cette nuit, elle a fait un rêve : « ma sœur, ma mère et moi sommes dans un supermarché, je veux une jupe (*elle est toujours en pantalon*). Ma mère n'a plus le temps de m'en acheter une, mais ma sœur aînée a une jupe jaune et il faut encore lui acheter des chaussures » (*Marie est très déprimée et pleure durant toute la séance*). Elle me dit et me répète : « Je n'ai pas de souvenirs, moi ».

Je lui suggère d'aller voir sa mère et de parler avec elle. Je lui rappelle que sa mère était très inquiète de savoir sa fille seule dans un appartement et qu'elle craignait qu'elle ne se nourrisse pas.

Marie n'a pas dit à ses parents qu'elle avait le permis de conduire, elle leur a menti alors qu'ils lui suggéraient de le passer.

Pour la première fois, Marie prend la voiture de son ami et va seule chez ses parents. Elle demande à sa mère de lui parler de son enfance. Elle apprend que ses parents ont déménagé onze fois pendant sa première enfance et que sa sœur aînée est venue au monde avec un angiome à la tête, près du cerveau – précise-t-elle –. Le bébé a été hospitalisé loin du domicile conjugal et la mère est restée avec lui. L'hospitalisation se prolongeant, la mère s'est trouvée enceinte de sa deuxième fille. Après la naissance de Marie, la mère est retournée à l'hôpital avec l'aînée et Marie a été confiée à une dame âgée (*qui lui a offert un ours qu'elle refusera toujours de partager*). Marie est âgée de quinze mois quand son père déménage. Elle est donc séparée de cette nourrice, confiée à une tante, son père la reprenant le soir pour s'occuper d'elle. La mère étant toujours à l'hôpital avec l'aînée, Marie commence à s'auto-mutiler. Elle pleure en me racontant son histoire.

Je lui explique que sa jalousie envers sa sœur aînée est liée à cette séparation précoce avec sa mère. Je lui parle de l'angoisse qu'a dû éprouver sa mère d'avoir un bébé malade, d'en attendre un autre et d'en être séparée à sa naissance. Marie me dit :

– Quand j'étais dans le ventre de ma mère, j'ai dû entendre la conversation avec les médecins, et ils se taisaient, et moi aussi je me tais quand ça ne va pas. (*Silence, je suppose que Marie fait référence aux non réponses que la mère attendait concernant la santé de sa fille, mais en même temps, elle manifeste qu'elle a passé sa gestation à l'hôpital, près de sa sœur malade*). Ma sœur dit que mon père me préfère, mais il ne manifeste rien, elle dit que j'ai eu des chaussures et pas elle. Elle était aussi jalouse de moi, c'est pourquoi elle me prenait tout et était autoritaire. Je ne pouvais pas comprendre qu'elle était malade, j'étais trop petite. Ma sœur était très énervée quand j'étais à la maison. Pourquoi a-t-elle dit que je rendais ma mère malade quand j'ai été hospitalisée ?

– Elle aussi a été cause de l'angoisse que votre mère a éprouvée lorsqu'elle est née avec un angiome.

Ces propos puérils sont importants pour Marie, elle reconstruit son passé et peut reconnaître chez sa sœur la même jalousie qu'elle éprouve. Marie parle de l'angoisse de sa mère, de la sienne.

Je lui propose : « Votre refus d'avoir un enfant est liée à cette angoisse de votre mère quand elle vous portait ». Je tente de faire un lien entre sa mère et elle, à travers l'angoisse qu'elles éprouvent toutes les deux.

A la séance suivante, Marie raconte un rêve.

– Je veux aller à la faculté mais ne trouve pas l'entrée. Il fait clair, il fait noir, je fais du surplace, tourne en rond, reviens au même point sans trouver l'entrée. Je me réveille et je refais le même rêve plusieurs fois dans la nuit, et à chaque fois je me réveille.

Marie associe spontanément avec le silence des médecins (*elle reprend le thème de la séance précédente*) face à sa mère, mais ne peut avoir d'autres associations.

– Votre sœur est en faculté, vous n'y êtes pas allée. Ne s'agit-il pas, dans ce rêve, de l'accession au savoir ? Comme le médecin qui ne sait pas quoi dire à votre mère à propos du bébé qu'elle attend et du bébé hospitalisé. C'est un beau rêve pour une psychothérapie.

– C'est pourquoi il faut que je continue, maintenant que j'ai commencé, je dois retrouver mon passé. (*Ce rêve est bien l'accession au savoir pour elle*).

A chaque séance de psychothérapie, Marie apporte des rêves. Elle rêve qu'elle encolle le trottoir, quelqu'un est derrière elle, c'est comme si elle était filmée et elle veut coller sur place la personne qui est derrière elle. Puis elle rêve qu'il y a des trous, elle remplit les trous avec des parpins pour que les trous soient bouchés, que ce soit bien lisse. Sur la signification de ce rêve elle dit : « c'est comme dans la vie, je veux combler les trous que j'avais ». Autre rêve : elle est dans les escaliers, il y a un trou noir, elle glisse mais se retrouve sur ses pieds en bas.

Tous ces rêves symbolisent son désir de se reconstruire, mais témoignent aussi d'une problématique masculine qui lui échappe.

Une autre série de rêves apparaît dans laquelle elle manifeste un désir qui ne peut s'accomplir ; il y a toujours un obstacle infranchissable.

Marie manifeste ainsi qu'elle n'a pu se réaliser et surtout qu'elle n'a pas trouvé sur son chemin l'aide nécessaire pour ouvrir « ses portes » vers l'aventure de la vie. Voici un autre rêve : « Je suis dans un verger qui a un portail et une petite porte d'accès. Je taille de jeunes arbres. Un petit garçon vient et casse les arbres, je le mets dehors. Le père de l'enfant vient et se fâche contre moi. Je décide pendant la nuit de murer le portail avec des parpins. Mais le petit garçon entre par la petite porte. Je mure la petite porte et me dis : tant pis, je me priverai du verger ».

A ma question sur le sens de ce rêve, elle répond :

– Cela veut dire que je suis emmurée, non, je suis à l'extérieur, c'est comme quand je me tais, je suis emmurée en moi-même dans un autre monde.

– Et le petit garçon ?

– C'est ma sœur qu'on protège, non c'est moi, je rêve souvent de petit garçon.

– Un petit garçon qui casse ?

– Quand j'étais petite, je préférais déchirer un dessin plutôt que de voir quelqu'un copier mes dessins. Vers treize ans, j'aurais voulu être un garçon, pour ne pas ressembler à ma sœur, pour ne pas être comme les autres filles. J'ai fait un autre rêve : il y avait six potiches et je les repeignais, deux disparaissent, je savais qui les avait prises et où elles étaient. Mais je n'ai rien dit, à la place des potiches, j'ai mis deux cartons avec dessus : « on est prié de me rendre ce qui m'appartient ».

Les rêves donnent un sens à sa problématique, ils la présentifient et fonctionnent comme un psychodrame intérieur. Marie comprend le sens de ses rêves qu'elle associe à sa jalousie envers sa sœur, à son besoin de posséder, à son incapacité à partager. Voici un autre rêve : « Un curé en soutane vole des soutiens-gorge et s'enfuit en voiture. Je cours après lui avec ma sœur, je vois la longue route avec des arbres. Quand nous arrivons au presbytère, le portail s'ouvre et laisse passer la voiture. Mais le portail rétrécit, la voiture ne peut plus sortir. Il y a un long couloir sombre à l'intérieur. Un petit garçon couché sur une planche à plat, parle sans se retourner et me dit : « de toutes façons tu n'y arriveras pas ». Par un trou, je vois la voiture ». Elle revient sur le rêve « on est prié de me rendre ce qui m'appartient » et parle des deux potiches qu'elle avait peintes en blanc, « c'est ma belle-sœur qui avait pris les potiches » (*long silence*). Elle ne fait pas le lien entre les potiches et le soutien-gorge.

– Le petit garçon couché était comme un mort sur une planche ?

– Oui, mais il parlait.

– C'était qui ce petit garçon ?

– Peut-être moi.

– Mais vous avez réussi votre examen.

– Oui et je suis contente de mes études cette année, les professeurs sont étonnés, ils trouvent que je progresse bien.

Nouveau rêve :

– J'ai rêvé de grosses mains dans une scie mais les mains ne sont pas coupées, ce sont des mains pour broyer. (*Elle ne peut rien dire à propos de ce rêve*).

– A qui appartiennent ces mains ?

– A moi, mes mains (*long silence*) comme un étau (*silence*).

– Pour écraser qui ?

– Ma sœur (*et cette fois elle rit*).

Parmi les autres rêves : « Mon ami est mort, nous avons deux petites filles, et comme il est mort, on veut me les enlever. Alors je pars avec elles » (*long silence*), c'est comme ma mère qui est partie avec ma sœur.

Un travail psychique d'identification s'opère chez Marie, elle cherche sa féminité et rêve d'enfant lui appartenant, alors que le petit garçon - son double masculin - est dans une position de mort.

Autre rêve : « Il y a un homme qui chevauche un sanglier aux yeux bleus comme ceux de ma sœur aînée, le sanglier sourit ». (*Elle ajoute*) : le sanglier ça peut être un animal familier, on peut même les élever. Quand j'étais petite, je jouais sur un animal à bascule. J'ai fait un autre rêve : j'enfourchais un cheval. (*Elle continue*) : j'ai peur de monter à cheval, je me force à le faire pour dominer ma peur. J'ai traversé une rivière sur un tronc d'arbre pour dominer ma peur.

Je reviens sur le rêve du sanglier et lui rappelle le rêve du petit garçon qui lui avait dit qu'elle n'y arriverait pas.

– Votre sœur vous faisait peur et vous l'avez fuie. Cet homme, c'est vous qui chevauchez symboliquement votre sœur, un sanglier est un animal puissant, mais par ce rêve, vous affirmez que vous êtes capable de le dominer, que vous n'avez plus peur. Seulement, vous avez besoin de revêtir un habit d'homme. Dans le rêve précédant, le prêtre vole un soutien-gorge et vous courez après, c'est-à-dire que vous courez après votre féminité pour la revendiquer, de même vous emmenez vos deux petites filles pour qu'on ne vous les enlève pas.

– Vous savez, depuis un an, j'ai changé dans ma façon de m'habiller. Je m'achète des corsages et même mon ami est venu pour la première fois choisir un corsage avec moi.

– C'est une reconnaissance de votre féminité.

– Mais j'ai quand même haï mes grands-mères.

– Parce que vous pensiez que le pouvoir était du côté des hommes, c'est pourquoi vous avez choisi un métier d'homme, ce en quoi vous avez eu raison, puisqu'il vous permet de vous affirmer sur le plan créatif.

– Mais le pouvoir est du côté des hommes.

– Peut-être êtes-vous en train d'apprendre que le pouvoir se partage et que votre ami peut venir choisir un corsage avec vous.

– C'est vrai, il fait des compromis et j'obtiens ce que je veux. Par contre, au travail, cela devient de plus en plus difficile, je suis la seule femme et je n'accepte plus d'être traitée comme je le suis. Si je pouvais avoir ma maîtrise, je pourrais faire de l'enseignement. Ce métier est trop dur pour moi.

Il est intéressant de noter qu'une prise de conscience de sa féminité s'accompagne d'une prise de conscience de la pénibilité du travail qu'elle exerce depuis huit ans.

Les séances au piano montrent une évolution et pour la première fois, après cette séance de psychothérapie, elle ne joue plus des notes piquées mais les doigts pliés, elle caresse le piano, c'est-à-dire que le poignet légèrement surélevé, elle aborde les touches les doigts ensemble, ce qui donne l'impression de notes qui coulent sans heurt, dans un legato parfait, un peu monotone mais avec une recherche de sonorité. Elle propose à intervalles réguliers une note plus aiguë, à la tierce, qui donne une certaine cohérence à son improvisation, la main gauche plaque des accords de tierce. Cette improvisation nouvelle me paraît être une recherche d'une intériorisation sonore, d'une douceur nouvelle.

Dans l'évolution de Marie, le travail psychique se fait de pair avec le travail musical qu'elle découvre par elle-même, elle improvise. En extériorisant ses conflits et ses souffrances, le moi-plaisir se trouve « purifié » car tout ce qui était mauvais a été mis à l'extérieur et tout ce qui est bon – féminité, harmonie musicale – est mis à l'intérieur d'elle. Il semble que Marie retrouve un moment du développement de son enfance, probablement parce que la musique lui offre, par la sensation kinesthésique qu'elle provoque, la possibilité d'affermir un pôle représentatif et autorise de ce fait une liaison entre représentation et affect. De plus, la double polarité musicale, kinesthésique et affective, réintroduit les affects et donc « désagrège » le vécu narcissique de dépendance à l'objet. L'objet musical peut ainsi être appréhendé à distance, dans ce cas « intellectuellement » et se développer dans une recherche sonore musicale.

Un nouveau rêve : « Je suis à une table avec mon ami et ma sœur, je vois passer une verge et j'ai très peur, ma sœur rit » (*long silence*). Quand j'avais treize ans, mon père m'a fait quelque chose. On était à table, il a touché mes seins et a dit : « mais ça commence à pousser ». Tout le monde a ri, moi j'avais honte. Je crois que c'est depuis ce jour que j'ai pris des distances avec mon père. Je prenais des douches avec le maillot de bain. Dans un camping, une fois, ce n'était pas totalement fermé, je prenais toujours des douches froides, il a jeté de l'eau chaude par-dessus, j'ai hurlé. Une fois, il a pris le tournevis pour essayer d'entrer dans la salle de bain ; après, je ne prenais plus de douche quand il était là. Ma mère ne m'a jamais parlé de rien, elle a emmené ma sœur chez le gynécologue mais pas moi.

Après ce rêve, suit une série de rêves qui fait intervenir le sang en rapport avec les règles. Elle rêve aussi de façon répétitive d'un enfant qui a peur de voir sa sœur mourir. A cette période est rattaché un jeu imaginaire avec un enfant qu'elle adopterait bien, un asiatique de préférence.

Nouveau rêve : elle doit sauver des asiatiques, leur faire passer un pont, elle réussit en compagnie de sa sœur mais elle doit discuter pour les persuader. Marie s'affirme mais reste fragile ; son ami n'a pas une grande autonomie chez elle, elle lui refuse le droit d'ouvrir ses placards, elle dit : « C'est un empiétement sur ma personne ».

Tout ce qui symboliquement touche au contenant l'interpelle et l'agresse.

Autre rêve : elle lave une pierre, enlève la peinture, la pierre saigne.

Marie apparaît comme une succession de traumatismes qu'elle réactive à travers ses rêves. Mais elle évolue positivement et lors du décès de sa grand-mère maternelle, alors que sa famille n'osait pas lui apprendre le décès, c'est elle qui soutiendra sa mère et lui conseillera une hospitalisation en psychiatrie pour soigner sa dépression. « J'ai dit à maman : tu verras, tu pourras parler, cela te fera du bien et je viendrai te voir. La mère accepte l'hospitalisation et Marie la soutient.

Nous cessons l'improvisation au piano un peu contre son gré, je lui rappelle qu'elle peut prendre des leçons si elle le désire, ce qu'elle ne fait pas. La psychothérapie continue une fois par semaine, l'objectif est maintenant de lui faire prendre conscience que, dans ce lien transférentiel, la musique a joué le rôle de la bonne mère. La perte de la musique en tant que séparation n'entraîne pas de dépression, sinon une frustration qu'elle surmonte. Le rôle de la bonne mère peut se transférer sur sa mère qu'elle va aider à surmonter sa dépression.

Marie a été en psychothérapie durant quatre années. Marie restera fragile, mais elle a appris à utiliser sa sensibilité artistique, à la défendre et à l'imposer. C'est un excellent recours dans ses moments de dépression. Elle est inscrite aux Beaux-Arts et suit des cours du soir avec succès. Par ailleurs, elle a réussi ses examens, qui lui donneront la possibilité d'enseigner, si elle le désire.

Marie reviendra me voir, une année plus tard, lors d'une réhospitalisation de sa mère en psychiatrie dans un état grave. Elle vient chercher de l'aide pour aider sa mère à entreprendre une psychothérapie car, pense-t-elle, sa mère rechutera si elle ne parle pas. Marie est fragile mais fait face, elle soutient ses parents, et tente de négocier avec sa sœur aînée qui décompense. A sa demande, elle revient en entretien et non en psychothérapie, pour parler de sa mère et de sa sœur ; cette dernière refuse toute intervention médicale et pose problème à ses parents. Marie restera en entretien quelques mois et partira dans de bonnes conditions.

Marie n'a pas appris à jouer d'un instrument mais l'improvisation musicale, le toucher sonore, lui ont fait découvrir – par analogie – les stimulations corporelles du petit enfant qui ont dû lui manquer dans sa première enfance. Ainsi Marie était devenue son propre conteneur. Dans cette organisation narcissique, Marie s'est enfermée et s'est suffi à elle-même, en développant à la fois l'envie d'être un garçon et la haine de sa sœur. La mère perçue comme défaillante est rejetée. Ce défaut d'intériorisation de l'objet a permis, par le biais de la musique, un surinvestissement de l'étayage par l'extérieur et a en quelque sorte amoindri la dépression. En ce sens, la musique a pris en charge la dépression et a servi de relais dans les souvenirs (la mère qui chantait quand elle était malade, l'instituteur qui jouait de la clarinette). En tant que trace, la musique a suscité le fantasme du médecin silencieux, la musique, bruit sans parole, a réintroduit la mère dans sa dimension d'angoisse et de vulnérabilité, que Marie saura reconnaître pour l'avoir expérimentée ; elle va devenir en quelque sorte la mère de sa mère, et réparer la situation en emmenant ses deux filles dans son rêve et non une seule.

La psychothérapie de Marie s'est déroulée en deux temps. Le premier, articulé autour de la note bleue réintroduit Marie dans une dimension de désir et de recherche. La musique dans ce moment de la thérapie offre un effet d'avant-coup propre au discours musical. La note bleue, que Marie réclame, opère comme la réalisation d'un dévoilement dont le symptôme est porteur. Silence à son propre désir, la musique (*je renvoie le lecteur à l'article de Didier-Weil*) nous dit que le désir n'est pas angoissant. « Le sujet, le créateur de musique vous témoignent de ce que la présence du désir de l'autre que vous êtes, peut ne pas fonctionner pour lui comme ce « che vuoï » angoissant. Ce qu'a d'inestimable la trouvaille de la « note bleue » est qu'à l'insatiable de la demande, elle est la seule réponse qui sache n'être ni oui, ni non : elle est commémoration d'un acte psychique fondateur, d'une naissance. C'est en cela que la reconnaissance à laquelle nous invite la musique doit être comprise comme une authentique transmutation subjective ». La note bleue – fa – est la clé qui permet à Marie d'avoir accès à des sensations, à des signifiants qui l'interpellent et qui vont susciter en elle, par le même jeu des processus primaires, l'appel aux rêves qui vont lui raconter sa vie. C'est le deuxième temps de la psychothérapie qui va réveiller chez Marie le souvenir du père intrusif et voyeur et supprimer, par ce souvenir, la confusion qui régnait entre la scène psychique et les acteurs de la scène. Marie peut devenir femme. Elle interpelle son partenaire quant à ses désirs mais reconnaît aussi le désir de son partenaire : avoir un enfant. Elle va pouvoir lentement internaliser des objets externes dans des images internes porteuses de jouissance.

Son comportement, qui n'était que placage et fuite, va s'authentifier dans la recherche d'une trace identitaire qui doit passer par sa féminité. En reconnaissant la dépression de sa mère, elle s'identifie à elle à travers sa propre dépression. Le lien étant restauré, Marie peut envisager la continuité : avoir un jour un enfant.

Kaline

Un cas de non musique : un cas de thérapie

Kaline âgée de 19 ans, est la troisième et dernière enfant de sa fratrie. Sa mère contracte la rubéole durant sa grossesse, et Kaline naît avec une malformation et des troubles importants qui vont nécessiter des opérations au cours de son développement et donc de nombreuses hospitalisations loin de son domicile. Kaline souffre aussi d'épilepsie. Elle grandit en développant des difficultés caractérielles qui vont s'accentuer au début de l'adolescence. Sur les conseils du médecin, elle est placée dans un internat spécialisé pour la séparer du milieu familial.

Kaline reproche son handicap à sa mère, elle fait des colères clastiques, se souille, refuse de s'alimenter et de prendre son traitement, ce qui met sa vie en danger. Elle n'a pas d'acquis scolaires, mais manifeste un désir de savoir « pour ressembler à sa sœur », dit-elle.

L'internat se déroule dans de mauvaises conditions, Kaline n'a aucun apprentissage, elle perturbe les autres pensionnaires par son comportement violent, refuse toute prise en charge psychothérapique. Dans l'institution, elle est suivie par un psychiatre qui temporise pour qu'elle ne soit pas renvoyée. A sa majorité, elle revient chez ses parents en attendant un autre placement. La vie familiale est à nouveau très perturbée. La mère de Kaline est déprimée, elle veut éviter le placement en psychiatrie, mais Kaline ne peut s'exprimer que par la violence ou le retrait dans sa chambre où s'accumulent des immondices. Elle interdit alors à sa mère de pénétrer dans sa chambre. Kaline est incapable de sortir seule, elle ne sait pas s'orienter, ne sait pas utiliser une monnaie d'échange.

Kaline a un souhait : elle veut jouer du piano. Les différentes psychothérapies ayant échoué, je lui propose un projet de musicothérapie par l'apprentissage du piano.

Les séances débutent difficilement, Kaline est raide, ses doigts sont des bouts de bois articulés. Elle est incapable de me regarder, mais « mange » le piano des yeux et je suis émue par cette envie qu'elle a de jouer, alors que je pressens les difficultés qui nous attendent. Si elle essaie de parler, elle bégaie, elle ne fait pas de phrase, répond par oui ou par non.

Mon premier objectif est de lui laisser regarder le piano avec plaisir et parallèlement, de renforcer une assise narcissique – Kaline est blessée dans son corps – en louant sa toilette, sa chevelure, la netteté de ses habits (*chez elle, Kaline est sale et se souille*).

Kaline réagit très rapidement à cet appel narcissique, elle prend soin de sa toilette pour venir, réclame des habits excentriques, mais qui lui vont bien, se coiffe.

Elle ne peut pas se déplacer seule, ses parents l'amènent deux fois par semaine. Kaline ne manque jamais une séance et les réclame à ses parents (*elle ne se trompe jamais de jour*).

Au piano, les difficultés sont grandes ; elle est incapable d'apprendre à lire une partition, mais la coordination visuo-motrice se développe bien. Elle a le sens du rythme et une envie étonnante d'apprendre à jouer. Elle recopie les notes en les nommant, avec une application très infantile ce qui l'occupe toute une semaine.

J'essaie de développer en elle le goût de l'improvisation, mais devant le sonore brut et l'absence de structure, Kaline reste sans réaction. Elle ne veut pas taper sur un piano, elle veut jouer *Au clair de la lune* et pour le jouer, accepte l'échec. C'est la première fois que Kaline supporte de ne pas savoir et de recommencer. Elle accepte de différer le moment d'une réussite et répète sans manifestation d'impatience.

Je dois trouver, voire inventer des morceaux très faciles avec un thème qu'elle puisse retenir et simplifier à l'extrême ce qu'elle voudrait jouer.

Durant dix-huit mois, à raison de deux séances par semaines, Kaline ne progresse pas. Elle répète do-ré-mi-fa-sol avec les cinq doigts mais un déplacement n'est pas possible ou du moins n'est pas retenu malgré son application.

Un tel manque de succès me laisse songeuse, je la fais fonctionner dans le leurre du piano, je la soutiens par mes encouragements et elle s'y accroche.

A l'extérieur, Kaline s'épanouit, elle se calme, se souille moins, manifeste de l'intérêt pour des activités plus diverses. Elle a rencontré un jeune homme auquel elle s'attache et qui essaie de la prendre en charge.

Comme elle s'accroche au piano, elle s'accroche à son ami. Elle se présente telle une poupée. Elle ne parle toujours pas mais elle est toujours très ponctuelle, me sourit et sort de sa séance épanouie, ce qui surprend son entourage.

Trois hospitalisations en médecine sont bien acceptées. Devant le risque grave qu'elle prend en refusant de boire, sa mère me téléphone et me demande d'en parler avec elle. Kaline accepte de venir aux séances avec sa bouteille d'eau. C'est la première fois que nous évoquons ensemble sa maladie, elle va commencer à parler sur ce thème.

La souffrance de Kaline est importante, elle se sent blessée dans son intégrité corporelle sans espoir d'amélioration. Après ces entretiens, elle souhaite vivre avec son ami, les parents acceptent. La mère de Kaline se charge de l'entretien, du ménage et des courses, l'ami fait les repas et pour la première fois Kaline est un peu autonome. Toutefois elle ne se déplace pas seule. La cohabitation, d'abord très difficile – Kaline a des accès de violence, de destruction et quand son ami sanctionne, elle devient mutique et se balance des heures durant – s'améliore progressivement. Kaline est attachée à son ami et comprend l'utilité de faire des efforts et d'avoir des échecs. Elle a de meilleures relations avec sa mère et fait appel à elle de manière censée.

Kaline me parle de son désir d'avoir un piano à elle et me dit : « mes parents ne voudront pas, c'est cher et il y a le mariage de ma sœur ». Je lui propose d'en parler à ses parents.

Ses parents décident de lui acheter un piano. Kaline irradie, cette possession d'un piano la différencie probablement de son frère et de sa sœur. Pour éviter l'échec, je suggère un piano numérique, ce qui lui permet de travailler avec le casque sans être entendue. Spontanément, elle me demande si elle peut s'inscrire dans une école de musique. Après avoir pris contact avec un professeur de musique remarquable, qui a déjà pris des patients en charge, nous décidons de tenter l'expérience. Ce professeur doit trouver une psychopédagogie adaptée à Kaline, accepter que

Kaline ne progresse pas ou peu et lui faciliter, par ce biais, une meilleure insertion sociale.

Kaline est suivie depuis deux ans en musicothérapie ; elle va mieux, s'autorise des désirs, les manifeste. Cette évolution se développe – semble-t-il – à mon insu, il y a peu de dialogue entre nous. Kaline parle peu, elle a des difficultés à élaborer des phrases. Ma seule action consiste à être présente, à l'encourager, à noter ses essais réussis de tenues vestimentaires.

Depuis son insertion dans l'école de musique, Kaline vient une fois par semaine. Nous reprenons au piano les partitions proposées par le professeur. Après six mois de travail, ce dernier est désorienté. Nous nous entretenons de la possibilité de trouver des partitions que Kaline puisse lire et jouer, ce qui revient – pour cette étape – à ne pas progresser. Si la musique est infinie dans ses variations, conserver un faible niveau qui procure malgré tout à Kaline la sensation de jouer un air connu, devient une gageure. Le professeur de piano entend l'enjeu de cette situation : permettre à Kaline d'évoluer, de s'épanouir, d'établir des relations, en attendant un hypothétique succès de l'apprentissage. Mais Kaline va mieux, sa mère me téléphone pour me dire sa joie de pouvoir converser avec elle. Les parents proposent à leur fille et à son ami un appartement en centre ville. Kaline est très angoissée par ce déménagement, elle peut m'en parler. Mon intervention consiste à lui rappeler que sa famille est présente pour l'aider, Kaline ne doit pas se fatiguer, mais elle peut dire comment elle souhaite organiser cet appartement. Il ne s'agit pas encore d'intervenir sur la nature de l'angoisse qui est à relier avec ses hospitalisations précoces. Nous sommes toujours dans une étape d'étayage. Kaline est ravie de ce nouvel appartement, elle en parle et me décrit la place que le piano prend.

Kaline grandit psychologiquement, elle commence à s'affirmer autrement que par la violence qui ne se manifeste que très rarement.

Subitement Kaline est à nouveau hospitalisée dans un état grave. Sa famille, les médecins comprennent que Kaline a plus ou moins volontairement décidé cette rechute, ils la sanctionnent plus sévèrement, les visites sont interdites. Sa mère me téléphone et me dit qu'elle pense avoir trouvé la cause de cette hospitalisation ; la sœur et la belle-sœur de Kaline sont enceintes. Kaline se sent mutilée, elle veut aussi un enfant et pense que c'est impossible. Elle ne veut pas d'un enfant malade comme elle. Kaline revit sa différence avec sa fratrie, son évolution avait masqué en partie sa maladie et elle nous fait savoir que si elle ne peut pas en parler, elle la vit.

A son retour, Kaline est très pâle et s'accroche au piano. Elle ne parle pas mais sort sa bouteille d'eau qu'elle place sur le piano, ce qui me permet d'aborder l'hospitalisation. Elle parle spontanément de son désir d'avoir un enfant, de ses peurs, mais en même temps elle me dit en pleurant qu'elle n'est pas capable d'élever un enfant. L'ambivalence du désir est clairement exposée. Je peux aborder avec elle les problèmes que posent sa maladie. La situation transférentielle est positive, Kaline m'entend et pour la première fois, elle accepte d'entendre que cette maladie est issue d'un accident. Elle ajoute : « j'ai dit à maman : pourquoi tu as pu faire deux beaux enfants et raté la troisième ». Nous parlons de son évolution commencée et à venir ; elle est triste, mais sourit et la manifestation de ces deux affects montre combien Kaline a progressé, elle peut ne pas réagir par la violence et accepter de différer et d'éclaircir un désir.

Peu de temps après, son ami est licencié de son emploi, il part faire un stage dans une autre ville. Il est prévu que Kaline retourne chez ses parents. Sa mère me téléphone, elle est très inquiète ; Kaline a décidé de rester chez elle en début de semaine pour venir – seule – à son rendez-vous. Pour la première fois, elle vient en autobus, se trompe, arrive avec deux heures de retard, mais elle est là, essoufflée, le visage rougi par la course mais souriante, un peu inquiète car il faut repartir. Pour accompagner cet effort d'autonomisation, une infirmière la redescend en ville. La semaine suivante, elle vient et repart seule. Chez ses parents, le séjour de milieu de semaine est très positif, elle aide sa mère, converse avec elle. Elle n'a plus d'éclat de violence.

Je lui annonce mon absence pour le prochain rendez-vous et le reporte au lendemain du jour fixé habituellement. Au jour habituel, Kaline vient et réussit à inquiéter le personnel du service qui me demande pourquoi je ne l'avais pas prévenue ! Kaline me téléphone et me dit : « mais vous serez là lundi prochain, vous ne serez pas absente ». Il y a dans cette manifestation une agressivité qui se dévoile. Les accès de violence ont disparu, mais Kaline, et son jeu énergique au piano le prouve, a une vitalité importante à exploiter. Elle est accrochée à ses séances, devient exigeante dans leur régularité, elle s'investit, mais devient aussi capable de socialiser son agressivité, de lui donner un contenu normalisant, y compris dans son jeu pianistique.

Kaline s'affirme et réclame son temps de séance ; alors que je suis légèrement en retard, retenue par une autre patiente, elle me fait dire qu'elle est pressée. Toutefois notre séance durera plus d'une heure et c'est la première fois qu'elle sera aussi longue. Elle me raconte qu'elle a refusé d'aller seule à l'hôpital où elle est suivie médicalement, je lui fais remarquer que ses séances avec moi ont lieu à l'hôpital et que maintenant elle y vient seule. Elle me répond : « ce n'est pas pareil, ici maintenant je peux, à l'hôpital je ne peux pas ». Avec un grand sourire, elle me dit : « je fais mon ménage ». Ce détail me sera confirmé ultérieurement par sa mère qui ajoute : « Kaline est longue, mais vous savez, c'est très propre chez elle, je n'ai plus besoin de m'occuper de son ménage, nous sommes très satisfaits de son évolution ».

Un léger progrès s'entend au piano, j'en profite pour l'enregistrer, elle propose d'offrir la cassette à son père avec qui me dit-elle : « je n'arrive pas à communiquer ». Elle est ravie de s'écouter, mais fait la moue et me dit en souriant : « il y a encore des trous ». L'expression est correcte, mais elle traduit aussi un recours à l'imaginaire. Elle se propose d'apprendre un morceau pour sa mère, un air de Mort Schuman. « C'est dommage qu'il soit mort » dit-elle. Kaline apprend les regrets, les désirs, elle s'exprime correctement, parle de son ami, des problèmes qu'ils ont.

Sa mère me téléphone et me confie, émue, « Kaline a décidé avec son frère et sa sœur de faire une fête pour mon anniversaire. Elle est si contente d'avoir ce piano, mais pourquoi elle aime tant la musique » ?

Kaline devient l'instigatrice, elle veut « donner » à sa mère ; première reconnaissance de ce qui, pour cette dernière, a été un long parcours. Dans une séance ultérieure, Kaline me dit : « j'ai demandé à maman s'il y avait beaucoup de trous dans le morceau, elle m'a dit : non, ça va ». Kaline parle de ces trous en musique avec jubilation. Il m'apparaît que ces trous en musique, qui sont des espaces d'arrêt, sont une métaphore que Kaline utilise pour parler de ses propres trous, que sa mère corrige en lui disant : « ça va ».

Au piano, Kaline commence à mémoriser. D'une certaine manière, elle est toujours dans l'incohérence de la position des notes, mais des automatismes se mettent en place. Elle retient plusieurs mesures par cœur, peut les rejouer, apprend les déplacements d'un accord de deux notes à la main gauche et me montre ce qu'elle sait faire. Elle parle de sa famille, de son copain, de la voiture abîmée. Elle me regarde et parfois soutient mon regard avec une telle insistance et agressivité que j'en ressens un malaise. Ce sont mes fantasmes qui occupent l'espace, je ne sais pas vraiment ce qu'elle en retire, particulièrement en ce qui concerne le jeu musical dans lequel j'essaie de lui apprendre la sensibilité du toucher. J'ai l'impression que Kaline résiste, qu'elle semble me dire à travers ce regard, « je sais, mais ne dirai pas ». Si je la félicite pour son jeu, elle me répond : « ce n'est pas si bien que ça ». Un membre du personnel qu'elle connaît vient l'écouter au piano, elle se raidit puis joue et éclate de rire. Le rire de Kaline met « du baume au cœur », selon les propos de ceux qui l'ont connue avant cette prise en charge. A la fin de la séance, Kaline me parle spontanément de la grossesse de sa sœur qui se termine, et de ses peurs parce que cette dernière a déjà perdu un bébé. Elle a invité sa sœur chez elle pour lui parler, l'aider. Les bébés arrivent, Kaline est ravie et demande à s'en occuper, ce qui lui est accordé, elle montre beaucoup d'affection pour ces deux bébés et de sollicitude pour sa sœur.

En frappant un ré de manière répétitive, elle me dit : « Êtes-vous comme moi ? Quand je tape sur cette note, j'entends toujours les cloches ». Kaline cherche à travers la musique à maintenir un lien de cohérence avec ce qu'elle imagine être la norme ; elle a besoin de s'assurer qu'elle pense comme les autres pour être pareille aux autres.

J'ai choisi de ne pas continuer l'observation de ce cas. Kaline, après ces années, ne joue pas de piano. Elle me dit : « C'est drôle, je ne peux jouer qu'avec vous ». Mais le piano fait partie de sa vie, littéralement, elle le possède. Son amélioration est importante, ses rapports affectifs se sont extrêmement détendus, elle apprend à aimer sur un mode moins captatif et même à donner. Sa mère surtout bénéficie de ce changement ; ses retours de violence sont rares et durent peu. Elle apprend l'autonomie et lutte avec un certain courage pour affronter les aléas du quotidien. Elle a le désir d'apprendre, sa quête du savoir va de pair avec une volonté de vivre et de réaliser, elle vient aux séances avec un cahier de texte et me dit qu'elle aimerait apprendre à écrire sans faute. Cette quête du savoir sous-tend un désir de comprendre et de se comprendre. Mais, les limites de Kaline sur le plan intellectuel et de la motricité, sa fatigabilité importante, l'efficacité relative du résultat de ses efforts seront pour elle une souffrance supplémentaire qu'elle devra apprendre à gérer.

L'intérêt de ce cas est de comprendre ce qui s'est joué autour de la musique, en quoi l'accès au piano a permis à Kaline de « décoller », infirmant un diagnostic des plus pessimistes et échappant ainsi à un placement qui aurait été pour elle la continuité de son vécu précédent.

Plusieurs hypothèses servent de base à ma réflexion sur l'effet de la musique en thérapie et sur l'impact de la musique dans ce cas précis : à savoir :

1. La musique et la communication non verbale.
2. La thérapie, le déroulement du transfert, le contre-transfert, support d'un travail créatif ou le contre-transfert et sa fonction contenante.
3. L'appui narcissique.

Musique et communication non-verbale

Dittman in Corraze (1980) écrit : « la communication non verbale consiste en des comportements auxquels habituellement nous ne prêtons aucune attention, nous sommes conscients du contenu que nous voulons transmettre, mais les gestes nous échappent » (*ibid.*, p. 15). Ce qui montre l'importance du rôle des événements corporels dans le milieu social.

La musique est la mise en place d'une ritualisation au sens d'une manifestation communicative. C'est une organisation spécialisée par sa forme, l'utilisation de sa fréquence qui transmet une information.

Mais quelle est l'origine de ce comportement ritualisé ?

Au départ, le comportement ritualisé est un mouvement d'intention et de déplacement. Le jeu au piano est d'abord, et indépendamment du sonore qui envahit l'espace, un mouvement de répétition. Les doigts s'articulent et frappent ; il y a dans ce frappé du piano un comportement agressif, mais ce dernier est redirigé par l'intention musicale et devient donc secondairement ritualisé. Le mouvement d'intention premier – frapper – va se symboliser par l'ordonnance du code musical, frapper selon un certain rythme, respecter les variations parfois très subtiles... et c'est tout le jeu au piano qui s'organise. Ce comportement agressif au piano ne pouvant atteindre son but, une autre situation lui est substituée, celle de l'apprentissage qui détourne l'aspect agressif du premier mouvement mais apporte en compensation un caractère d'exploration. Apprendre, c'est aller vers l'inconnu, c'est aussi partager avec d'autres, et c'est aussi découvrir ce que d'autres n'ont pas découvert.

Reprenons l'exemple de Kaline, son toucher-frapper au piano est particulièrement « viril », elle le fait résonner et ne cherche nullement la nuance. Elle tape sur le piano et jubile ; mais alors qu'un enfant psychotique tape sur l'instrument pour frapper et peut-être entendre, Kaline essaie de se soumettre à la loi musicale. Elle apprend des airs de la radiophonie et essaie de les reproduire. Une noire, une croche ne l'interpellent pas, mais le sens du rythme la guide et elle tente de s'en approcher. Par ce biais, Kaline acquiert un langage qui formalise les relations entre les membres du groupe - la musique est présente partout autour de nous - et, surtout, nous sommes sur un terrain commun, nous partageons cette musique, nous sommes dans l'échange. Comme un enfant, par mimétisme, elle s'intègre dans le clan des musiciens et son souhait d'aller dans une école de musique témoigne de son désir.

Dans la situation d'apprentissage, il y a d'abord la communication analogique qui s'intéresse à l'aspect relationnel de la communication. C'est, entre autres, à travers le timbre, la durée, le rythme, le tempo, la vibration, les attitudes corporelles, la tension musculaire que s'établit la communication analogique qui correspond mieux à la variation de l'intensité d'un signal et, de ce fait, transmet une information induisant en même temps un comportement. Le thérapeute s'adapte à ces informations. Kaline par exemple, est totalement raide, elle a une tension musculaire maximum, elle joue comme un pantin articulé. Je dois lui prendre le doigt pour l'assouplir, utiliser un système de crayon, je crains parfois qu'elle ne se blesse. Je sais que Kaline est marquée par des atteintes corporelles, la violence sur son corps, à travers ses opérations, lui fait craindre tout rapprochement. Pour jouer du piano, Kaline doit accepter une utilisation de l'espace déterminée par des règles, je suis assise à côté d'elle, dans une distance intime, avec les caractéristiques d'odeurs, de chaleur, les contacts cutanés qui dominent. Kaline doit maîtriser son insécurité pour jouer et éviter de la vivre comme une agression. Elle ne me regarde pas, évitant ainsi de se mettre sous ma dépendance, mais « boit le piano et la partition des yeux », elle se perd dans ce regard et sourit. Elle n'a pas la vision de mon comportement, ne me voit pas. Alors que les thérapies précédentes étaient situées dans une distance personnelle classique, le bureau les séparant, Kaline pouvait observer le comportement ou ce qu'elle pouvait percevoir comme étant l'absence de comportement du thérapeute. Ce degré d'intimité va servir de régulation. Le thérapeute s'adapte de façon régressive à cette communication, par exemple, il supporte les odeurs. Cette distance intime réciproque supprime la notion de hiérarchie. Le récepteur et l'émetteur ne peuvent échapper à l'information et d'une certaine manière la contrôlent réciproquement. Toutefois, cet espace vécu ne recouvre pas l'espace réel, qui prend en compte la musique en tant que phénomène sonore ; objet de focalisation, la musique est l'espace réel sur lequel va s'appuyer la thérapie. Il y a entre ces deux espaces un espace imaginaire dans lequel s'expriment les craintes, les désirs, les espoirs des sujets. Kaline prend appui sur le piano pour parler et évoquer ces « trous » dans la musique, trous de son corps qu'elle va devoir apprendre à combler, en jouant dans l'espace symbolique musical. Cet espace, dans lequel l'organisation, la construction de la musique permettent à chaque individu d'accéder à un univers inexprimable mais tellement familier par ce fond culturel commun qu'il représente, permettant ainsi au vécu individuel d'y puiser à travers le fantasme. Les contenus psychiques refoulés vont franchir la barrière de la censure et se projeter dans le jeu musical. Les trous musicaux de Kaline vont lui permettre de parler de sa souffrance dans un contexte de thérapie.

Dans la psychothérapie classique, le thérapeute est en retrait ; en musicothérapie et dans ce contexte précis, le thérapeute a une attitude d'approche, le corps incliné vers l'avant, il suit la partition. Cette fonction de posture va ponctuer les différents moments dans la communication, et prendre des significations différentes en fonction du contexte. Ces manifestations posturales ne sont pas des propriétés de la personnalité du thérapeute mais des événements qui structurent les rapports non-verbaux, par exemple, suivre la partition, donner un exemple. Mais dans ce degré d'intimité, l'ambiguïté joue, car la personnalité du thérapeute est en acte dans son implication musicale. Le timbre de la voix est spécifique d'un registre personnel, une voix qui vocalise peut modifier le contenu linguistique du message car les séances fonctionnent sur un contenu digital. Certains gestes qui possèdent une signification précise, tel que le mouvement des bras pour indiquer un ralentissement, constituent un code emblématique qui double le langage parlé.

Dans ce cadre de la communication non verbale, le musicothérapeute doit être sensible aux phénomènes biologiques (rougeur, pâleur) liés à certains muscles et qui secondairement ont pris valeur de communication, ainsi qu'aux activités corporelles. Ces gestes, mimiques ne sont pas exécutés avec la conscience d'émettre une information ; ces formes d'expression font partie de la conflictualité du sujet et le thérapeute doit y être sensible.

L'instrument favorise le dialogue non-verbal par ses possibilités rythmiques et mélodiques. Il est possible de s'exercer à une « conversation musicale » entre le patient et le thérapeute, conversation qui prend en compte l'harmonie, le rythme, la mélodie. Le thérapeute doit savoir moduler, il donne une cohérence au développement musical tout en respectant l'intention musicale du patient, intention en recherche. Généralement, le patient découvre l'improvisation. Ce travail nécessite une grande concentration de la part des protagonistes, un respect mutuel du discours musical. Il en résulte un ressenti, du « beau » que patient et thérapeute font ensemble. Ce « faire ensemble » devient pour le patient un support aux fantasmes qui s'exprimeront au cours de la thérapie. Souvent une satisfaction commune, en fonction du degré d'adaptabilité du patient et du plaisir musical partagé, résulte de ces improvisations. Plaisir énoncé par le patient qui souhaite recommencer. La difficulté de cet exercice réside dans le maniement du contre-transfert : que signifie pour le thérapeute prendre du plaisir à faire de la musique, à jouer avec son patient ?

L'instrument est aussi perçu comme un prolongement du corps. Le corps est en acte dans le jeu musical et le sonore mélodique, rythmique, harmonique, revient au corps par l'intermédiaire des mains, des pieds, de la tête. Ce corps, qui se prolonge dans l'instrument, agit ; il témoigne des hésitations, des souffrances, des élans du patient. C'est ce corps prolongé, agissant, qui va autoriser la prise de parole, en un certain sens, la nécessité d'un contrôle de ce corps prolongé amène la parole. Tout ce qui concerne le corps, la sensation, par exemple le jeu des doigts sur les touches et le plaisir lié à cette sensation sont ignorés dans la communication directe. Mais le langage garde la marque de ces autres formes d'expression, il y a une interaction entre le corps et le langage et ce dernier emprunte au corps des métaphores ainsi au piano, « respirer » pour indiquer une suspension dans le développement d'une phrase musicale.

Être musicothérapeute signifie pour le moins être musicien, avoir cette connaissance de la pratique, car une discordance entre le code verbal et non-verbal produirait un effet perturbateur, et le contenu informationnel du discours linguistique se trouverait en partie annulé par cette contradiction.

L'apprentissage de la musique passe par une communication orale. Le récepteur (le patient) perçoit d'abord un comportement, celui du thérapeute qui lui indique comment accéder à la créativité musicale. Cette empathie, issue du double discours musical et verbal du thérapeute, sur laquelle le patient s'appuie, introduit la deuxième hypothèse.

La thérapie, le déroulement du transfert, le contre-transfert, support d'un travail créatif, ou le contre-transfert et sa fonction contenante

Plusieurs étapes se succèdent dans le travail que Kaline élabore durant les séances. Dans la première phase de la thérapie, elle est enfermée dans ses relations persécutives et agressives avec les autres. L'intervention d'autrui est le plus souvent mal perçue, elle se sent agressée et réagit par la violence et par la régression, elle se souille, s'enferme, vit dans son lit. Son désir de musique, de jouer du piano, est un moyen de s'évader, d'échapper à son milieu, de se donner du rêve et d'y accéder... Il me paraît difficile, à ce niveau, de préciser ce que Kaline cherche à obtenir par la musique, cette dernière est une réalisation personnelle pour chaque exécutant, Kaline a une visée que le thérapeute se devra d'élucider et d'étayer. Elle ne cherche pas un lieu de thérapie, elle cherche un apprentissage chez un psychothérapeute. Il y a dès le départ une distorsion dans la relation. Kaline pose l'impossible, et dans le même temps, elle vient chercher ce qui n'a pas fonctionné dans des lieux spécifiques. En fait, Kaline sait, d'abord parce qu'elle vient dans un hôpital psychiatrique, ensuite, parce que faire de la musique avec un psychothérapeute-musicothérapeute est activité de thérapie. Ce savoir que Kaline détient est un moyen pour elle de demander de l'aide, mais à sa convenance, ce qui pour elle est une manière de ne pas être persécutée.

Dans cette première étape, le transfert va se développer sur un leurre, c'est-à-dire que le patient va prendre le thérapeute pour ce qu'il n'est pas et, pour s'assurer de cette relation, le patient a besoin de toucher l'instrument pour « voir ». Kaline, comme la plupart des patients qui viennent en musicothérapie, a eu de multiples prises en charge thérapeutiques. Le thérapeute est celui qui écoute, celui qui prend les paroles du patient. C'est une certaine rationalisation de la conduite thérapeutique que le patient refuse.

En musicothérapie, le cadre de la séance devient celui de l'inattendu. Pour développer ce postulat, et en référence aux « trous » de Kaline, je voudrais citer M. Schneider (1989) : « La musique, ça ne s'arrête pas, ça ne commence pas. Pas où l'on veut ni quand on veut, en tout cas. Avant l'armure, elle est là, et après la dernière double barre. La musique, ça sent, ça pèse, c'est indéniable comme un corps, impossible comme l'amour. Imbécile aussi, et débile, comme l'enfance, et obstiné, comme la maladie qui creuse ses trous en nous. Mais c'est fidèle, comme la mort » (*ibid.,* p. 176).

La musicothérapie est cet incident inattendu qui interfère avec l'atmosphère coutumière des séances. C'est un événement riche de promesses, une expérience partagée avec celui sur qui vont se projeter tous les éléments des situations autrefois vécues.

Là où la difficulté réside dans le champ thérapeutique classique, à savoir, impliquer l'autre, le thérapeute, dans l'actuel pour le patient, la musicothérapie, en tant que technique de préhension des processus musicaux, met nommément en question le musicothérapeute. En ce sens, on peut dire que le contre-transfert à travers la « passion » du thérapeute pour le développement de la pensée musicale chez le patient, et le partage dans un échange dialectique du saisi musical, incite le thérapeute à une technique active et précède le transfert. Ce contre-transfert commence avec l'implication du thérapeute qui a un projet d'apprentissage pour le patient, mais aussi un projet d'interprétation, car la musique n'existe pas sans l'interprétation de « l'interprète ». Ce contre-transfert est l'instigateur d'expressions affectives des patients, il en résulte pour le thérapeute une difficulté qui s'apparente à la résistance. Le musicothérapeute qui voudrait se démettre pour une écoute libre doit se reconnaître à travers les sollicitations qui émanent de son action psycho et socio-pédagogique, de ses exigences. Sa pensée associative doit analyser ce contre-transfert avant tout repère transférentiel, car il répond à une demande dans un cadre thérapeutique, et ce contre-transfert premier est une réponse à cette demande.

Le contre-transfert pose une difficulté particulière au musicothérapeute. L'écoute du développement musical, l'observation de la psychomotricité qui permet le jeu instrumental, mettent dans certaines circonstances la pensée analytique en suspens et renvoient le thérapeute à une pensée inconsciente où son propre vécu musical risque d'interférer. M. Neyraut (1974) écrit : « La subordination éthique de l'analyste aux idéaux implicites d'une société déterminée est un fait discernable, quand bien même la théorie analytique s'appuierait-elle sur des concepts de valeur universelle » (*ibid.*, p. 20). Dans ce contexte précis, le cadre « musique » fournit les termes du texte manifeste ; et l'apprentissage de la musique spécifie ce en quoi le thérapeute peut déroger aux demandes explicites tout en reconnaissant l'origine infantile de ces requêtes. « L'investissement du domaine sonore par le thérapeute le confronte à son propre appareil psychique. Que signifie pour ce dernier être dans un bain de musique, alors que sur le plan de la thérapie, le patient est censé être à l'origine de tout ce qui se passe. Que fait le thérapeute de l'élaboration mentale qui survient lors de l'écoute musicale ? La musique n'œuvre-t-elle pas alors sur la captation du thérapeute en influençant son contre-transfert et ce dernier ne risque-t-il pas d'influencer le patient et son transfert ? Risque ou opportunité de l'influence à travers les fantasmes musicaux, la question est posée » (Kupperschmitt, 1996). Kaline est un exemple de ce en quoi le contre-transfert précède le transfert, elle s'est appuyée sur « le transfert qu'éprouve le thérapeute envers la musique pour engager une complicité partagée au sein de la musique. Ce qui signifie que les patterns musicaux auxquels le thérapeute est soumis par sa pratique et son écoute de la musique induisent en lui des positions d'identification. Dans ces positions d'identification, l'affect musical circule et peut devenir point d'appui, objet du transfert pour le patient... La musique intervient comme une précession contre-transférentielle sur laquelle s'enroule la position transférentielle débutante du patient » (*ibid.).* L'intérêt que le thérapeute porte à la musique, laisse deviner pour le patient – du moins le croit-il – un espace du monde intérieur de son thérapeute, cette captation identificatoire entraîne, chez le patient, un désir de changement. « Ce sont des rejetons de l'inconscient du thérapeute dans lequel la musique circule », ce qui permet un vécu associatif du thérapeute à la place du patient (ce qui est le cas pour Kaline et cf. cas cliniques, Kupperschmitt, 1996) quand ce dernier ne peut s'exprimer.

L'appui narcissique

L'appel au sonore entraîne Kaline vers un mouvement de vie, elle devient coquette et s'intéresse à l'image qu'elle renvoie d'elle-même. Elle sourit et s'épanouit lorsque je loue sa toilette, je profite de cet intérêt pour la valoriser, ce qui a pour conséquence de débloquer les investissements libidinaux. Auparavant, le moyen d'expression de Kaline était clastique, elle apprend maintenant les désirs, accepte les frustrations, sait différer un désir pour une meilleure réussite. La libido réinvestit son moi : elle n'est plus ni sale ni dans une situation de régression extrême, et, dans le même mouvement, la libido se déplace sur les autres : sa mère, son ami, sa sœur, seul son père est exclu de cet investissement, ce qu'elle peut regretter. Il n'y a pas vraiment balance entre la libido du moi et la libido d'objet, mais plutôt enrichissement commun. Le narcissisme apparaît dans ce contexte comme une étape de structuration qui facilite un moment d'évolution. Dans le cas de Kaline, il est possible qu'il y ait eu un retournement de la libido portée sur le moi c'est-à-dire qu'avant la prise en charge, la libido s'investissait sur le moi de façon négative ou pathologique avec défécation, autobalancement, régression au lit, auto-érotisme. A travers les sons de la musique, la libido va se narcissiser positivement, comme si la répercussion corporelle vibratoire agissait sur elle de manière positive, lui redonnait un élan vital. La constitution de son moi comme unité psychique se développe en même temps que la constitution de son schéma corporel s'améliore avec désynchronisation des mains au piano, mais aussi désir d'alphabétisation, d'autonomie progressive). Il est probable qu'à travers « cette étrange thérapie », le lien « musique » a permis à Kaline de s'appuyer sur le modèle d'autrui, en l'occurrence la thérapeute, pour se forger une identification narcissique, qu'elle déplacera en partie et progressivement sur sa mère et sur les femmes de son entourage. Le lien musique a permis que des modèles opératoires se forment et s'établissent en même temps que des processus d'attachement se développaient. La musique implique, quand on y prend goût, une fréquentation régulière, elle crée aussi un processus de dépendance ; toutefois, cette dépendance n'entraîne pas de soumission à la musique, mais au contraire favorise la réflexion. La musique permet au patient de réfléchir sur lui-même à travers ses pensées musicales. Dans le même temps, les pensées musicales prêtées au thérapeute font office de fonction complémentaire et permettent qu'un espace psychique élargi vienne renforcer la fragilité du moi du patient. Mais surtout, la musique occupe l'espace, sa « sonorité » fait qu'elle n'autorise pas la fusion et en ce sens, le terme de « bain sonore » utilisé par les musicothérapeutes n'est peut-être pas la meilleure expression employée, car la musique est avant tout séparation de la possibilité fusionnelle, et donc elle permet une démarcation entre le moi et les représentations objectales, en quelque sorte, elle les met en évidence. La musique permet ainsi une évolution qui servira d'organisateur psychique (cf. chapitre V).

Sara

Sara, qui présente une personnalité schizoïde, est âgée de 35 ans, lors de son hospitalisation dans le service, après deux tentatives de suicide rapprochées et assez graves, alors qu'elle séjournait depuis deux ans dans une clinique psychiatrique ouverte. A son arrivée, elle est très maigre, probablement anorexique, avec une aménorrhée ancienne. Il y a douze ans, après le suicide de son père, elle a commencé une psychothérapie analytique, c'est sur les conseils de son psychothérapeute qu'elle séjournera en clinique. Ce séjour, qui devait durer un mois, durera deux ans, Sara n'a pas de désir, et donc pas celui de sortir non plus. Elle rappelle son existence par des tentatives de suicide.

Durant deux mois, dans le service, elle est repliée sur elle-même, clinophile, elle ne manifeste aucun intérêt, ne s'exprime pas.

Le psychiatre me demande de la faire chanter. Lors du premier entretien, Sara s'exprime par monosyllabe, elle ne semble pas avoir d'intérêt pour la musique, elle n'a pas de culture musicale. Elle ne parle ni de son passé ni de son présent ni d'un éventuel futur : « tout lui est indifférent ». J'apprends qu'elle a travaillé, sa profession nécessite de travailler seule. Son travail ne lui manque pas, elle n'a envie de rien. Je lui propose deux rendez-vous par semaine ; une séance sera réservée à la musique réceptive (j'espère par ce biais susciter des émotions), l'autre séance sera réservée au chant. Lors de la première séance, je lui fais écouter de la musique que j'ai choisie, car elle n'exprime aucune envie particulière. Des *danses polovtsiennes* de Borodine, elle dira : « c'est léger comme du vent, un souffle aérien, puis le vent se lève ». Du *lac des cygnes* de Tchaïkovski, elle dira : « c'est un chant funèbre ».

Lors de la deuxième séance, je lui propose de chanter, elle fait la moue, me dit : « je ne sais pas », mais veut bien chanter Brassens ou Brell. Elle feuillette longuement le volume consacré à Brassens et choisit *Le gorille*. Elle veut répéter quatre fois ce chant, puis demande à partir et me pose cette question : « pourquoi la musique est thérapeutique » ? Je ne réponds pas, elle lève les yeux, me regarde et répète : « pourquoi la musique est thérapeutique, répondez-moi » ? Etonnée par son insistance, je lui réponds : « je ne sais pas exactement, peut-être le découvrirez-vous vous-même ». Elle sourit.

La séance suivante est consacrée à la musique réceptive, je choisis la musique. Elle associe sur le bruit d'un camion qu'elle entend passer dans la rue et me regarde avec agressivité (*elle a essayé de se suicider en se jetant sous un camion*).

La séance suivante est consacré au chant : elle choisit *Le gorille*, puis L*a mauvaise réputation* que je lui apprends. Il me semble dès cette seconde séance de chant qu'elle conduit sa thérapie.

A la quatrième séance, je l'incite à choisir la musique écoutée. Elle choisit une musique consacrée à la flûte de pan et à la guitare. Je remarque que la flûte de pan est traitée comme la voix et l'évoque. « C'est pour cela que je l'ai choisie », me dit-elle. En parlant de cette musique, je lui demande : « que pourriez-vous désirer en ce moment » ? « Rien, peut-être sortir dehors, me promener un peu ». (En faisant le lien entre la flûte de pan et la voix, je n'ai toutefois pas compris sur le moment comment cette voix masquée pouvait lui donner accès à la parole).

Cinquième séance, elle chante toujours *Le gorille* puis *La mauvaise réputation* à quoi elle ajoute *Ne me quitte pas* de Brel. Et j'entends qu'une position transférentielle s'est établie. Je lui propose de prendre ma place au piano et d'improviser. Elle accepte et joue avec un doigt, régulièrement, mais sans beauté mélodique, le tout donne une impression de rigidité, de pauvreté, de notes les unes à côté des autres, sans rythme, sans vie. (Elle continuera les moments d'improvisation au piano après les séances de chant, et progressera légèrement dans un jeu rythmique et mélodique).

Après ces deux semaines, un léger mieux se remarque dans le service, mais elle fait ses valises et demande à partir ! ce qui ne lui sera pas accordé.

La sixième séance et les suivantes en musicothérapie réceptive seront consacrées à l'écoute et à la réécoute de la flûte de pan. Elle parle de la voix de la flûte et parle de son passé, me dit que tout allait bien quand elle était petite. Puis à 9 ans, elle n'a plus jamais parlé à son père jusqu'à la mort de ce dernier. Elle ne parlait pas à un de ses frères, qui lui, ne parlait ni à son père ni à elle. La mère faisait l'intermédiaire, sans que jamais la moindre possibilité de réconciliation ait pu – semble-t-il – être amorcée.

Deux semaines plus tard, soit après un mois de prise en charge, et alors qu'au chant, elle a enfin abandonné *Le gorille*, elle parle au conditionnel d'un père incestueux qui aurait eu des gestes sur elle, et « après, je n'ai plus eu d'amies, je vivais repliée sur moi-même, mais je travaillais bien à l'école ». Un peu plus tard, elle parle d'un ami, avec qui elle a vécu un mois, puis il est parti, en lui disant qu'il s'était trompé en voulant vivre avec elle.

Après deux mois de prise en charge – et j'arrêterai cette observation à ces deux mois de musicothérapie – Sara va mieux, elle sort plusieurs fois par semaine accompagnée d'une infirmière. Elle devient boulimique de lecture, mais aussi de nourriture, ce qui inquiète les infirmières. Je leur explique que Sara se « frotte au désir », qu'elle l'expérimente, qu'elle « teste le goût de la vie ». Elle grossit d'ailleurs de deux kilos. Sa transformation est assez spectaculaire, elle veut sortir définitivement et reprendre son travail. Notre rôle est de trouver un juste équilibre entre une réponse positive à ses demandes, mais aussi de nous souvenir d'un passé pathologique lourd qui nécessite encore une surveillance. Sara est souriante, elle fait preuve d'humour, est gentille avec les autres patients hospitalisés, mais elle recherche plutôt la présence d'infirmières pour parler. Elle se remet dans une « normalité ».

Que s'est-il passé durant ces deux mois ? Et comment, pour répondre à la question de Sara, la musique a-t-elle pu être thérapeutique ? C'est ce que je vais évoquer brièvement, en abordant le chant et sa résonance.

Intérêt thérapeutique du chant

L'audition intérieure ne correspond pas à ce que l'auditeur perçoit, elle est mêlée à la pulsion vocale et au plaisir de s'entendre. Sara chante d'une voix d'enfant « le Gorille », ce faisant, elle reproduit par le chant le vécu de son traumatisme. Sa voix d'enfant la replace dans la situation du traumatisme vécu, mais la mélodie et l'appartenance du chant à un auteur-compositeur permet une distanciation et la défraie de son poids traumatique, c'est-à-dire, que *Le gorille* paie en quelque sorte symboliquement le prix de l'acte. Elle revit ce trauma comme une traversée du fantasme, et s'en joue. Et c'est tout l'art du jeu du chant, qui est avant tout un code culturel, on ne chante pas n'importe comment, ni n'importe quoi, hors l'improvisation, on est soumis à des normes sélectives. « La possibilité de chanter permet plus particulièrement d'agir nos fantasmes : « c'est-à-dire cette histoire bien précise qui ne peut sortir de l'angoisse et qui implique pour le sujet, au niveau de ce qu'il cherche à vivre, une menace venant de l'autre, doublée d'un danger d'atteinte corporelle. Cette menace se situe à un niveau symbolique et non dans un rapport imaginaire » (M. Mannoni, *Fantasme et corps fantasmé*). L'agi du fantasme permet une certaine libération de l'angoisse et le chant permet une certaine manipulation du fantasme. Changement de mélodie, de mots, de rythme, d'intensité, tout est possible, du plaisir à l'angoisse. La mélodie tourne autour du thème, jusqu'à ce que l'événement perturbant puisse jaillir et guérir la mélodie » (Kupperschmitt, 1978, p. 95).

Pour le thérapeute, cette voix enfantine, qui chante *Le gorille* puis *La mauvaise réputation*, est une provocation, un non-sens auquel il se plie pour favoriser l'émergence des associations. Il est évident qu'une séance de musicothérapie n'est pas un cours de chant, même si le début de la séance commence avec des vocalisations pour assouplir la voix et si des indications sont données pour guider la voix. Sara qui est dans le non-désir, me réclame les paroles du *gorille*, que je lui photocopie, elle sourit en les lisant.

C'est l'impact sociologique du chant qui sert de relais pour l'abord thérapeutique. La musique opère comme catalyseur des troubles sociaux, elle les représente, les met en scène. La distance mise en place dans la mélodie, avec le ralenti qu'elle occasionne dans la succession rythmique des notes et donc dans le déroulement des mots, permet de lever la censure en dévoilant, de ce fait, une partie du refoulement, et de rendre dicible l'indicible. J'ai analysé cette hypothèse sur la levée de la censure à travers le chant (Kupperschmitt, 1978) en travaillant uniquement sur l'improvisation vocale avec des enfants mutiques. Sara agit le chant, elle ne réalise pas pourquoi elle choisit *Le gorille*, mais sur son appui, elle reprend la parole, sa parole, sa souffrance. Si Sara a suivi une longue thérapie pour aboutir deux ans en clinique psychiatrique, c'est qu'à travers le verbal, la censure ne peut se lever et donc le désir ne peut s'exprimer. A quoi sert l'opéra, sinon à caricaturer, au sens de l'utilisation d'un savoir qui amplifie, le vécu humain ? Il est permis de chanter ce qui ne se dit pas, c'est le jeu social que les sociétés ont trouvé pour transgresser (*dans les thérapies africaines par exemple, la musique, le rythme, le chant sont indissociables de la thérapie*).

Dans les associations qui surgissent lors de l'écoute musicale, Sara me dit à propos de ses tentatives de suicide : « vous ne pouvez pas comprendre, c'est insupportable d'être sans désir, on ne peut pas vivre comme ça, pas sans désir ». Ce que Sara évoque à travers cette phrase, c'est la sensation du vide, cette sensation de mort qu'elle a du éprouver lors de l'acte incestueux.

La difficulté de la prise en charge thérapeutique de Sara est liée au fait qu'un refoulement massif encadre ce ou ces événements, le souvenir qu'elle évoque à l'âge de sept ans agit comme souvenir-écran, ce dont elle témoigne lorsqu'elle dit : « mon ami m'a dit que je n'étais pas vierge, moi je ne sais pas ». Il lui reste de ces moments des sensations qui resurgissent ; ainsi après le suicide de son père, la nuit, elle a l'impression qu'il approche et elle a la sensation du souffle de l'air qui s'agite autour d'elle, et elle éprouve une sensation de vide, elle ne peut allumer la lumière, elle relate qu'elle se sent paralysée, sans voix, sans capacité de penser, sans désir. Je lui fais remarquer qu'elle est morte à elle-même, à son corps. *(Après cette séance, elle apportera des rêves)*. L'angoisse seule la fait exister *(je rappelle que sa première association à la première écoute musicale a été : « du vent, un souffle »)*. A travers l'écoute de musique réceptive, où la flûte de pan est traitée comme une voix, et à travers le chant qui a précédé l'écoute musicale, Sara peut traiter son traumatisme comme un fantasme. C'est la seule voie qui lui soit possible pour accéder à son inconscient et à une prise de parole, parole qui s'inscrit dans le doute, elle parle du comportement de son père au conditionnel et ne s'en rend pas compte. Les paroles chantées du *gorille*, dans leur crudité, lui permettent de dire sans dire. Elle veut chanter, et pourra même me reprocher d'avoir manqué une séance qu'elle attendait. Sur la base de la musique réceptive, non vocale, classique dans sa construction architecturale, le fantasme vient se greffer, fantasme inconscient, qui rencontre le vécu du traumatisme tout aussi inconscient. C'est le fantasme qui vient à la conscience en premier, elle chante et donne un chant répétitif où la parole du chant prend corps et donne un souvenir-écran, elle parle et « tourne autour de l'inceste ». C'est parce que le fantasme est agi à travers le chant qu'un voile se lève sur le refoulement et qu'une parole devient possible. Sur cette parole, elle peut réactualiser des désirs et, dans un premier temps, mon seul travail consiste à l'aider à cette réactualisation : favoriser les promenades, les visites hors de l'hôpital... A sa sortie, elle a le projet de faire partie d'une chorale, ce qui signifie : continuer cette parole chantée qui lui a redonné un certain goût du faire. Lors des séances de musique réceptive, elle apporte des rêves et cherche à les comprendre.

L'objectif de cette observation a été de montrer comment la musicothérapie pouvait déclencher une reprise de paroles, et de paroles associatives, et faire ainsi renaître le désir. Je n'insisterai pas sur l'aspect thérapeutique qui suit ce mode de prise en charge et qui – je pense l'avoir démontré – reprend les voies classiques du travail thérapeutique, mais dans lequel la musique garde et gardera une place privilégiée de déclencheur d'affect et de mobilisation cognitive. De même, je n'insiste pas sur l'aspect anamnestique et sur les conséquences catastrophiques d'un inceste non réparé symboliquement, sinon à me poser la question de savoir pourquoi la musique permet une association plus facile dans ce contexte où la honte, la pudeur et le retour de culpabilité sur soi bouclent la parole. Cette question est soulevée par la succession de patient(e)s qui ont subi le même traumatisme et se sont, de même, « réveillés » d'un diagnostic pessimiste sur le jeu musical et la prise en charge musicothérapique.

Une hypothèse serait peut-être que la musique, et le chant plus particulièrement, permettent par la réverbération de la voix - ou de la musique - propulsée dans l'espace que s'organise un double de soi. Ou plus exactement que le soi, à travers l'épaisseur de l'espace, fait entendre du sonore qui devient son complémentaire, son double, double non saisissable mais qui s'inscrit dans la durée. Ce double « doit être considéré comme un opérateur psychique dont le fonctionnement débute très précocement – probablement au début de l'acquisition du langage –... et qui continue à tenir un rôle capital dans l'appareil psychique tout au long de la vie » (Nathan, 1995, p. 48). Pour ce dernier, la catégorie spécifique du double dans le monde sonore est l'écho. Je penserais plutôt l'écho comme un miroir, ce qui renvoie plus effectivement au mythe de Narcisse, et le double sonore, comme un prolongement dans la distance de la réceptivité de la voix, donc un autre soi. La voix émane du corps mais aussi de l'esprit, de la pensée, en traversant la frontière corporelle, la délimitation de l'intériorité et de l'extériorité permet que se mette en place le double. L'intériorité délimite les sphères cognitives et affectives - à l'origine de l'émission vocale - qui vont permettre un retour du sonore vocal – qui appartient au sujet – puis, ce sonore vocal prend forme dans l'espace comme un contenant identique mais distancié, diffracté. La voix est à la fois soi et non-soi, familière et étrangère, elle peut faire peur (*les soprani qui montent dans l'aigu le savent bien*). Ce retour sur soi, par la dynamique qu'il instaure, permet de mobiliser la pulsion épistémophilique, entendre rend curieux, entendre soi rend curieux de soi, c'est l'opérateur psychique qui est à nouveau mobilisé par le sonore et permet à cette pulsion de s'exprimer. Cliniquement il est possible de dire que le sujet s'appuie sur cette pulsion pour mobiliser la voie des associations et celle du souvenir. La parole reprend corps. Le double instauré par le chant permet que l'entendu facilite le dire. D'autant que l'entendu est aussi entendu par le thérapeute, ce qui en garantit la véracité. Ce premier entendu musical permet qu'un deuxième entendu puisse se dire, et autorise donc l'advenue de la parole, source du deuxième entendu.

Un corps blessé peut, en chantant, retrouver sa frontière par l'extériorité mise en place dans la projection sonore.

Cette frontière redélimitée entre le dedans et le dehors permet au sujet de retrouver son identité.

La musique : opérateur thérapeutique sans discours

Une autre voie de compréhension de l'effet de surgissement des associations sur le support de la musique, est que cette dernière permet que le refoulement ne soit pas déguisé, c'est-à-dire, que la musique fonctionne comme une machine à produire du sens, elle est, tout comme le mythe duquel elle participe, la condition de possibilité d'évocation du récit. Son appartenance à l'univers social en fait un objet collectif. Mais la mentalisation que suscite la musique permet d'organiser la cohérence de la pensée individuelle (*c'est ce qu'accomplit Domitille en improvisant*) et favorise l'appropriation de la musique comme objet intime ressenti pleinement et caché aux autres. C'est ce ressenti de l'objet intime qui permet l'association aux éléments incestueux. Ils prennent, à travers la musique, valeur universelle, et peuvent se traduire dans la souffrance qui travaille les patients. La musique fonctionne alors comme un « opérateur thérapeutique, sans discours » (Nathan, 1995, p. 17) et la restitution du sens prend effet dans ce que la musique s'offre en miroir pour traduire le discours. C. Clément (1979) rappelle dans *L'opéra ou la défaite des femmes*, l'histoire de Frau Rosalie H. qui voulait devenir cantatrice, mais perdit sa voix ; Freud l'hypnotisa et, dans ce contexte, la patiente se souvint d'une scène dans laquelle son père essaya de la saisir. Au seul souvenir de cet homme dressé devant elle, elle retrouva la voix. Clément associe à cette histoire le cas de la Malibran que son père avait menacé de tuer si elle ne chantait pas correctement son premier rôle. Elle note : « voici donc la source de la voix : le viol paternel, le fantasme secret, qui donna toute sa voix à M. Malibran… étranglée de frayeur : M. Garcia (son père) fut un père analyste, un sauvage de père, jouant l'étranglement de Desdémone pour faire naître la voix de sa fille cantatrice » (*ibid.,* p. 66). Ce que Clément sous-entend – me semble-t-il – à travers cette défaite des femmes et cette possession des pères - Antonia des *contes d'Hoffman* et des autres femmes de l'opéra -, c'est la femme, existant en tant que reflet, image, attendant la parole de l'autre, le père-thérapeute, pour constituer un sens. Et je renverrai volontiers le lecteur à *Portraits de femmes,* (cf. chap. II)

N'est-ce pas parce que le sujet entend qu'il peut dire ? Inversant en cela l'ordonnance thérapeutique du dire et de l'entendu, pour enfin pouvoir dire et être entendu, et j'ajouterai que l'initiation à la musique est un rite de passage qui permet d'accéder au savoir, y compris au savoir thérapeutique.

Charles

Un cas de musique réceptive

Charles vient en musicothérapie à la demande du psychiatre qui l'a suivi en thérapie comportementale pour une névrose obsessionnelle grave. Il ne pouvait plus suivre ses cours en première année d'université et restait enfermé chez lui. Une psychanalyse commencée s'avérait insuffisante ou plus exactement trop longue pour lui permettre d'aller mieux. Son échec à l'université, du fait de son absence, compromettait son avenir ; un diagnostic de schizophrénie s'esquissait.

Après une année de thérapie comportementale, Charles va mieux, il sort de chez lui sans être accompagné de son infirmière référente, vient à l'hôpital de jour seul... et demande une psychothérapie. La psychothérapie verbale ayant échoué (*il avait refusé de continuer*), le psychiatre lui propose la musicothérapie.

Il se présente à moi, tête baissée, ses longs cheveux cachent son visage. Durant presque une année, je ne verrai pas ce visage. Il est figé, les mains cachées à l'intérieur d'un pull-over. Charles a vingt et un ans, aucune activité depuis trois ans. Il vit avec sa mère depuis le décès de son père trois années auparavant.

Durant la maladie de son père, les symptômes obsessionnels (*qui remontaient à l'adolescence*) sont majorés et centrés sur l'hygiène corporelle. Il craint d'être empoisonné par la mort aux rats que son père utilisait. Il en résulte une angoisse de toucher des objets, des sacs en plastique, ses livres. Il ne peut plus prendre l'autobus et reste cloîtré chez lui avec de nombreux rituels de lavage. Certains mots peuvent déclencher des réactions intenses, par exemple le mot « vomir ». Un syndrome dépressif accompagne ce tableau avec verbalisation d'idées de mort, douleur morale...,

Son incapacité à montrer ses mains et à toucher les objets me font renoncer à la musique active. Il a joué un peu de guitare durant son adolescence mais il ne peut plus la toucher.

Je lui propose de ramener, après avoir bien réfléchi à leur choix, quatre cassettes, sur lesquelles nous travaillerons durant toute la psychothérapie. Mon choix était motivé par le fait que je possédais peu de cassettes dans l'institution et que je ne voulais pas lui imposer une musique qui n'aurait pas répondu à ses goûts ; mais surtout, je souhaitais obtenir un intérêt actif de sa part. Nous décidons de deux séances par semaine. A la première séance, il sort sa cassette avec quatre morceaux de musique enregistrés :

A saucerful of secrets	PINK FLOYD
The end	THE DOORS
Underground	VELVET
Adagio de la 5e symphonie	MAHLER

Après le premier morceau que nous avons écouté ensemble (et que je découvre), il me dit :

– C'est une musique ignoble, des bruits, des sons (*long silence*).

Je lui demande de décrire son symptôme en images, il répond :

– Des mains qui touchent des objets et un robinet qui coule.

– Si vous deviez décrire votre symptôme en musique ?

– Je vous ai rapporté une cassette avec quatre morceaux que j'ai choisis.

Je propose d'écouter l'adagio de Mahler (*entrer en terrain connu pour moi*), il accepte.

Nous laissons la musique se dérouler, il baisse toujours plus la tête, lové sur lui-même. Je me tais et attends.

– Ça me rappelle mon père, je me sens coupable de sa mort, je n'ai pas cru à son cancer. Deux jours après sa mort, j'ai fait un rêve : voilà, j'ai rêvé que dans le journal un avis de décès signalait que « Monsieur X (*son père*) était mort à cause de son fils » et depuis je me sens très coupable.

– Avez-vous pensé que votre culpabilité éprouvée à la mort de votre père était en relation avec votre mère ?

– Il bégaie : non – si – oui – non, je ne sais pas, peut-être, parfois j'y ai pensé, je ne suis pas... (*long silence*). Je me sens coupable envers ma mère.

– Pourquoi ?

– Parce qu'elle a du diabète depuis ma naissance. Je lui fais ses piqûres et j'avais arrêté parce que j'avais peur que l'insuline me coule sur les doigts, mais je les fais à nouveau.

– Pourquoi ?

– Elle a peu de veine et ça lui fait mal (*je me dis qu'il ne doit pas s'agir d'intraveineuse, mais n'interviens pas*). Des fois, je me dis que ces produits sont vraiment dangereux pour moi.

Il part et attend que j'ouvre la porte, il ne peut toucher la poignée et ne répond pas à ma main tendue.

A la deuxième séance, je mets en place le protocole, il apporte la cassette, nous écoutons un ou deux morceaux par séance et c'est lui qui interrompt l'écoute, quand il le désire, pour verbaliser ses associations, ses émotions et dire ce qu'il a envie de dire. Je souhaite lui laisser la maîtrise de son analyse par rapport à la musique qu'il a choisie.

Nous écoutons les Pink Floyd, il interrompt et me dit :

– Ça évoque le chaos, c'est une recherche expérimentale du son, ce n'est pas mélodique, cela date des années 70 (*année de sa naissance*). C'est une période où ils prenaient de la drogue...,

– C'est quoi le chaos pour vous ?

– Le chaos c'est mon symptôme, quand j'avais l'impression d'avoir les mains souillées, que rien n'allait plus. Dans cette musique il y a une montée, plus j'y pensais (*au symptôme*) plus ça m'angoissait. Mais à la fin, il y a une mélodie et ça pourrait être (*il s'agit du morceau de musique*) le début, le milieu, la fin du symptôme, ça commence doucement puis un délire musical, à la fin très mélodieux.

Charles a fait de la musique une métaphore de son symptôme et parle du développement musical alors qu'il avait interrompu assez rapidement l'écoute. Il propose une deuxième écoute sans interruption, puis dit :

– C'est sombre mais avec le chœur on va vers la lumière.

– Vous écoutez cette musique avec votre mère ?

– Non, ça l'angoisse.

Lors de la séance suivante, nous écoutons John Cale au violon « avec des cordes de guitare électrique » précise-t-il, il ajoute :

– Cette musique est calme, puis une accalmie soit : drogue, sexe, suicide.

Je lui demande la signification des paroles de cette musique composée par les Doors ; il hésite, puis :

– Vous ne comprenez pas (*silence, puis d'une voix basse*), c'est la fin, père je voudrais te tuer, mère (*silence*), il avait pris des acides, du LSD, quand il a sorti ce passage œdipien. Cela a fait scandale (*il s'anime, la tête toujours baissée*). Les Doors, c'est une ambiance indienne, psychédélique. Les Velvet ont un côté autodestructeur qui m'intéresse, ils disent : « l'héroïne c'est ma mort, l'héroïne c'est ma femme, l'héroïne c'est ma vie » (*long silence*). Puis il reparle de son symptôme qu'il supporte depuis trois ans.

– Ce symptôme n'est-il pas une défense contre ce côté autodestructeur ?

– C'est vrai, il y a une contradiction entre ma pensée qui est pour la destruction et mon comportement, quand je pense que j'ai de la mort aux rats sur les mains, je ne mets pas les mains sur la bouche.

Lors de la séance suivante, il propose l'adagio de Mahler sur un poème de Rückert ; il précise :

– Ce poème signifie « pour un vers, s'isoler du monde ». Cette musique m'émeut, c'est une musique dont je ne peux pas parler, il faut juste écouter. (*Il a deux doigts devant la bouche*).

– Est-ce pour vous interdire les mots, ces doigts devant la bouche ?

– Je n'y avais pas pensé.

– Êtes-vous sorti ce week-end ?

– Oui, j'aurais mieux fait de lire ou d'écouter de la musique, j'ai pris de l'héroïne.

Je ne relève pas et lui propose de comprendre l'adagio comme une architecture structurée qui nous place dans le monde plutôt que de nous isoler, et le tempo lent comme un étalement dans le temps, une intégration progressive.

– Je n'y avais pas pensé, peut-être..., je voudrais m'inscrire aux Beaux-Arts. Il parle de ses lectures qu'il essaie de reprendre.

Après avoir dressé le tableau de ses choix musicaux qui sont à la fois des indices et le parcours de sa névrose, il parle spontanément de sa prise de toxique. Il écoute ces musiques en relation avec ses symptômes, ce qui m'apparaît être une réponse directe au projet de musicothérapie mais en même temps une résistance à une psychothérapie.

Pendant la séance suivante, sur un rythme de galopade très monotone et qui m'évoque un bruitage de coups de marteau, j'interromps la musique et lui demande le mot qui lui vient à l'esprit :

– Chaos.

– Essayez de définir la musique.

– Répétitive, très sourde.

– Nous voici donc avec une triade symptôme – chaos – répétitif, si le symptôme est effectivement répétitif, qu'en est-il du symptôme au chaos ?

– Quand je pense au «...cide » (*le mot est inaudible*) j'ai dans la tête que ça peut me mettre en danger, c'est une idée fixe, ce produit qui m'angoisse et tout autour de cette idée tourne très vite n'importe quoi, un morceau de musique, un auteur, une scène de film... c'est le chaos. Il y a une relation entre tout ça ; avant, je ne la voyais pas, maintenant je vois qu'il y a une relation mais je ne sais pas laquelle (*long silence*).

– A quoi pensez-vous ? Vous avez avalé le mot.

Pour la première fois il rit, se met la main à la gorge et déglutit. Je propose de continuer l'écoute et lui laisse le choix de l'interruption. Sur un changement de rythme que je perçois comme un bouillonnement, il arrête la musique et dit :

– Maintenant le rythme est plus calme, plus rassurant ; maintenant, je me nettoierais les mains.

Il me paraît que ce rythme est peut-être moins calme que les précédents et qu'il y a là une démonstration de l'engendrement des affects par la musique chez l'auditeur, affect différent en fonction de celui qui écoute et reçoit la musique, c'est-à-dire que la musique ne représente rien par elle-même, c'est l'auditeur qui projette ce qu'il a besoin d'y trouver.

Je lui fais part de mon association : « cette musique que je découvre me renvoie l'image d'un volcan en effervescence et le moment d'interruption évoque l'image du bouillonnement final des laves qui s'écoulent ». Mes interventions sont liées au fait que je ne souhaite pas le laisser dans un silence prolongé, car c'est ce qu'il n'a pas supporté dans les psychothérapies précédentes. Il reprend :

– Au début, je voyais dans cette musique la formation du monde, c'est-à-dire le chaos, l'entrée des chœurs à la fin, la vie qui s'installe.

– Pourquoi ce rituel de lavage des mains après ce chaos ?

– Pour trois raisons : pour neutraliser mon angoisse, pour ne pas me mettre en danger, pour ne pas mettre les autres en danger.

Lors de la séance suivante, nous écoutons la suite du même morceau, c'est un passage à l'orgue, un moment très apaisant ; il n'arrête pas la musique et dit :

– Après le lavage des mains (*il reprend là où il s'était arrêté à la séance précédente*), je suis rassuré, c'est la naissance de la vie, après je ne crois plus que j'ai les mains souillées. Je ne suis pas vraiment rassuré ; vous savez, je peux faire davantage de choses.

Il sort sa main du pull-over. Cette main est couverte d'eczéma. Quand le symptôme était invalidant, il n'avait pas d'eczéma. La musique se déroule, il parle :

– C'est une musique gothique, religieuse, je parlerais de rite, avec le rite comme si je sacralisais quelque chose, comme si l'acte à venir était... (*silence*). En plus cette musique me fait penser au *Septième sceau,* un film de Bergman. Le personnage central est en période d'incertitude, il joue sa vie. Il y a des processions, on se flagelle pour plaire à Dieu. La mort veut l'emmener jouer une partie d'échecs pour un délai car il veut donner un sens à la fin de son existence, c'est la quête du sens de l'existence.

– Si on reprenait le mot flageller ?

Il rit, lève la tête, me regarde, la baisse à nouveau et dit : « Il y a un côté auto-punition, mais la fin de cette musique avec les chœurs, c'est la délivrance ».

Après quelques séances, nous écoutons les Doors, Charles parle :

– Au début, c'était la mort, en fait, c'était la fin d'un amour, il parle longuement de la mort de Jim Morrisson.

– Et vous ?

– (*Il rit*) Moi, je ne vois pas comment j'y suis et pourquoi je suis là-dedans (*silence*). La première partie c'est la fin, la deuxième partie, mère je veux te b... toute la nuit. C'est ce côté là qui a amené la perte du groupe.

– Si le groupe est symboliquement une personne, on pourrait dire, que le fait de vouloir tuer son père et b... sa mère entraîne sa perte.

– Ça parle tout seul et on n'a plus besoin de parler.

– Oui, c'est exactement ça.

Je me lève et il me demande la permission de venir le lendemain (*ce n'est pas le jour de sa séance habituelle*), j'accepte.

– Hier on s'est arrêté au passage œdipien, dit-il.

Nous écoutons la fin des Doors. Je lui fais écouter à nouveau le passage et lui montre l'opposition entre la musique qui module « vers », qui laisse en attente d'un autre développement et l'expression « c'est la fin ». Je me sers de la musique pour lui opposer une dialectique de la vie et de la mort et mobiliser chez lui une écoute créative. Entre sa prise de toxique, son goût pour la vie et la mort de Morrisson, la culpabilité qui l'habite quant à sa naissance, la maladie de sa mère, sa crainte de l'hérédité et sa peur d'attraper la maladie de son père, ses idées de contamination, Charles souffre et se perd dans une idéation morbide. J'essaie de faire vivre en lui des éléments dynamiques et créateurs qui s'opposeront aux éléments létaux.

Au cours de la dernière séance avant les vacances, il dit :

– Cette musique n'est pas géniale, on a l'impression qu'il y a toujours de la violence et qu'à un moment ça va exploser. La batterie est sourde, ça ajoute à ce côté tension, on ne sait pas de quoi il est question (*long silence, il est lové sur lui-même*). « Quand je mets la seringue dans ma veine » (*il traduit les paroles*), ça joue sur la provocation, « je ne sais pas où je peux aller, je me sens comme le fils de Jésus et je devine que je ne suis rien, je devine que je crois en rien » (*il traduit encore*). Il en arrive à dire que c'est la même chose. (*La musique continue...*) Dès qu'il prononce le mot héroïne (*silence*) la musique ça correspond à la prise d'héroïne, ça devient le délire musical, puis l'accalmie, puis la rechute (*j'entends un lapsus*).

J'ai des difficultés à suivre Charles qui me paraît confus, toutefois il note son lapsus et dit :

– Rechute ce n'est pas ce que je voulais dire, ce n'est pas comme toujours une histoire d'amour, c'est comme le film d'hier ; elle est nulle mais nulle cette morale bourgeoise, famille je vous aime (*s'agit-il d'un lapsus ?*). Puis subitement il parle de ses vacances avec un certain sourire et se tait.

Je comprends alors qu'il est en prise avec la drogue et qu'il se sert de la musique pour me dire sa souffrance qui m'apparaît plus intense que ses symptômes obsessionnels. Je lui dis :

– La qualité de votre sourire me fait penser que c'est comme si durant vos vacances vous vouliez jouer un bon tour à tout le monde.

– (*Il relève la tête, étonné*) C'est vrai, ce sera une épreuve.

– Vous ne croyez pas plutôt que l'épreuve durant ces trois années a été assez difficile à supporter et que vous auriez plutôt besoin d'être protégé pour vous sortir de cette situation.

– Pas ma mère en tout cas.

– Je parlais d'une protection symbolique. N'avez-vous jamais pensé que votre symptôme était une épreuve initiatique ?

– Non, je n'y avais jamais pensé, mais si cela pouvait me rendre moins stupide, j'aimerais bien me sortir de ça *(« ça », s'agit-il du symptôme ou de la drogue ?*), aller mieux, mais à quoi sert le symptôme ?

– Peut-être que ce symptôme vous a amené à rechercher l'autre, pour vous aider à être mieux vous-même, pour pouvoir surmonter. Que pensez-vous du concept de surmontement qui est un passage vers la vie adulte ?

Le projet de Charles est de partir avec un ami et de prendre des drogues dures. Il n'en a pas parlé, et je me sens responsable, bien qu'ayant choisi d'éviter de parler de drogue avec lui, afin de lui laisser la possibilité d'élaborer seul sa relation à la drogue en parallèle avec ses symptômes. Mais les chansons des Doors, que nous écoutons répétitivement, nous y « replongent ». Je choisis de faire réintervenir le symptôme (*c'est ainsi qu'il nomme ses différents symptômes*). Il personnifie le symptôme qui résume sa névrose. Je lui propose le concept de surmontement à méditer, je tente de lui donner un fil conducteur qui nous relie durant ce mois de vacances, qui lui donne du matériau pour sa psychothérapie.

Charles revient un mois plus tard, très décontracté, les mains libres, il me regarde et pour ce faire, repousse ses cheveux. Il n'a pas été en vacances (*il ne s'est pas drogué*). Il a lu et a été à la piscine chez des amis (ce qui est à noter, Charles ne supporte pas de se déshabiller). A ma remarque sur sa décontraction et sa gestuelle libre, il me dit :

– Le symptôme est en vacances (*lui n'en a pas pris*).

– Est-ce un congé de longue durée ?

– Non, c'est juste un week-end prolongé, vous savez, le symptôme est un vieil ami, un vieux compagnon qui me suit partout, je suis habitué à lui.

Il me semble qu'indirectement, Charles me dit qu'il n'est pas seul, et ce par rapport à ma remarque d'avant les vacances. L'absence de prise de drogue, le symptôme en congé et la visite aux amis sont des efforts notables. Il apparaît que Charles a choisi de vivre, de ne plus se droguer et qu'il est prêt pour une psychothérapie.

A la séance suivante, il revient une main dans la poche et parle de son symptôme qui reprend ses appartements. Dans la première partie des Pink Floyd, il dit :

– C'est comme une tempête sur le crâne, et le symptôme c'est ça. C'est une construction gothique avec le chaos, puis la musique vocale, une renaissance. Si j'assimile le symptôme à une tempête, peut-être que le symptôme donnera naissance à une nouvelle génération, à une création nouvelle. Mon symptôme, je me réveille le matin avec lui, c'est normal... on est en relation conflictuelle tous les deux, parfois il prend de la force (*il grimace*), j'y pense toute la journée, mais c'est secondaire, je m'impose un programme, pas plus de cinq rituels par exemple pour me laver les mains (*en fait le nombre est plus important*).

Si l'organisation de la pensée est hypercontrôlée, Charles attend une création nouvelle de ses symptômes ; comment mieux dire qu'il a envie de produire, mais à ce stade la musique lui sert de « remâchage ». C'est peut-être là, la difficulté soulevée par le choix de quatre morceaux, mais c'est aussi l'occasion de répéter inlassablement une problématique et une jouissance qu'il ne pourrait verbaliser sans ce support. Il sait qu'il me choque par ses choix musicaux, mais que j'ai accepté ce contrat. La musique se trouve être une alliée qui lui permet la transgression, elle peut être un support à sa jouissance.

Pendant de nombreuses séances, il reprend toujours les mêmes thèmes et les mêmes paroles avec une jouissance dans le sourire qu'il ne reconnaît pas. Sur la musique de « père je voudrais te tuer, mère je voudrais te b... », il parle d'éclatement de la musique. Quant à la chanson *The end*, il reprend inlassablement le thème de sa déception que ce ne soit que la fin d'une histoire d'amour et non l'annonce d'un suicide, il a toujours la même moue de dégoût sur « histoire d'amour » ; il se délecte.

Je reprends la phrase de Stravinski, « la musique c'est l'ordre instauré dans le chaos » et suggère le rythme musical comme le modèle de la pulsion de vie instaurée dans la musique en opposition à une pulsion létale instaurée par les mots (*je lui propose des métaphores sur la musique en miroir à sa problématique*). Il me répond :

– John Cage a fait un morceau de musique de cinq minutes de silence !

Charles entend mes efforts maladroits mais il y a un clivage entre la pensée rationnelle et le plaisir de l'incontrôlé en musique ; il doit suivre son chemin vers la psychothérapie.

A la séance suivante, Charles a oublié sa cassette - il est en musicothérapie depuis un peu plus d'un an ! - Il m'annonce que le symptôme a regagné ses appartements et donc que les rituels augmentent. Il va mal, mais conserve son humour ; il se propose de faire au symptôme un contrat propriétaire – locataire (*alors que pour la première fois il n'a pas respecté notre contrat, il a oublié sa cassette*), le symptôme ne le gêne pas, il ne le dérange pas la nuit, sinon il l'expulse.

– Quel nom pourriez-vous trouver au symptôme ?

– « Meurt sot », me répond-il spontanément, il précise en référence à *L'étranger* de Camus (Meursault).

Il y a entre nous un aspect ludique qui m'étonne, il prend de plus en plus de plaisir à faire des jeux de mots. En grimaçant, il m'annonce qu'il s'est inscrit avec son ami dans une entreprise d'intérim et qu'il risque de travailler à la décharge municipale. Il veut aussi se réinscrire en histoire de l'art « bien que cela ne mène à rien ».

A la séance suivante, il a la cassette ; durant l'écoute, j'interromps la musique et lui demande :

– A quoi pensez-vous ?

– A une phrase du chant, « si j'avais cent ans ». Cela me rappelle Pessoa qui est né le même jour que moi et qui aurait cent ans. Suit un monologue sur Pesoa qui l'intrigue par la multiplicité de sa personnalité.

J'aborde la question de la jouissance du rituel, qu'il reconnaît, mais sans la comprendre.

Un peu plus tard, il arrive en me disant qu'il s'est inscrit à l'université et il ajoute, sur un ton triste, qu'il n'a pas de bourse et ne peut donc pas continuer ses études. Il a besoin d'argent pour acheter des livres car il ne fréquente pas les bibliothèques. Il me parle de *La Nausée*, de *Voyage au bout de la nuit*, de *L'Étranger*. Devant mon absence de réaction, il me dit : « c'est ce que les jeunes de mon âge aiment ». Puis, il me parle du film *Dans la soirée,* qu'il trouve « nul à part Mastroianni », la petite fille Papère I et II l'intéresse. Je tente d'associer Papère avec Meursault, il rit et me dit que « Meursault est parti en week-end ».

Je lui demande de parler de Meursault, il me raconte l'histoire. « Il est condamné à mort pour ne pas avoir pleuré à l'enterrement de sa mère. » Il associe sur la mort de son père et dit : « j'étais pareil, ma mère et ma sœur pleuraient, je ne pouvais pas pleurer, j'étais à distance ».

Je lui demande de parler de son père. Il me dit : « je l'aimais bien, mais parfois pas du tout ; une fois, il m'a dit que je n'étais pas digne d'être son fils » (*il pleure*). Nous écoutons *l'adagio* de Mahler, il l'interrompt dans la première partie et me dit en riant : « voilà, je n'ai rien à dire, c'est une étape très calme, après ce sera agité, alors j'arrête là. »

La séance suivante se passe sans musique (*alors qu'il a apporté la cassette*) et c'est la première fois. Les rites reprennent leur « appartement d'hiver », mais il ne se sent pas trop gêné. Il éprouve le besoin de se laver quand il prend le bus, quand il est entouré d'inconnus, mais quand il va à la faculté ou chez des amis, il n'a pas ce même besoin. Il parle de sa mère avec un sourire ambigü, elle dramatise, elle est toujours là quand il se lave les mains. Il a été voir *Lune froide,* deux alcooliques qui attrapent les mouches et leur coupent les ailes, puis font l'amour à une morte. Il trouve le film esthétique. (*Je fais un lien entre son comportement avec sa mère et ce film, et me dis qu'il doit avoir un comportement sadique avec elle, mais ne lui communique pas mes réflexions*). Je lui demande s'il rêve. Il reprend le rêve de l'avis nécrologique dans le journal et redit qu'il se sent coupable de la mort de son père, qu'il n'a pas fait ce qu'il aurait dû. Je reprends :

– Monsieur X mort à cause de son fils qui n'est pas digne d'être son fils !

– C'est vrai, une fois il m'avait dit cela parce que je ne savais pas bricoler comme lui.

– Et depuis, vous vous purifiez en vous lavant les mains.

– C'est exact, j'ai commencé à me laver les mains à ce moment là et mon père était très inquiet de mon comportement. (*Il est à noter qu'à la phrase du père, « mon fils tu n'es pas digne d'être un ouvrier », le fils répond en se lavant les mains comme un intellectuel qui ne se salit pas, mais il ne pourra plus toucher les livres. Ses premiers rêves seront pourtant des rêves de livres*). Et pendant sa maladie, je n'ai pas su l'aider (*sous-entendu cesser son rituel*).

Voilà de quoi il est coupable : ne pas avoir su montrer à son père qu'il ne lui en voulait plus.

– Cette culpabilité que vous éprouvez de la mort de votre père est peut-être liée au fait que, n'étant pas digne d'être son fils, vous n'étiez plus sûr d'être aimé et de l'aimer.

– Quand j'avais dix ans, j'avais honte de mes parents, parce qu'ils étaient ouvriers, peut-être parce qu'ils étaient vieux et que mes copains avaient des enfants (*lapsus*) plus jeunes. Je n'ai jamais pu imaginer mes parents ensemble, jusque vers quinze ans, je ne pouvais imaginer mes parents... impossible pour moi. Quand j'étais petit, ma mère appelait mon père, papa, et mon père, ma mère, maman, je ne comprenais pas, je ne me retrouvais pas dans cette filiation, ma mère fille de mon père et vice-versa (*rappelons-nous le choix de la musique mère je veux te b...*). Je pensais qu'ils s'entendaient bien et des fois mon père, pendant trois semaines, ne parlait pas à ma mère alors qu'ils s'entendaient bien... Puis avec cette honte, j'ai milité à gauche (*parti des ouvriers*) alors là ça a été mieux.

Je lui demande s'il a un souvenir de ses premiers émois sexuels.

– Non, en tout cas pas chez moi, ailleurs.

Quelques séances plus tard, il associe, à propos d'un article sur une ethnie qui réclame son indépendance en Italie, le souvenir d'un film de Pasolini qu'il a vu deux fois, *Salaud ou les 120 jours de Sodome*. Il parle de séquences où ils mangent leurs excréments, de séquences d'énucléation, ajoute « je suis pervers », puis « il paraît qu'en Italie, on a montré ce film dans un collège pour dégoûter les jeunes de la sexualité », il rit et observe un long silence, rit à nouveau et dit : « le silence est difficile, on peut tout dire et rien ; au cinéma, le silence est une brisure de la tension dramatique ».

La séance suivante débute par un long silence ; il n'a pas envie d'écouter la musique.

– A quoi pensez-vous ?

– A mes mains, je les regardais justement.

– Oui.

– Les mains renvoient à mon symptôme... J'ai vu une pièce de théâtre à la télévision, la mise en scène était « génialissime », sur la psychanalyse, il y avait un seul acteur et à la fin de son analyse, il s'apercevait que son analyste était plus petit, moins attrayant... qu'il ne l'avait imaginé ; ça m'a fait « marrer ».

Séance suivante :

– J'ai fait un rêve, j'étais au milieu de gens, dans un endroit de pénombre que je ne saurais définir et je vomissais, je vomissais toujours, mais ce n'était pas liquide, c'était rose, comme de la mort aux rats, entre la pâtée de chat et la mort aux rats. Je me suis réveillé, assis dans le lit, avec un sentiment de malaise, puis rendormi, et je m'en suis rappelé vers dix heures le matin, j'ai été dans le malaise toute la journée (*long silence*).

– A quoi cela vous fait-il penser ?

– A rien justement (*long silence*).

– Dans « la mort aux rats », il y a « amore » (*il se fige, ne reprend pas le thème*).

– Cela me fait penser à des soirées avec des copains... Il y en avaït toujours un qui vomissait car ils buvaient aussi du vin et c'était rose et ça se terminait toujours comme ça (*il fait une mine dégoûtée*).

– Et vous, cela vous est-il arrivé ?

– Non, je ne bois pas. Ah si, une fois. J'avais huit ou neuf ans, il y avait une bouteille de vin sur la table, j'en ai bu la moitié ; quand ma mère est arrivée, j'étais excité, je sautais sur le canapé et après, je me rappelle même qu'on mangeait du bifteck haché et j'ai tout vomi, c'était rose avec ces bouts de bifteck et j'ai été malade, j'avais mal au ventre. Mon père n'a pas apprécié sur le moment (*il grimace*), après il a ri. Dans mon rêve, c'était un peu comme de la viande hachée crue (*silence*). J'ai fait un autre rêve avant, je m'en suis souvenu et je me suis dis que je devais vous le dire. J'ai rêvé que je me voyais mort ; c'était comme une idée, il n'y avait pas d'image (*long silence*).

J'interromps la séance. Il est intéressant de noter que la démystification de l'analyste lui permet l'accès aux rêves.

Charles oublie que je suis en vacances et vient aux deux séances suivantes. Mais la semaine d'après, à l'heure de sa séance, il me téléphone pour s'excuser de ne pouvoir venir : il vient de se réveiller.

Il arrive à la séance suivante avec pleins de projets : aller à Paris, enseigner pendant les grandes vacances, avoir une activité en rapport avec le métier qu'il aimerait exercer. « Je ne vais pas trop mal, mon symptôme ça va ». Mais il passe toute la séance à s'arracher des lambeaux de peau aux mains (*il a de l'eczéma*).

– Quand je suis ici, je ne pense plus, je vois les choses, j'ai des clichés comme au cinéma. (*Il continue à s'arracher la peau*). Je laisse des petits bouts de moi un peu partout, ici, dans le bus, à la fac ; c'est une expérience. J'arrête avant que cela me fasse mal ou qu'il y ait du sang. Il y a de petites boursouflures, c'est marrant, je les perce et les dépèce ; et puis, quoi faire de ses mains ? Les poser sur la gabardine ? C'est froid. Les mettre comme ça (*il les croise*) ? Cela fait un tout.

– Votre symptôme, la peur de toucher le raticide, ne se déplacerait-il pas sur cet arrachement de peau ?

–... (*il reste interloqué, me regarde*)

– Y voyez-vous un auto-érotisme ?

– (*Silence*) Oui, cette sensation de toucher, c'est vrai. Mon symptôme, c'était ma liberté ; c'est moi qui gérais avant. Quand je croyais avoir les mains contaminées, je forçais ma mère à m'embrasser le bout des doigts pour que je ne sois plus contaminé. Je veux aussi que ma mère fasse le même régime que moi. (*Puis il parle de ses neveux qui posent des problèmes ; son intérêt pour les relations familiales grandit*).

A la séance suivante, il relate un nouveau rêve.

– J'étais dans une pièce toute tapissée de livres. Il y avait un escalier en colimaçon et des barreaux empêchaient l'accès à tout un pan de mur où il y avait des livres anciens... c'est tout... (*long silence*).

– C'est un désir de transgresser l'interdit du savoir et de ne pas rester ouvrier comme votre père.

- Oui (*il rit*). C'est dommage tous ces livres, alors on pourrait supprimer l'escalier, mais alors on ne pourrait plus monter et on ne pourrait accéder à aucun livre (*silence*).

– Ou être prisonnier avec le savoir...

– (*Il rit*) C'est ça, ça me fait penser à une tour gothique (*c'est un des thèmes de la musique des Pink Floyd*), à l'intérieur ce serait très feutré, il y aurait une douce chaleur (*il s'excite légèrement et rit*). Dans le rêve, en bas c'était allumé, très clair, en haut dans la pièce, très sombre... C'est comme l'inconscient et le conscient : en bas, le conscient clair, en haut l'inconscient, c'est périlleux d'y accéder !

Toutes les deux séances, il raconte un nouveau rêve. « Je tiens un rat mort par la queue, un ami me dit : « mais, il est empoisonné ! », je le lâche. » Le rêve l'étonne, il n'y associe pas d'affects. Mais il se dit très déprimé, se plaint de maux de tête. « J'ai pensé à pleins de choses mais j'ai tout oublié, j'aurais dû les écrire mais j'aurais oublié le papier. »

Pour la séance suivante, il manque l'autobus. C'est effectivement périlleux d'accéder à l'inconscient !

Séance suivante :

– J'ai rêvé, mais je ne me rappelle plus. Hier, j'ai accompagné un ami faire piquer son chien et le soir, en m'endormant, j'ai vu un chien, la gueule ouverte, avec de la bave ; ça m'a fait peur, j'ai cru que j'en avais sur moi. Je ne croyais pas qu'on pouvait avoir de la peine de voir mourir un chien. Quand j'étais petit, ou peut-être je n'étais pas né, le pharmacien était venu à la maison piquer le chien avec du cyanure je crois, et mon père lui tenait la gueule ; c'est ma mère qui me l'a dit. Je ne comprends pas comment on peut transporter un cadavre de chien.

– Votre père est-il revenu à la maison après son décès ? (*J'essaie de faire un lien entre l'affect dépressif et la mort du père rapportée comme étant sans affect, sans pleurs de sa part.*)

– Il est mort à la maison, il était sur une table réfrigérante, ça faisait du bruit, comme un ronflement ; je dormais dans la chambre au-dessus et je me suis réveillé, je croyais que c'était mon père qui ronflait, j'ai eu très peur, un revenant. Je n'ai pas assisté à la mise en bière, j'aurais dû, il y avait des amis de mon père et leurs fils et pas moi. J'étais là quand il est mort, je ne savais pas s'il savait qu'il mourrait.

– Coupable ?

– Oui, à cause de mes rituels de mains, mon père était très malade et il était très affecté, j'avais peur des désherbants. J'ai rêvé trois jours après l'enterrement, je voyais l'avis nécrologique dans le journal et c'était « Monsieur X est mort à cause de son fils ».

– Vous avez eu des désirs de mort envers votre père ?

– Quand j'étais petit (*il rit*), je croyais que toute ma famille c'était des monstres, des vampires. Je courais partout, je ne pouvais pas m'échapper, c'était un jeu imaginaire.

– Et vous avez pensé que votre père aurait pu vous tuer avec des désherbants ?

– Oui (*gêné*), comme le vampire.

– Et quand votre père est mort, la mort s'est inscrite dans la réalité et vous vous êtes senti coupable de cette mort.

– Peut-être... (*long silence*)

– Essayez de vous souvenir de votre rêve.

– C'est une parole qui me revient : « Jeanne Moreau est morte », elle devait avoir quatre-vingts ans, elle était dans son lit. C'est vague. Je me suis demandé si c'était le radio réveil et j'ai demandé à ma mère si elle avait écouté les informations. Moreau, ça me fait penser à mort, mort aux rats, tête de rat, vomi de rat et… (*silence*)

– Et Jeanne ?

– (*Il rit*) Jeanne à Janny, ma sœur. Quand je lui raconte des choses immondes, scatologiques quoi, elle me dit : « arrête, tu ferais « gerber » un rat crevé ! ». A Marie-Jeanne, ma mère c'est Marie-Jeanne, ma grand-mère c'est Jeanne-Marie, c'est dans la famille, et Marie-Jeanne c'est dans la Marijuana…

– Et vous ingérez toutes les Jeanne de la famille ?

Il rit puis se laisse aller à une longue association sur les croyances hindoues, sur les femmes sacrifiées sur le bûcher de leur mari.

– Les croyances me font peur, j'y crois sans y croire. J'ai fait un rêve : j'étais au cinéma dans une ville allemande, il y avait une grande salle avec des escaliers qui arrivaient partout. J'étais spectateur, mais en fait on traversait l'écran pour déboucher sur le film. Il y avait un trottoir rouge foncé, la rue, de l'autre côté du trottoir, le fleuve, quelqu'un courait, la caméra avançait au ralenti sur le trottoir, et un poteau (*il me montre la hauteur*) tombait, soit il était retenu par des fils, soit il se désagrégeait. La lumière était difficile à cerner, avec une atmosphère un peu glaciale en même temps, ça me rappelait ma ville et quelqu'un disait : « Le cinéaste a réussi à maîtriser le temps ». Maîtriser le temps, c'est fabuleux, présomptueux, mais je ne sais pas ce que ça veut dire. Les escaliers me font penser à l'escalier de l'autre rêve, c'est drôle comme les thèmes reviennent dans les rêves (*long silence*).

– Le premier rêve débouchait sur l'inconscient et la transgression de l'interdit du savoir ; la maîtrise du temps n'est-ce pas aussi transgresser un interdit de savoir ? Cela me rappelle le choix de vos œuvres musicales : pour les Doors, c'est la transgression de l'interdit de l'inceste ; pour Mahler, si je fais référence au film, c'est l'homosexualité.

– Les escaliers, c'est tortueux, ça me fait penser à la tortue, à la torture… les deux font la soupe à la tortue, c'est vert comme la soupe au cresson, c'est « dégueulasse ». La soupe me fait penser à la purée de rat ; un cinéaste disait en parlant d'un film : « tout ça, c'est de la purée de rat ». Purée, ça me rappelle quand j'étais petit, mon père me faisait une maison avec de la purée en forme de cône, avec un trou en haut et ça fumait, et je faisais la porte, les fenêtres, j'aimais ça. Rat me fait penser à raz de marée, à la pointe du Raz (*long silence*), à la mer.

A travers ce rêve, en apparence éloigné de sa problématique, revient la thématique des choix musicaux. Mais la relation triangulaire s'inscrit dans une restauration de la place du père qui lui construit des maisons avec de la purée. Et si le thème de la mort reste présent à travers tortue, tortueux, torture, la place de la mère, dans une association à « rat » (*n'oublions pas que Charles était contaminé par la mort aux rats*), s'inscrit dans une invitation au voyage : la mer.

Charles revient les cheveux coupés, me regarde sans baisser la tête. Quelques séances plus tard, Charles rêve que Jean-Luc Godard est mort, il entend une voix le dire, comme à la radiophonie précise-t-il. Il associe sur un film de ce dernier d'après un livre de Moravia et sur une phrase qui aurait été dite par Godard : « à partir d'un livre de gare, j'ai fait un film », puis sur un travail qu'il a réussi à faire. Il ajoute : « je fais toujours le même type de rêve, je crois entendre le radio réveil, je crois que c'est vrai. Godard, c'est un génie…

– Et si le génie meurt ?

– Il laisse la place aux autres (*il rit*).

– Et cette mort, que vous entendez annoncer, vous renvoie à la mort de l'imprimé du journal.

– J'ai vu une maquette de Godard où c'était marqué : « fils de Marx et de Coca Cola ». C'est immonde parce que je fais un déplacement sur le Coca Cola, maintenant ça me fait « gerber ».

– Godard, fils de Coca Cola qui vous fait « gerber », comme Charles, fils de X qui « gerbe » devant les désherbants de son père.

– Oui, c'est vrai (*il paraît très anxieux*)…

– Mais le Coca Cola c'est pétillant.

– (*Il rit*) J'en ai bu avant, mais une fois, j'ai été malade, j'ai vomi.

Durant les vacances, Charles travaille trois semaines ; son contact avec les jeunes l'étonne par leur extrémisme ; il a essayé de les comprendre et se trouve ravi de cette expérience. Par ailleurs, le travail qu'il avait fait avec une petite équipe a été sélectionné. Il veut investir dans ce domaine mais cela implique de partir loin. Son symptôme va mieux et il tolère la vue du Coca Cola. « Je vais largement mieux, mais il me reste des zones d'ombre. »

Plus tard, il dit :

– Je sais quand ma maladie a commencé : quand j'ai commencé à faire des piqûres d'insuline à ma mère. Je pensais que j'étais responsable de sa maladie et je me lavais les mains pour me purifier.

– A quoi vous fait penser le mot piqûre ?

– A beaucoup de choses, à la drogue… aux piqûres qu'on fait aux chiens pour les tuer, à autre chose mais ça n'a rien à voir.

– Dites quand même.

– A la pénétration.

– Et vous vous laviez les mains pour vous purifier de ce fantasme. Quels liens faites-vous avec la maladie de votre père dans cette problématique œdipienne que vous avez apportée et verbalisée à travers le choix de vos musiques ?

– Je me suis senti responsable de sa mort (*long silence*). C'est extraordinaire, ça pourrait faire… (*suit un souhait se rapprochant du métier qu'il souhaiterait exercer et pour lequel il doit s'éloigner de son domicile*).

Nous arrêterons ici la démonstration du travail psychique qui a pu s'élaborer chez Charles à travers le choix de ces morceaux musicaux. D'autres rêves sont venus témoigner de cette problématique œdipienne dans un lien quasi fusionnel à la mère et dans des rêves traversés par un fantasme de naissance. Il semble qu'à travers la musique choisie, Charles ait eu une connaissance préconsciente de sa problématique mais sans pouvoir faire le lien avec sa symptomatologie, ce qui suscitait chez lui des mouvements dépressifs que son appareil psychique ne pouvait traiter. Cette préconscience de la problématique œdipienne et cette incompréhension de sa symptomatologie provoquaient en lui une angoisse intense et un clivage qui ont pu amener à poser la question du diagnostic de schizophrénie.

Progressivement Charles prend la décision d'aller suivre une formation à l'autre extrémité du pays, sachant qu'il ne pourra rentrer qu'aux grandes vacances. J'encourage ce départ qui est aussi une séparation d'avec la mère, même si la musicothérapie n'est pas totalement terminée.

J'ai l'opportunité de revoir Charles quinze mois plus tard. Il a passé une année scolaire très réussie tant sur le plan scolaire que psychique. Les symptômes avaient disparu, il a eu une amie... Toutefois il a dû subir une intervention chirurgicale (en liaison avec la maladie de son père). Pour des raisons financières, il est trop âgé pour avoir une bourse, il n'a pu continuer des études payantes, mais il prévoit de passer des concours pour intégrer une école publique. Devant cette frustration, les symptômes sont légèrement revenus mais ils n'entravent ni sa vie sociale ni sa vie privée...

Les rêves qui se sont succédés ont mis à jour la conflictualité intrapsychique et ont réactivé une position œdipienne chaude. S'il rêve d'avoir tué son père, c'est parce qu'il fantasme et passe à l'acte, sa mère doit lui sucer le bout des doigts, il consomme de la Marijuana, de la Marie Jeanne. Prendre la place du père auprès de la mère devient invalidant au décès de ce dernier. Les symptômes obsessionnels - idées et images obsédantes - , les compulsions - rites conjuratoires, lavages - en rapport avec la conflictualité intrapsychique permettent un déplacement du conflit. Il n'y a plus de rapport direct, intentionnel, entre ce qui est d'ordre œdipien et les phénomènes de sens, de rites qui sont perçus comme absurdes et contraignants. La régression, en référence au complexe œdipien, localise le conflit dans l'ordre de la pensée, avec une seconde régression aux gestes dans les rites de lavage. Le corps devient ainsi le langage inconscient, les mains sont cachées car elles pourraient témoigner, et le message se perd. Avec l'évolution en thérapie, le symptôme somatique prend forme (eczéma sur les mains). Le travail psychique s'élabore lentement par le choix des musiques où la transgression du tabou de l'inceste et le désir de meurtre du père sont verbalisés à travers la musique des Doors, ce qui permet une levée de la censure ; la musique, en ralentissant le rythme des paroles, métaphorise le sens des paroles et le dire peut s'actualiser (Kupperschmitt, 1978). Il en va de même pour le choix des Pink Floyd : cette musique de « cathédrale » se retrouvera dans les rêves avec une impression de contenant de chaleur qui lui permet une excitation. La cathédrale-mère est présente dès le premier choix et sera absorbée dans la Marijuana et dans la contemplation de la mer après la « purée-maison ». En s'arrêtant sur des parties de musique, il les analyse et l'explication qu'il en fait suscite des émotions qu'il doit progressivement maîtriser, après en avoir joué sur tous les registres. Ce travail sur la musique, qui mobilise le travail psychique favorise l'apparition des rêves qui vont prendre le relais du travail musical.

Les rêves vont témoigner de sa névrose, mais aussi de ses souhaits les plus cachés comme, par exemple, être fils d'ouvrier et parvenir à dépasser les « grands », faire mourir les génies pour qu'ils laissent la place aux autres. Ce travail sur les rêves mobilise des énergies qui vont lui permettre de reprendre des activités, et, lorsque le travail qu'il a accompli est sélectionné, le rêve se trouve partiellement concrétisé, du moins dans le fantasme, son désir d'être un génie. Ce faisant, il se projette dans l'avenir avec des désirs, des souhaits qui vont donner un sens à sa vie et lui permettre d'agir.

Domitille

Les premiers troubles de Domitille ont commencé vers douze ans : elle avait peur de la poussière, des microbes, peur de sa mère d'abord, de son père ensuite, peur qu'ils lui jettent des sorts. Les premières consultations en psychiatrie ont eu lieu vers l'âge de treize ans. Elle ne réussit pas au baccalauréat, puis essaie de préparer un BTS de secrétariat de direction, c'est un nouvel échec. Elle subit de nombreuses hospitalisations avec des cures de sismothérapie, des cures de Sakel, des prises de neuroleptiques. Elle suit des psychothérapies et commence une psychanalyse. A trente cinq ans, à sa demande, elle est hospitalisée dans le service. Depuis huit années environ la peur des « cafards » l'a conduite à rétrécir son monde vivable, non contaminé. Elle ne peut sortir que dans certaines rues, fréquenter certains magasins ; elle ne vit pratiquement que sur son lit, le reste de l'appartement étant contaminé. Domitille présente une symptomatologie phobo-obsessionnelle avec des rituels d'évitement, elle est obsédée par l'idée de contamination, obsession qui l'amène à se laver les mains de façon compulsive. Elle a des idées de superstition et pense qu'il existe des êtres spirituels « qui lui en veulent » et l'empêchent d'agir ; son mode de pensée est magique. Elle a peur d'écrire car c'est un acte irréversible ; ses obsessions tournent autour de l'idée de perfection. Elle présente aussi des sensations de dépersonnalisation, mais reste consciente de ses troubles qu'elle trouve ridicules. Un traitement de thérapie comportementale est mis en place et donne assez rapidement des résultats positifs sur le plan social. Avec l'aide de ses parents et d'infirmières, elle peut remettre son appartement en état, puis progressivement elle augmente le périmètre de ses déplacements.

C'est dans ce contexte qu'elle m'interpelle un jour dans le service : « je voudrais faire du piano avec vous ».

Je découvre ses capacités d'improvisation, elle a un excellent sens du rythme et sa musique est harmonieuse ; sa source d'inspiration principale est le jazz. Avec l'accord de l'équipe, une prise en charge en musicothérapie débute au rythme de trois séances par semaine et ce parallèlement à la thérapie comportementale. Domitille a envie de jouer du piano, mais elle a peur d'apprendre les notes parce qu'elle est persuadée, à la fois, qu'elle ne pourra plus improviser et que l'apprentissage sera un échec pour elle « qui a tout raté ». J'établis un contrat d'apprentissage et d'improvisation au piano pour chaque séance. Les difficultés sont importantes : la moindre poussière sur le piano est source de contamination, elle ne peut plus poser les mains. L'apparition d'un nuage est un sort qui lui – nous – est jeté, et cela la met dans un tel état d'angoisse que son comportement me fait penser à la psychose et au diagnostic établi au cours de ses précédentes hospitalisations. Mais le psychiatre qui l'a prise en charge pose et affirme le diagnostic de névrose obsessionnelle et je travaille avec ce présupposé.

Au piano, les improvisations sont basées sur une répétition monotone avec des variations juste suffisantes pour donner un élan et dynamiser la musique. Par exemple – do ré mi fa sol fa mi ré – est martelé en notes piquées à la main gauche et repris, après un temps de silence, dans une métrique similaire, la main droite plaquant des accords peu nuancés sur un autre rythme pointé avec, de temps à autre, un chromatisme ou une petite cellule musicale qui surprend et donne un caractère harmonieux, musical à l'ensemble. La structure de l'improvisation a un caractère obsessionnel et me fait penser au *boléro* de Ravel. Assez spontanément, elle parle des cafards. Une ou deux fois par séance, elle se fige, paraît absente. « Je n'ai pas de chance, cela me suit partout, il y a, là-haut, un être supérieur qui me pourchasse ».

Ces thématiques reviennent à chaque séance. Par contre, l'apprentissage du piano se fait normalement, Domitille est motivée, elle a envie d'apprendre. Dans le cadre de la thérapie comportementale, Domitille a des activités à l'extérieur. Elle pratique un sport qu'elle abandonnera assez vite, ne supportant pas le contact corporel, et participe à un groupe de randonnée. Pour tenter de sortir de ces thèmes répétitifs, je lui demande si elle se souvient de ses rêves.

– Ah oui, cette nuit j'ai fait un rêve. Je fais du taï-chi avec un moniteur et j'ai rêvé que j'étais avec le moniteur, il était en colère parce qu'une autre fille buvait de l'eau avec du pastis.

– Et vous ?

– Moi aussi j'en ai bu en Algérie. L'eau était dégoûtante, il fallait mettre un petit cachet dans l'eau pour tuer les microbes. Le goût était si mauvais que j'avais pris l'habitude de mettre un peu de pastis pour changer le goût (*elle rit*).

– C'était encore une histoire de microbes.

– Oui et de contamination.

Le rêve a un effet positif dans ma position contre-transférentielle ; il s'y manifeste des affects, des désirs qui me désenclavent de cette persévération « contaminante ».

A la séance suivante, elle refuse de se déshabiller, de toucher le piano, elle est contaminée (*et donc totalement envahie dans son psychisme*) parce qu'elle pense qu'un cafard se trouvait sur la clenche de sa porte. Elle demande du savon liquide, elle est très agitée, refuse de me tendre la main (*car je serais contaminée à mon tour*), refuse que je touche le piano, car elle ne pourrait plus jouer.

– Je suis laide, bête, méchante, mes parents ne sont pas les miens, je me méfie d'eux. (*Elle pleure longuement*).

L'impossibilité de jouer du piano commence à poser problème. Mes hypothèses théoriques, concernant la musicothérapie, s'étayent sur les théories psychanalytiques, or Domitille avait tenté sans résultat une psychanalyse. Je dois sortir de cette impasse et pose pour cela un acte directif.

– Vous avez des pensées interdites et pour ne pas y réfléchir, vous les déplacez sur les cafards. Mais ce ne sont ni les cafards ni la contamination qui vous sont interdits, ils ne sont qu'une pseudo-interdiction. C'est autre chose que vous ne voulez pas toucher.

– Quand j'étais petite (*long silence*), vers quatre ans, j'avais des pensées dégoûtantes concernant des petits voisins.

Je voulais toucher leur sexe et avec des dominos, vous savez, qui s'emboîtent, je voulais les mettre sur le sexe, appuyer. J'avais honte, car j'étais plus grande et c'était mal ce que je voulais faire.

– Interdit ?

– Oui, interdit, je ne devais pas toucher, j'étais déjà obsédée.

– Que saviez -vous à cette âge sur la sexualité ?

– Je savais (*silence*), j'avais une connaissance intuitive.

Elle caresse le piano, se met à jouer et improvise une nouvelle mélodie.

Dans les jours qui suivent, Domitille est à nouveau hospitalisée durant une semaine. Elle est totalement envahie par l'idée de contamination. Toutefois, l'hospitalisation se passe bien, les séances de musicothérapie continuent. Lors de la précédente hospitalisation, Domitille avait vu des yeux la fixer au plafond. Elle en avait parlé longuement et avec beaucoup d'angoisse ; cette fois, les yeux n'étant pas réapparus, elle se sent mieux, mais à sa sortie, elle est toujours autant « contaminée ». Elle revient avec un rêve.

– J'étais dans la baignoire, je parlais et je disais à quelqu'un : « oui, mais certains Pères Noëls sont des gangsters ». (*Elle associe*) : cela veut dire qu'on ne peut pas croire tout ce que je dis. J'ai fait un autre rêve : je jouais du piano et je transformais la dissonance que vous n'aviez pas aimée. Je suis contente de jouer du piano, je sens que je progresse, et je suis aussi contente de parler. Je n'en peux plus de mes « contaminations ».

Elle refuse de venir aux séances suivantes, mais elle travaille chez elle et prend de mes nouvelles. A son retour, elle ne peut pas jouer. Elle veut parler, mais a honte de ce qu'elle a à me dire, elle a des problèmes vestimentaires... ne peut laver son linge et la « contamination » qui s'étend aux magasins ne lui permet pas d'en acheter d'autres. Elle n'a plus de boutons à son pantalon. Elle a peur que je la voie nue, ce qui lui fait honte et elle a donc été aux toilettes avant que je n'arrive, mais sa peau a touché le mur et elle veut savoir s'il y a des cafards la nuit dans les toilettes. Puis, si A., son infirmière, qui est « contaminée », est susceptible d'aller dans ces toilettes. Elle veut savoir qui utilise ces toilettes situées face au bureau de son psychiatre.

Je suis perplexe devant tous ces détails et cet exhibitionnisme. Pour arrêter ce flot de paroles, je lui dis (*ce qui était ou n'était pas une erreur*) que seul le personnel accède à ces toilettes. Elle éclate de rire, s'excuse, jubile à nouveau, puis me dit :

– J'ai tellement de plaisir à faire ce qui est interdit, vous comprenez, aller dans les toilettes du docteur. Dans les toilettes, j'ai poussé, poussé... vous savez c'est sale, (*puis des mots inaudibles*), mais maintenant je vais y retourner, car je fais toujours ce qui est interdit (*elle devient très anxieuse*).

– Ce n'est pas interdit, les toilettes ne sont pas fermées à clé.

Elle parle à nouveau longuement de son manque vestimentaire et de sa honte.

– Je comprends que vous ayez honte, c'est lié à votre névrose obsessionnelle, la honte est un symptôme (*en fait, je ne comprends pas et essaie de la recadrer dans sa symptomatologie en m'appuyant sur le fait qu'elle est en thérapie comportementale*).

– J'ai honte parce que j'ai de l'amour propre, je ne suis pas sale, c'est quand je fais ce qui est interdit que je me sens sale, souillée, si mon pantalon tombait (*elle joue avec*) je serais nue et que penseriez-vous ?

– Votre pantalon ne tombe pas, c'est un fantasme que vous avez et votre crainte d'être nue devant moi est en fait la crainte de dévoiler vos pensées. Si vous me disiez ce que vous pensez, vous auriez l'impression d'être « mise à nue ».

– C'est vrai (*elle rit*), mais je ne voudrais pas que les autres sachent ce que je pense.

– Je vous rappelle qu'il y a un secret de ce qui est dit, nous travaillons en équipe et pouvons parler de vous, de votre état qui s'améliore, mais jamais personne ne se permettrait de demander ce que vous dites en particulier à l'un d'entre nous.

– Bon, si je me mets nue devant vous, vous ne devez jamais faire cela. (*Cette remarque peut surprendre, elle est, je crois, à rapprocher du fait que je joue parfois du piano à sa demande, pour lui montrer un exemple*). Le pantalon va descendre, et dans la rue j'avais besoin de me défouler, je n'ose pas vous le dire, mais j'ai besoin d'éclater, et si je ne le fais pas, alors je rentre tout en moi et je deviens très anxieuse. Avec A. j'allais éclater, alors j'ai crié m..., c'est honteux mais cela m'a défoulée. Si je joue, que va-t-il se passer ?

– Je comprends que vous ayez besoin de vous défouler, mettez une épingle à votre pantalon, il ne se passera rien, vous pouvez jouer.

Domitille me touche (*nous sommes assises toutes les deux au piano*), elle est très anxieuse. Je commence à lui chanter les notes de son morceau, elle joue bien, avec application, elle est concentrée et c'est une leçon de piano que je lui donne. La secrétaire vient la chercher pour lui donner une ordonnance, elle revient anxieuse et me dit :

– Le docteur est agacé par moi, il va m'abandonner (*ce thème est en liaison avec un épisode passé où le thérapeute l'avait effectivement abandonnée),* j'agace tout le monde.

– Le docteur ne vous abandonnera pas, ce n'était pas votre heure de consultation et il a accepté de vous faire une ordonnance.

Domitille veut travailler à nouveau un passage difficile, puis s'arrête, le regard dans le vide.

– A quoi pensez-vous ?

– A deux choses (*elle rougit et rit*) : à la fois au piano et au docteur.

Je lui propose d'improviser ; Domitille est très détendue, avant de partir, elle me dit : « merci ». La séance a duré une heure et demie.

Domitille ne vient pas à la séance suivante, elle me téléphone :

– Je ne peux pas venir, je suis vidée, il y a un cafard chez moi, il est maléfique, l'esprit malin me possède. Je ne peux plus jouer du piano. Ce matin j'ai fait un rêve. Dans la descente qui conduit à l'hôpital, je m'aperçois que j'ai oublié mes partitions, en passant devant la villa qui est toujours ouverte, il y a des chiens, je ne sais pas s'ils m'ont mordue ou quoi, je continue et je dis aux petites filles : « vous pourriez au moins garder vos chiens ». J'arrive à l'hôpital, il est fermé, cadenassé, tous les volets sont fermés. Je me dis : « c'est la grève, je le pensais, ils sont quand même arrivés à faire la grève » ; ça veut dire quoi ce rêve ?

– Si nous étions en grève, ce serait l'occasion de ne pas s'occuper de vous et vous pourriez vous en plaindre.

– C'est vrai, j'ai peur que vous ne compreniez pas que je sois différente, que vous vous lassiez de moi.

Je lui suggère de déplacer son rendez-vous dans l'après-midi.

Elle arrive avec quarante minutes de retard et me dit :

– Vous allez être en retard pour votre train, tant pis, je ne resterai pas longtemps. (*Elle rêve de grève, mais s'arrange pour me faire rester à l'hôpital*). Madame, j'ai peur de me montrer, j'en ai marre, j'ai touché à tout chez moi et j'ai été voir mon voisin au-dessous, au sous-sol.

– Au sous-sol ?

– Non (*elle rit*), au-dessous de chez moi, j'ai pris comme prétexte les plombs à remplacer, vous savez, ironie du sort, il s'occupe des poubelles et du nettoyage, je lui ai tout raconté de moi, de ma peur des cafards. Le lendemain, il y avait un cafard chez moi : c'était lui. Il m'a téléphoné et m'a demandé de venir regarder la télévision, j'y suis allée et je lui ai demandé si c'était lui, il m'a juré que non ; alors c'est le malin là-haut. Il a dit qu'il aimait m'entendre jouer du piano. Vous savez, je ne peux plus improviser…

– Parce que ce jeune homme vous a dit qu'il aimait vous entendre ?

Elle reparle des cafards, du malin ; c'est un discours pseudo-délirant. Elle ne veut plus rester chez elle mais revenir à l'hôpital et : « jouer du piano ici avec vous » dit-elle.

– Vous avez le « cafard » chez vous ? (*Elle éclate de rire*) Vous avez moins peur des cafards, alors vous déplacez votre peur sur le malin, car celui-ci vous paraît plus difficile à « déblayer » (*je reprends son expression*).

– Le malin m'envoûte, il me fait peur et penser des choses, vous ne comprenez pas.

– S'il s'agit de quelqu'un d'autre, cela vous évite de vous remettre en question.

– J'y avais pensé.

Je lui propose d'improviser, elle refuse et veut jouer le morceau qu'elle a étudié. Elle me dit : « je comprends, je dois travailler, me tromper, avoir des échecs pour réussir à jouer, c'est comme pour me montrer ; je vous remercie ». Après la séance de travail, elle improvise et j'ai plaisir à l'entendre. Au piano, Domitille progresse très régulièrement, et ce sont des moments de cohérence de la pensée dont elle prend conscience. Elle me dit :

– La musicothérapie c'est une bonne thérapie, quand je joue du piano, mon esprit se libère.

– Dans les improvisations, vous conduisez votre pensée musicale, vous anticipez le résultat et en cela, vous vous conduisez normalement et logiquement, vos improvisations sont intéressantes, il s'en dégage une émotion.

Quelques séances plus tard, Domitille me dit :

– La musique, c'est le seul fil qui me retient et puis ça fait du bruit, moi je n'ose pas me montrer, avec la musique, je prends de l'assurance. Vous ne savez pas combien la musique me fait du bien et aussi que vous m'écoutiez. Avant, je croyais que je faisais de la musique comme une folle ; si vous m'écoutez, c'est que je peux communiquer par la musique. Vous ne pouvez pas comprendre, j'ai des rites au piano, je dois jouer sept fois un accord quand j'arrête de jouer, en pensant au docteur, et m'imaginer qu'il est à côté de moi, si je le fais six fois, c'est le diable. Mais hier, j'ai joué très bien, c'était libre dans ma tête, j'étais heureuse, libérée. (*Il est intéressant de noter que la symptomatologie revient à la fin du jeu musical par une répétition d'accords, le retour au quotidien se fait par un rituel répétitif*).

Ses relations avec son voisin se compliquent et Domitille est à nouveau hospitalisée. Elle me dit :

– C'est de votre faute si je suis hospitalisée, je n'ai pas le temps de parler avec le piano.

– J'entends votre demande de psychothérapie, désormais la première séance de la semaine sera consacrée à la psychothérapie sans musique et dans mon bureau.

Domitille sort de l'hôpital et traverse une période où elle pleure beaucoup. Les thèmes de « l'autre là-haut » et des cafards reviennent à chaque séance. Il n'y a pas de dégagement, nous sommes dans la répétition. Au piano, elle peut jouer, travailler et se sert des morceaux appris pour improviser. A partir d'une improvisation sur le thème d'une *sarabande* de Haendel qu'elle a travaillé, elle dit :

– J'étais heureuse de jouer cette improvisation. Pour la première fois, j'étais en accord avec moi même. C'est triste, vous avez remarqué, j'ai continué à jouer cet air parce que j'étais triste, je l'ai accepté ; c'est vrai, c'est beau, ça me plaît. Je suis triste parce que personne ne m'aime, mais moi, je n'aime pas les autres, alors ils le sentent et ils s'éloignent, c'est triste. C'est beau la musique, je pourrais être bien, s'il n'y avait pas ça (*elle fait le geste d'enlever un masque*).

Dans le cadre de la thérapie comportementale, elle touche un cafard crevé, elle hurle « maman », elle est angoissée. Elle me dira, parlant de cet épisode et du médecin : « Il m'a fait la « totale ». Ce n'est pas toucher le cafard qui me fait peur, c'est ce qu'il représente, celui de là-haut ».

Domitille prend conscience de la nécessité d'un travail psychique pour comprendre sa névrose d'où sa demande de psychothérapie. Elle réalise que ce n'est pas l'objet en soi qui est phobogène mais ce de quoi il est porteur. Le travail de psychothérapie peut commencer. La musique lui a permis d'établir un lien relationnel et de communication. Le travail cognitif qui s'opère à travers l'apprentissage a un effet bénéfique sur le travail cognitif psychique, Domitille est mobilisée.

Après dix-huit mois de musicothérapie, je lui suggère de prendre des cours de piano avec un professeur, ce dernier est prévenu de ses interdits et de son éventuelle incapacité à toucher le piano. Il accepte de la faire travailler et nous maintenons un contact en cas de difficultés. Domitille progresse rapidement, quelques mois plus tard, lors d'un après-midi musical, elle accepte de jouer en public, de se montrer. Elle relate qu'en écoutant les autres, elle a une image devant les yeux. Elle est à un stop et voit une route toute droite et longue et se dit : « j'ai tout ce chemin à parcourir ». Elle a trouvé les applaudissements très réconfortants et accepté d'improviser. Elle me dira :

– C'est une grande victoire sur moi-même, j'ai joué devant les autres et j'étais contente.

Je lui suggère d'entrer à l'université comme auditrice libre.

En psychothérapie, les rêves se succèdent.

– Je suis dans la cave avec vous et je ne trouve pas les clés pour sortir.

Elle n'a aucune association sur ce rêve. Lors d'une séance suivante elle me dit :

– Vous savez, je n'ai plus de désir sexuel, c'est passé tout ça. J'ai rêvé : je suis avec un ami dans une Land-Rover, je veux rentrer chez moi, mais je ne peux pas, parce qu'un groupe de garçons attend à l'entrée de l'immeuble pour me maltraiter. Vers minuit, ne les voyant plus, je rentre et me précipite dans le couloir, mais ils surgissent et me barbouillent le visage avec de la saleté, c'est dégoûtant. Je me suis réveillée très angoissée.

Elle associe sur ses rapports aux hommes : « ça ne marche jamais entre nous ».

La réalisation de désirs cachés derrière ce rêve lui échappe. Domitille continue son chemin vers la reconquête de son passé traumatique. Parallèlement au développement de sa créativité musicale, ses rêves apportent une capacité d'organisation du matériel latent, et retrouvent un potentiel d'investissement de la libido qui se trouve confrontée aux réactions traumatiques de son histoire. J'appellerai cette série, des rêves créatifs. Voici d'autres rêves :

– Ma cousine qui vit aux États-Unis vient nous voir. Mon père me dit qu'elle vient juste pour trois heures et repart prendre un avion. Nous l'accompagnons mon père et moi à l'aéroport, très contents de sa courte visite. Et là, c'est comme dans les trains, nous montons à bord et l'avion démarre, c'est un boeing. Mon père dit : « Tant pis on reste, on va aux États-Unis et on téléphonera à ta mère ». L'avion roule, mais ne s'envole pas, le moteur a des soubresauts comme une voiture qui a des problèmes de moteur. Je suis assise à côté de ma cousine, puis il y a un siège de libre, puis mon père. Je veux m'attacher, mais la ceinture tient à un fil et je ne peux le faire. L'avion roule toujours, il monte sur une montagne et je me dis qu'il va grimper sur un sommet pour pouvoir s'envoler. Le moteur a toujours des ratés, je pense que le pilote a des problèmes. Toujours en roulant on arrive en Suisse. Je vois de jolies maisons au flan des montagnes. Mon voisin de derrière dit qu'il cherche une maison en bois. Je me retourne et lui dis : « regardez comme elles sont belles, vous pouvez en acheter une ». Nous arrivons sur une falaise qui surplombe le vide. Tout le monde a très peur. Je vois mon père qui s'éponge le visage. J'ai peur aussi parce que je ne suis pas attachée et je cherche où me placer pour éviter d'être écrasée. Je pense que j'irais dans les toilettes si j'avais le temps. L'avion se met en place et s'élance dans le vide, le moteur a toujours des ratés. Je pense au pilote. Je dis : « il ne pourra pas s'envoler, il ne prend pas d'altitude ». Nous passons au-dessus des montagnes, puis c'est Tahiti. Je me dis : « Cette fois, l'avion ne pourra pas s'arrêter, on va s'enfoncer dans la mer. Mais l'avion se pose juste sur le sol, sans dégât. Nous sommes tous très contents, il fait beau, je suis heureuse et mon père aussi, il me dit : « eh bien, nous allons passer une semaine ici, c'est bien agréable ». Je me réveille. Ce rêve n'évoque rien, si ce n'est une sensation agréable. Elle reste silencieuse.

– Que signifie le siège vide entre votre cousine et votre père ?

– C'est important que mon père soit éloigné. Je me souviens d'un voyage en avion avec mon père et des trous d'air, j'avais très peur, mais mon père n'avait pas peur. Je crois que ce rêve de voyage en avion avec mon père m'a réconciliée avec lui.

– Réconciliée ?

– Vous savez, je crois que mon père est un pervers.

– Pervers ?

– J'ai fait un autre rêve, je ne sais plus si j'ai rêvé, (*silence*) je pensais que mon père me faisait l'amour, c'était affreux, j'étais très angoissée (*long silence*).

– Avez-vous des souvenirs de moments précis avec votre père, qui, je crois, voyageait beaucoup pour son travail.

– Oui, quand j'étais petite, il me caressait (*elle fait le mouvement*) comme si j'étais une femme. Il caressait mes longs cheveux, mais il ne parlait jamais.

– Vous auriez souhaité que votre père parle, quel âge aviez-vous ?

– Peut-être cinq ans, oui, j'aurais souhaité qu'il parle, qu'il m'embrasse en m'attrapant et en le disant, comme un père doit le faire, mais lui ne disait jamais rien ; il me caressait, c'est tout, et je ne bougeais pas. Vous savez, mon père est très timide, je me demande comment il a fait pour épouser ma mère. Une fois, alors qu'ils étaient fiancés, ma mère étant partie, il a passé l'après-midi avec la sœur de ma mère. Ma tante a dit à ma mère : « il est très gentil ton fiancé, il n'a pas dit un seul mot de l'après-midi ». Il est si timide, il changeait toujours de travail. Vous pensez que mon père est un pervers ?

– Avez-vous d'autres souvenirs ?

– Quand j'avais dix-douze ans, mon frère, qui a cinq ans de plus que moi, venait le soir, s'allongeait dans mon lit ; j'avais toujours de longs cheveux, je les mettais sur l'oreiller et il se couchait sur mes cheveux, juste sur mes cheveux et on parlait tous les deux.

Ce rêve de l'avion, qui mobilise la créativité, précise son rapport aux hommes et explique ses échecs. L'éloignement nécessaire du père dans le rêve amène le fantasme de séduction par le père. C'est le comportement du frère vers l'âge de douze ans qui réactive le traumatisme. C'est à cette période que les troubles de Domitille commencent à devenir invalidants. Mais dans le même temps, Domitille protège son père avec un fantasme de réparation, « il est très timide » et verbalise son besoin de réconciliation avec lui. Avec l'accès au sous-sol, à la cave des rêves précédents, les indices de la problématique névrotique se dessinent.

Ultérieurement, Domitille dit :

– Je vais à moitié bien. Hier, je suis sortie faire une randonnée pédestre en groupe. Vous savez, avec le piano, je vais mieux, j'apprends, mais parfois je trouve que je ne retiens pas et cela me fait peur.

– Vous apprenez normalement et progressivement.

– Je dois vous dire que je suis toujours mystique, mais je ne pense plus que ma mère me jette des sorts, c'était des coïncidences.

– La peur de votre mère était un déplacement d'une autre peur, de même pour la peur des cafards.

– Je ne fais plus de rites au piano, je joue directement, mais c'est long de guérir. Il y avait encore un cafard et comme j'ai marché, mes chaussures sont contaminées, alors je suis bloquée, je ne fais rien.

– Vous êtes là aujourd'hui.

– Je suis toujours mystique. Vous, vous avez peur de la mort ? Vous ne pouvez pas me dire ce qu'il y a là-haut ? Et si c'est quelqu'un qui se sert de vous pour me faire comprendre que je suis folle ? Les cafards ont une intelligence artificielle, téléguidée par l'autre là-haut. Je dois faire attention à ce que je dis, car il peut m'entendre.

– J'imagine la tête du cafard s'il se savait une intelligence artificielle.

– Je sais, ce sont des coïncidences (*elle rit*). (*Il s'agit là d'un placage, elle n'a plus la maîtrise de sa critique*). Qu'est-ce que je fais là ? Ça me rappelle un souvenir, quand j'étais petite, vers sept ans, au cours de religion, c'était dans les sous-sols et le curé nous a demandé : « imaginez ce que pouvait penser le premier homme sur terre » ? J'ai levé le doigt, il aurait dit : « qu'est-ce que je fais là » ?

– Les sous-sols me rappellent un rêve que vous avez fait où nous étions dans la cave et vous cherchiez les clés pour en sortir.

– Moi, je n'ai pas fait ce rêve là, je suis sûr, non, c'est vous qui avez rêvé.

– Avez-vous d'autres souvenirs de sous-sols ?

– Oui, toujours aux Nouvelles Galeries, j'avais douze-treize ans – je demanderai à ma mère – je ne pouvais pas descendre à la papeterie qui était au sous-sol, je ne pouvais pas respirer la poussière, elle me contaminait, ou alors je ne respirais pas et c'était tout aussi catastrophique. C'est là que ça a commencé dans ma chambre, par le rayon de soleil, je voyais les grains de poussière en suspension, alors je secouais mes habits, il ne fallait pas que cela touche mon corps (*silence*), et je mettais une heure pour entrer dans mon lit..., Aux Nouvelles Galeries, je ne pouvais pas avaler la poussière, il ne fallait pas que cela entre en moi, que cela me touche.

Lors de la séance suivante, Domitille ne peut se rappeler son rêve, elle se souvient qu'elle se trouvait dans l'appartement qu'ils occupaient près de Paris.

– C'est là que j'étais le plus mal, nous vivions au onzième étage, c'était l'horreur. J'étais enfermée dans cette cage. Puis j'ai été pensionnaire. J'étais la bête noire de la mère supérieure : avec tous mes rites, je faisais toujours le contraire ou plutôt, je ne voulais rien faire, j'étais mal, je n'avais pas d'amies.

– Bête noire ?

– Oui, la bête noire c'est sûr.

– Vous étiez le cafard de la mère supérieure ?

– Les cafards, j'en ai eu peur à P. (*ville où elle habite actuellement*), avant, je ne connaissais pas ; ça vient la nuit, ça se cache ces bêtes là et ça détale si vite (*elle fait le geste*).

Puis elle reparle de la ville de G., de la poussière aux Nouvelles Galeries.

- Les galeries sont aussi des sous-sols.

- Oui mais ça n'a pas de lien, s'il fallait tout mettre ensemble (*elle rit*). A ce moment là, j'avais peur des porte-plumes, j'ai toujours peur, je ne peux pas écrire avec un « Waterman » et pourtant, il fallait écrire avec un stylo à encre.

– Et dans cet appartement, vous avez d'autres souvenirs ?

– (*Elle hésite*) Oui, j'étais petite, cette ville était dangereuse. Ma mère me disait toujours de faire très attention. Un jour, elle n'était pas là, j'étais à la porte, je n'avais pas la clé. Un monsieur cherchait quelqu'un, alors il s'est déshabillé et j'ai vu, vous savez quoi. Je ne savais pas comment c'était fait à cette époque et je voulais savoir, mais j'avais honte de regarder. Je me souviens que c'était rose, ça je me souviens bien. Je me sentais sale. Vous comprenez, à la fois je voulais et je ne voulais pas regarder (*Domitille s'agite*).

– Vous en avez parlé à votre mère ?

– Oui, je crois, mais vous savez, chez nous on ne parle pas de ça. J'ai des problèmes, mais mon frère j'en suis sûr aussi et mon père est timide. On ne pouvait pas parler de ça.

Domitille est entrée à l'université pour préparer un examen qui lui permettra l'accès à un cursus supérieur, ses cours de musique se passent bien aussi. Elle assiste à des concerts. Socialement elle est intégrée.

Une nouvelle période survient où elle me paraît être pseudo-délirante. Je n'arrive pas à suivre ses discours, dans lesquels les couches de traces de cafard sur la main sont des déchets, des saletés qui entraînent de mauvaises situations, qui se produiront dans le temps. Domitille perçoit mon incompréhension et demande à dessiner, le dessin est tout aussi ésotérique. Elle ne supporte pas les périodes de vacances car elle n'a rien à faire (*alors qu'elle est restée des années enfermée chez elle*).

Une nouvelle période de plaintes survient, Domitille est plus cohérente. Elle se plaint de son voisin qu'elle aime bien, « il est pépère comme mon père » dit-elle. Elle ajoute : « j'ai rêvé que j'étais en voiture avec mon frère et une amie d'enfance. Mon frère s'intéressait plus à l'amie, alors je me suis mise en colère contre elle et je lui ai dit des mots très scatologiques (*qu'elle prononce en hésitant, avec le sourire*) ». Elle associe sur son frère qui l'appelait « pupuce » quand elle était petite et « déchet de la société » quand elle était adolescente et malade.

– Mon frère est une « tête », je voudrais créer en musique pour être comme lui. Je voudrais refaire l'unité familiale, maintenant mon frère ne s'intéresse plus à moi. (*Ses notes préférées sont : mi sol fa, selon la terminologie de Savio, cette triade renvoie à l'unité familiale*). J'ai toujours eu un sale caractère, j'étais jalouse. Quand ma mère avait un gros ventre, je surveillais, je ne voulais pas de petit frère, ça se serait mal passé. J'ai revu un film fait pour l'anniversaire de mes six ans : c'était un après-midi costumé, un petit garçon veut me prendre par le bras mais je le repousse. Déjà, je n'aimais pas qu'on m'approche, je ne suis pas sociable, c'est pourquoi je n'ai pas d'amie. Je voudrais approcher un homme ou une femme de près, mais pas en thérapie ; X. est docteur, ce n'est pas un homme.

Ultérieurement Domitille vient à sa séance, elle se sent très contaminée, elle a rêvé :

– J'ai un appendice devant, un sexe d'homme. Je suis très contente, ça me plaît, puis je me dis qu'il va se prendre dans les tuyaux, que ça va me faire mal et que devant, ce n'est pas lisse et j'aime que ce soit lisse. Cette chose qui « pendouille » devant, entre les jambes, ne me plaît pas. Je me réveille. (*Elle associe*) : je voudrais être un homme, je pourrais vivre ma vie jusqu'à quarante ans, là me marier, faire des enfants. Un homme peut faire des enfants jusqu'à soixante ans, une femme non, elle doit rester jeune et belle. Un homme peut avoir du ventre, il plaît quand même, une femme non. Je voudrais être un homme, comme mon voisin en dessous, rien, vivre comme ça (*c'est une allusion au fait qu'il est plus fruste*), mais c'est un rêve.

Un peu plus tard, elle fait un autre rêve :

– Je suis à G., je dors dans la chambre de mes parents. L'homme qui est dans le lit de ma mère n'est pas mon père. C'est mon père avec les traits de L. (*homme politique*). Ils ne font pas l'amour, mais ils font des choses. Je ne suis pas contente, car ce n'est pas mon père. Il y a un éclair dehors, alors je me précipite dans le lit de mes pseudo-parents et je leur dis : « j'ai peur ». Puis il fait jour, je vais dans la salle à manger, mon père lit le journal, je lui dis : « regarde, il est deux heures et demie, c'est la nuit et il fait jour ». Comme il est toujours cartésien, il me dit : « c'est parce que le jour va se lever ». Je lui en veux de ne pas avoir peur, je vais me recoucher. Il fait de nouveau noir, puis à nouveau jour, cette fois mon frère se lève aussi et demande à mon père ce qui se passe. Je lui dis : « tu vois, ce n'est pas normal, c'est un cataclysme ». Le vent se lève, on est enfermé dans la cuisine, ma mère aussi. Je veux fermer la fenêtre pour empêcher le vent de s'engouffrer, et je vois un homme avec un imperméable qui a une tête de chien danois ; il est sur le balcon et réussit à rentrer chez nous. Je suis terrorisée mais surmonte ma peur, et d'une voix très grave qui me réveille je lui dis : « arrête-toi, viens ici ». Je me suis entendue parler en me réveillant. Je ne savais plus où j'étais, j'avais très peur.

Les associations commencent sur le fait qu'elle n'aime pas que ses parents fassent des choses ensemble, puis elle se souvient :

– Une fois il y a eu un tremblement de terre, je me suis réveillée avec la sensation de quelque chose (*silence*). Ma mère est entrée précipitamment dans la chambre en disant : « vous n'avez rien « ?

– La sensation de quelque chose.

– (*Elle hésite*) Quelque chose comme un lit qui tombe, pas un lit qui se secoue (*elle joint le geste à la parole. Suit un long silence*). A G., il y avait des oiseaux, je m'enfermais avec eux dans la cuisine et je les sortais de leur volière, comme on sort un chien, pour qu'ils volent. Je disais à ma mère de ne pas entrer. C'est à G. que j'ai eu mes premières phobies de la poussière, je secouais toujours mes habits. Mon père était absent à cette période, et comme on avait des difficultés financières, ma mère a loué ma chambre, j'ai dormi dans la chambre de mon frère, elle a aussi loué celle-là et on a dormi tous les trois dans la même chambre, je dormais avec ma mère, je n'aimais pas (*silence*). Je ne sais pas pourquoi c'était un homme-chien, il avait les oreilles redressées et un imperméable.

– C'est un homme masqué, et c'est vous qui lui intimez l'ordre de ne pas entrer. Votre père n'intervient pas.

– Oui et c'est moi qui les dérange en allant dans leur lit, mais ma mère n'a pas eu d'amant (*silence*). J'ai aussi remarqué qu'il y avait une progression dans l'irréel, d'abord un éclair, puis il fait jour, puis nuit, puis un cataclysme, puis un homme-chien, celui-là c'est le pire et c'est lui là-haut sous cette forme. (*Elle reprend la thématique actuelle*).

Domitille a eu très longtemps peur de sa mère qui ne pouvait pas l'approcher, car elle lui jetait des sorts, pensait-elle.

– C'est à G. que vous avez eu vos premières phobies et c'est à G. que vous ne pouviez pas descendre au sous-sol pour acheter un stylo.

– Oui, (*elle ne fait pas le lien avec une thématique sexuelle*). Aujourd'hui, ils sont venus pour désinsectiser ; je n'ai pas ouvert, ils sont contaminés. Ils vont dans des endroits où il y a des cafards. La dame au-dessus me jette des sorts avec la chasse d'eau et je ne peux plus aller dans la salle de bains sans faire des rites, ça me fatigue (*silence*). Je prends un vêtement que je ne mets pas et je le fais entrer devant moi, comme ça, il prend tous les sorts. C'est fatigant d'être enfermée dans ses croyances. Ce matin, je me suis dit que ce n'était pas pour me jeter des sorts mais pour nettoyer, qu'elle le faisait. J'ai pu me raisonner, j'étais contente.

Lors de la séance suivante, elle revient sur la peur de ses parents qui n'étaient pas ses parents. Une fois, sa mère a voulu lui laver les cheveux, elle s'est mise à hurler : « je suis possédée, ce n'est pas un être humain » (*silence*). « Ici on m'a aidée, c'était utile, avant, j'étais une tombe avec toutes ces peurs ».

Domitille traverse à nouveau une période de contamination intense et de rituels, elle se sent téléguidée par le diable. Elle fait un rêve qu'elle écrit et m'apporte le feuillet (*Domitille ne pouvait pas écrire, elle ne pouvait pas laisser de traces, d'où ses échecs scolaires passés*). Voici le rêve tel qu'il est écrit : « Je viens à l'hôpital un jour où je n'ai pas rendez-vous, habillée avec ma robe bleue à fleurs. Je rencontre madame K. - c'est moi-même - qui va nettoyer du côté de la salle d'attente, elle a une serpillière pas très « ragoûtante ». Je lui propose de laver, elle dit : « d'accord ». Je prends la serpillière, elle est visqueuse et gluante, au milieu une tache noire comme une grosse tache d'encre ronde qui se résorbe. Je commence à passer la serpillière et cela salit plutôt que cela ne lave. Il y a l'homme de ménage qui reprend le travail ». Ses associations partent du fait que j'avais accepté son aide et que « j'étais simple ». Elle ajoute : « c'est bien que le ménage soit fait par les hommes. Nous, les femmes on est supérieures. Je voudrais trouver un homme qui soit une mère pour moi et ça, c'est impossible. Je n'ai plus touché ma mère depuis l'âge de onze-douze ans, on ne communiait pas. J'ai grandi seule, mon dernier câlin, j'avais l'oreille sur sa poitrine, elle parlait à des gens, j'écoutais sa voix de l'intérieur ».

Ce rêve transférentiel, où j'accepte son « aide » et donc ne la rejette pas, malgré ses symptômes, lui permet de replacer sa mère dans une situation de « bonne mère » et de reconstituer avec elle un lien de communication, même si le lien reste fragile (*la mère parle à quelqu'un d'autre*). Dans le quotidien, Domitille retourne rendre visite à ses parents, qui habitent une autre ville, et leurs relations s'améliorent.

Les vacances interrompent la psychothérapie. A son retour, elle apporte un rêve qu'elle propose à la fin de la séance. « il y a le feu chez mon voisin en-dessous, mais les flammes lèchent le mur extérieur. Je veux fermer la fenêtre, mais le gardien me dit : « il faut laisser les fenêtres ouvertes, couchons-nous à même le sol pour respirer, les pompiers vont nous délivrer ». Je pense le contraire, effectivement, les pompiers nous délivrent ». J'interromps la séance.

Durant mon absence elle a écrit ses rêves, voici un rêve tel que Domitille l'a écrit : « Je prends une sorte de bus-car, je me place devant aux premières loges et à droite de L. (*homme politique, déjà apparu dans ses rêves*) qui conduit. Je le reconnais, mais cela ne m'impressionne pas. Je regarde le paysage et c'est très agréable. Je ne m'occupe pas de L., il y a une femme blonde derrière lui qui semble être sa femme, elle n'a pas l'air contente car L. me regarde tout en conduisant. Je lui plais ! ?... Après, je viens me placer parmi les autres voyageurs sur un siège à gauche, face à l'amie de L. En voulant allonger ma jambe, je heurte la sienne. Je m'excuse en lui souriant avec un grand sourire, elle n'ose plus m'en vouloir. Après on continue sur la route, on est dans un bateau, toujours L. qui conduit, je trouve ça bien. Je me rappelle d'une remarque : « si je devais être un homme politique, je choisirais une petite voiture comme ça, originale et farfelue, je n'aurais pas peur de me montrer », farfelue = publicité = avoir des voix. (*Ce passage est peu lisible, il semble que Domitille mélange ou rejette sur L. ses propres hallucinations auditives ; mais en même temps, en lui prêtant le courage de se montrer, elle essaie de s'attribuer ce courage et fait des efforts en ce sens*). Après, on est toujours dans le bateau, mais cette fois, dans une sorte de forêt enneigée. C'est très joli, agréable et frais. On glisse sur la neige, à un moment, je me mets à gauche et je fais gîter le bateau. L. ne peut pas rétablir, on va dans le décor (glisse). On descend du bateau, L. dit : « mais qu'est-ce qui s'est passé » ? Je ne dis pas que c'est moi qui ai fait gîter le bateau. En regardant le dessous du bateau et les traînées sur la neige, je lui demande : « mais est-ce que l'on farte les bateaux comme les skis sur la neige » ? Ensuite tout le monde se retrouve à pied, et on continue la route dans la forêt. Il y a une sorte de chien, un teckel, je m'amuse avec et lui envoie des pierres qu'il va chercher ». Elle me dit : « c'est un rêve prétentieux ».

– Quel lien ce rêve a-t-il avec le rêve de l'avant-denière séance ?

– Les flammes c'est chaud, la neige c'est rafraîchissant, j'étais très bien dans ce rêve.

– Les flammes symbolisent la purification, la neige blanche est un symbole de pureté, vous éprouvez peut-être le besoin de, symboliquement, vous purifier de vos rites pour commencer cette année scolaire.

Domitille revient sur le sentiment de bien-être du second rêve et en parle avec un plaisir qui me fait penser qu'elle a en partie compris le sens sexuel de son rêve.

– Vous retrouver avec L. signifie aussi une reconnaissance de vous-même dans une activité de jeu et de plaisir.

- C'est vrai, j'ai du poids (*elle rit*) puisque je fais gîter le bateau, vous voyez, c'est un rêve prétentieux quand-même, j'ai du poids.

– Vous avez déjà fait le rêve d'un avion roulant sur la route.

– C'est vrai, j'avais l'impression de quelque chose de déjà connu (*long silence*). Mon voisin (*c'est une allusion au premier rêve*) avec ses poubelles et la contamination, je pensais que c'était un extra-terrestre envoyé par celui de là-haut, peut-être que le feu, qui venait de chez lui, brûlait toute cette sorcellerie et que maintenant, je peux le considérer comme un être humain ; ça va mieux avec les cafards, mais j'ai encore des rites. Vous m'aiderez si je suis tous les cours ?

Je suis absente ; à mon retour, Domitille revient très angoissée. On lui a dit que j'avais eu un accident.

– C'est de ma faute, la veille de votre accident, j'avais touché un dictionnaire, et je suis venue, et vous n'étiez pas là, tout ça c'est de ma faute.

– La peur de perdre son thérapeute est normale, nous n'avons pas eu le temps de vous prévenir.

– J'ai commencé à lire *Germinal,* il y a un passage que je voudrais que vous lisiez.

Je lis à haute voix ce passage qui a trait à la sexualité. Domitille devient très anxieuse. Elle a déjà lu cinq fois ce passage, avec ma lecture, cela fait six, chiffre interdit (*en me faisant lire, elle a obtenu de transgresser les interdits qu'elle se donne*). Je lui fais remarquer que ce chapitre parle de sexualité et que c'est elle qui s'interdit ce thème, comme lorsque j'utilise le mot « tromper » au sens figuré ; elle ne peut le supporter et doit procéder à un rite.

Domitille arrive perturbée à la séance suivante. Dans le car, deux femmes lui ont jeté des sorts en se grattant. Elle a l'impression d'être mauvaise, car elle se sent très hostile à mon égard.

– Quand je me sens attaquée, je deviens mauvaise (*je suis arrivée en retard au rendez-vous*), je crois que je suis le nombril du monde, mais je sais bien que ce n'est pas vrai (*elle pleure*). J'ai peur que l'hôpital soit rasé, que vous disparaissiez, qu'est-ce que je vais devenir ?

– Un hôpital ne disparaît pas magiquement, il y a une équipe et des méthodes thérapeutiques stables. Vous avez des angoisses de perte. Avoir des pensées hostiles envers son thérapeute, et peur de le perdre, est un processus normal au cours de la thérapie.

– Oui, mais si vous déménagez, le piano ne suivra pas, avec les économies de l'hôpital (*sic*) et je n'aurai plus rien.

– Vous avez des angoisses d'être attaquée, d'être mauvaise, et des angoisses de perte, parlons un peu de ces angoisses.

– D'être mauvaise (*elle pleure*), c'est à cause de ma mère, quand je pensais qu'elle était une extra-terrestre et que j'avais peur d'elle. C'était horrible vous savez, car je l'aimais (*elle pleure jusqu'à la fin de la séance*).

A travers le mouvement de dépression en thérapie, elle amorce un mouvement de reconstruction à l'extérieur. Elle revoit ses parents régulièrement, parle avec sa mère, a rendu visite à son frère. A l'université, les cours se passent bien, elle a de bons résultats et réussit à surmonter les difficultés de contact avec les autres. En même temps que progressent les acquis au piano et la lecture des notes, l'écriture est réappropriée : elle m'écrit ses rêves et peut rendre des devoirs.

Je prends un congé, Domitille pleure : « je pressentais que vous alliez partir ». Nous travaillons sur l'absence, il est convenu que si elle en éprouve le besoin, elle pourra m'envoyer des cassettes et m'écrire (*ce qu'elle ne fera pas*).

A mon retour, Domitille m'annonce dans une explosion de joie, qu'elle a réussi son examen d'entrée à l'université. Elle va préparer un BTS scientifique dans une autre ville de province, et entrer au conservatoire de cette ville pour travailler le piano. Elle reviendra une fois par semaine pour continuer sa thérapie.

Nous reprenons la thérapie verbale et les séances de musicothérapie, Domitille me répète souvent : « la musique me libère l'esprit ; quand je joue, je ne pense pas, je me libère. Si j'improvise, je cherche, j'entends ce que je veux jouer, je dois le trouver sur le piano, ce n'est pas toujours ça, je trouve, j'éprouve du plaisir vous comprenez ? Après, quand j'ai terminé, parfois les pensées me reviennent, mais je me dis que j'ai réussi à m'en éloigner, j'ai gagné sur mes pensées. Si vous saviez comme cela a été dur de préparer cet examen, de perdre du temps avec ces rites. Mais j'ai gagné, ce que je pouvais faire avec la musique, je pouvais aussi le faire avec mes devoirs ».

Ultérieurement, Domitille arrive très contaminée, elle a écrasé un insecte sur ses lunettes, « les entrailles de l'insecte, c'est dégoûtant et sale » dit-elle, et ajoute : j'ai rêvé : « je suis avec mes parents et mon frère, nous montons une affaire. Ma mère est très dynamique, entreprenante, elle pose les bonnes questions. Je suis surprise de voir ma mère si efficace. Nous passons dans une salle d'attente, et ma mère a un gros saucisson de montagne, vous allez me dire que c'est sexuel, le saucisson est beau, on casse « la croûte ». Puis on se retrouve dans la cuisine, on fait tous la vaisselle, puis de nouveau dans une salle d'attente. Là, il y a mon frère et monsieur R., son professeur de piano en ville. Ils se tiennent par la barbichette, je leur chante : « je te tiens, tu me tiens par la barbichette, le premier qui rira, aura une tapette ». Il y a toute ma famille, mes cousins ». J'ai fait un autre rêve : « je repasse l'examen, il y a une question de géographie, les autres écrivent et je me demande : « quelle est la question » ? Mon oncle est là aussi, il fait des bêtises et je suis gêné. Je vois qu'il s'agit d'Hitler, j'ai juste le temps d'écrire : c'est un grand homme dans un pays puissant ». Domitille associe sur l'étonnement qu'elle a eu de voir sa mère si positive à son égard, à propos de son engagement dans ses études, alors que son père lui a paru plus distant. Elle se remémore des promenades à cheval qu'elle faisait avec son frère, après quoi, ils « casse-croûtaient ». Elle craint d'être attirée par monsieur R. mais il ne lui plaît pas. Il fume, il doit avoir les entrailles malades. Son frère est sain, ses entrailles sont propres (*silence*). « C'est stupide, je pense à une toile, deux femmes qui se regardent et l'une touche le mamelon de l'autre (*silence*). Je suis plus attirée par mon frère, il est plus sain. Toute ma famille, c'est eux qui ont bien réussi » (*silence*).

– Et vous ?

– Moi, avec la musique, c'est étonnant, j'ai confiance en moi.

– Et votre oncle ?

– Je ne sais pas (*long silence*). (*Il apparaît que le thème traumatique père-frère est toujours présent, mais pas conscientisé, j'attends*). Vous savez, c'est ma mère que j'aime le plus, et pourtant c'est à elle que j'en ai fait voir.

Après son entrée dans un institut et au conservatoire, je lui propose de supprimer la séance de musicothérapie et de conserver la séance de psychothérapie verbale. Je souhaitais lui laisser la maîtrise d'un engagement dans la musique, et lui explique qu'il lui appartient de développer cet univers musical dans un engagement social, où la musicothérapie n'a plus sa place. La psychothérapie, qui n'est pas terminée, se concentrera sur sa problématique psychique. Domitille n'accepte pas l'idée de ne plus faire de musicothérapie. Elle verbalise sa peur d'être abandonnée en même temps que sa crainte de devenir meilleure que la thérapeute en musique. Des thèmes de rivalité apparaissent en liaison avec la musique. Elle rêve aussi qu'elle conduit un avion, mais ne peut décoller. Elle parle enfin du plaisir qu'elle commence à prendre à la diminution de ses « contaminations » : « j'entrevois une petite fenêtre qui s'ouvre ».

La nécessité de jouer du piano a entraîné une réduction des phénomènes contaminants. Par contre, elle craint que la thérapie ne se termine trop vite et elle fait réintervenir les sorts. Elle pense que je pourrais lui jeter des sorts : « c'est la première fois que je pense cela, si vous ne voulez plus faire de musicothérapie avec moi, eh bien on fera de la thérapie musicale ». Domitille rit de l'expression utilisée, puis devient très agressive, « je vous préviens, je ne parlerai que de musique en psychothérapie ». Son agressivité se détourne vers les soignants antérieurs qui n'ont pas su la guérir.

Domitille démontre combien la musique a été nécessaire à son engagement en psychothérapie et combien il lui est difficile de s'en passer. Elle adopte un comportement de névrose obsessionnelle difficile à supporter. Elle parle avec précaution, prend dix minutes pour décider d'un horaire, remâche les mêmes idées. Parallèlement, l'observation d'un étudiant – apparemment névrotique – dans son école lui fait prendre conscience de sa maladie. « Il a des tics, il marmonne, les autres ne le supportent pas non plus. Moi aussi, j'étais comme cela à l'école, je passais mon temps à contredire intérieurement (*ce, en rapport avec ses interdits*) ce que le professeur disait. Il employait des mots qu'il ne fallait pas. Cela m'épuisait de toujours devoir contredire, mais je ne pouvais pas faire autrement, et je ne savais plus ce qu'il racontait et ce que je devais retenir. Les esprits facétieux là-haut vont m'embêter, ils m'ont placée à côté de lui. Peut-être que c'est moi qui le pense, mais je le pense ».

Des rêves de réparation apparaissent, elle rêve qu'elle va voir sa grand-mère paternelle et la prend dans ses bras avec affection, en même temps elle a peur et se dit qu'elle est hypocrite. Dans un autre rêve, elle retrouve la maison de sa grand-mère paternelle, elle sait que cette dernière est morte. Elle veut revoir les lieux, trouve que tout a changé, est modernisé. Elle cherche l'escalier et ne le trouve pas. Elle associe sur un souvenir : elles sont toutes les deux assises dans la cuisine, devant un feu de bois, elle entend le tic-tac de l'horloge, personne ne parle. Elle écoute le silence. Elle se sent très bien, en sécurité.

– Quel âge aviez-vous ?

– C'était avant mes sept ans. J'étais heureuse, j'étais bien. Après, je ne voulais plus m'approcher, je trouvais ma grand-mère sale. Envers mes deux grand-mères, je faisais des gestes pour leur renvoyer leurs sorts. Ma grand-mère ne parlait pas ; si je faisais une bêtise, elle faisait des gros yeux, comme une sorcière, oui, elle était sale et grosse. Pourquoi je me suis mise à penser que mes grand-mères étaient des sorcières, que mes parents n'étaient pas les miens. D'abord, j'avais peur de la poussière, après ce fut de ma mère. J'ai compris, j'ai fait ce deuxième rêve parce que j'ai la nostalgie de ce moment de sécurité, de bien-être, après, je ne pouvais plus parler.

– Vous ne pouviez plus parler comme votre père et comme votre grand-mère.
– Peut-être (*long silence*).

La rentrée scolaire est une épreuve, Domitille est confrontée à un monde difficile où chacun lutte pour conserver sa place. Les séances de psychothérapie sont tout aussi éprouvantes.
– Je suis très contaminée parce qu'il y avait un insecte sur le polycopié, alors je bloque, je ne veux pas réussir, voilà le problème, je voudrais encore être enfermée dans mon lit. (*Devant la difficulté et la nouveauté, le désir de régression se manifeste*). Je suis à nouveau la proie des contaminations et des sorts, tout ça, pour ne pas réussir, mais pourquoi je ne veux pas réussir, je n'ai pas confiance en moi.
– Vous avez déjà réussi, puisque vous débutez des études supérieures.
– Oui, mais maintenant c'est sérieux et je suis bloquée, je suis comme une enfant, je ne suis pas autonome.
– Jusqu'à présent, vous avez pris seule vos décisions d'étude, vos parents ont appris votre réussite et de ce fait ils ont accepté de vous aider. Vous avez remarqué que votre père était plus réticent, plus distant, comme s'il n'y croyait pas trop. Vous ne voulez pas réussir à cause de votre relation à votre père, si votre père n'y croit pas, ne vous autorise pas, vous ne vous permettez pas de réussir, vous avez réussi l'année dernière parce que votre père ne savait pas, voilà pourquoi vous vous sentez une enfant ; et les symptômes obsessionnels se renforcent pour vous donner une raison de ne pas travailler.
– Sacré madame K., comment vous savez tout ça ? (*Domitille rit, puis se met à pleurer longuement*). C'est vrai que j'ai un problème avec mes parents, je le sais, pas seulement avec mon père, avec ma mère aussi (*suit un long discours dans lequel elle défend son père*). Je n'interviens plus mais accepte de travailler avec elle la partie du cours qu'elle n'a pas comprise.

Je réalise que j'ai commis une erreur de vouloir supprimer les séances de musicothérapie lors de son entrée à l'école, qui se révèle être un moment d'affrontement difficile pour elle. La psychothérapie qui suit son chemin n'est pas suffisamment étayante. Domitille a besoin de l'espace musique en thérapie pour affronter le monde extérieur. Elle obtient que je l'aide en musique sur le plan théorique, ce que je ne peux lui refuser sans risquer de la mettre en échec à ses cours, car il est vrai qu'elle manque de bases solfègiques.

Le lien traumatique avec le père, qui a été réactivé par les épisodes érotiques avec le frère, est défendu par Domitille. Si elle sait, elle ne peut encore dire et se pose pour moi la question de savoir ce qu'elle a reconstruit sans précipiter les interprétations. D'une certaine manière, la musique vient obturer, vient remplacer le trauma par la souffrance et le plaisir qu'elle lui occasionne. En lui supprimant sa séance de musique et en pensant lui laisser cet espace personnel, je lui ai peut-être – comme ses parents – interdit la parole, d'où cette recrudescence de plaintes. Mais Domitille se défend, puisque comme elle l'avait annoncé, elle ne parle que de musique en psychothérapie.

Progressivement, Domitille évolue, elle accepte de ne plus aller au piano avec moi. Elle traverse une période où elle se conduit comme une petite fille, se dit immature, elle a des crises de « fou rire », demande mon accord pour manquer les cours. Elle ajoute : « je vais bien, mais j'ai peur des gens ». Voici quelques rêves de cette période :

– J'ai rêvé de ma tante, elle me grondait, je ne sais pas pourquoi. J'ai aussi rêvé, je ne sais pas, que mon frère et moi, il se passait quelque chose – elle hésite – peut-être des embrassades, je ne sais plus bien. Est-ce que je l'ai rêvé... Est-ce que je l'ai rêvé ? Je ne sais plus (*long silence*). Cette nuit, j'ai fait un rêve pornographique sans intérêt : j'ai rêvé que quelqu'un anonyme me prenait par derrière dans une cuisine ; j'étais appuyée sur la table, j'étais bien, c'était agréable. Elle continue sur une recherche de sensations puis dit : « ce n'est pas interdit, tout ce qui est au-dessous de la ceinture, je n'aime pas ». Elle rit, « je vais vous dire pleins de mots sales ». Elle énonce un vocabulaire scatologique en riant et même en jubilant. « C'est bestial, animal », elle fait quelques descriptions et ajoute « c'est sale ».

– Ce qui est sous la ceinture est aussi à l'origine de la vie.

– Moi, j'ai peur, voilà, à la maison c'était le drame en permanence. Mon frère voulait partir sur un bateau. Ma belle-sœur dit que mon frère n'aime pas les hommes qui plaisent aux femmes.

– Pourquoi le drame ?

– A cause de moi, c'était étouffant, j'étais envahie et j'envahissais mes parents, ils se sont laissés envahir, ils ne pouvaient peut-être pas faire autrement, j'interdisais tout. Pourquoi vous m'avez dit que la peur de ma mère était un déplacement de la peur de mon père ? J'avais peur des femmes, pas des hommes (*sourire*), d'abord de la poussière, puis de ma mère, puis des femmes, puis des cafards. Je n'avais pas peur de mon père. J'ai un souvenir de quand j'étais petite, quatre ou cinq ans, en vacances dans le midi, chez ma tante, tous les cousins dormaient dans la même chambre. Une nuit, il faisait très noir, j'ai senti sur ma bouche et mon nez quelque chose. Je me suis débattue, j'ai eu très peur. Je me rappelle très bien, je n'ai pas senti de respiration, mais quelqu'un s'appuyait sur le lit, donc c'était quelqu'un de là-haut. C'était juste au-dessus de moi. Les deux yeux que j'ai vus dans la chambre à l'hôpital, c'est la même chose. C'est quelqu'un de là-haut, c'est pourquoi je ne supporte pas qu'il y ait quelqu'un qui habite au-dessus de ma tête. Cela me fait si peur d'en parler, mais cela me fait du bien de vous le dire. Ce n'était pas un cousin, car j'aurais senti son poids sur le lit (*ce souvenir est revenu en association avec la tante qui la gronde*) dites-moi ce que cela veut dire.

– Ce souvenir fait partie des souvenirs traumatisants qui vous ont permis de construire ce monde basé sur des rites et des êtres de l'au-delà ; c'est votre névrose obsessionnelle que vous avez ainsi édifiée pour vous protéger. Il vous appartient de trouver ou retrouver vos souvenirs, je suis là pour vous accompagner.

– Quand j'étais petite, dans le Jura, chez ma grand-mère, j'aimais la pluie, je sortais avec son parapluie et je marchais. Je sentais les odeurs de pluie, la luminosité, je devais être très sensible, j'avais beaucoup de plaisir, beaucoup, je n'ai plus jamais retrouvé ça.

– Votre névrose vous a interdit le plaisir que vous avez remplacé par la peur. Le plaisir, vous le redécouvrez dans les rêves, dans la musique.

– Avec la musique je suis normale, je fais quelque chose.. Cette nuit je me suis couchée à une heure, la musique quel travail, j'aime apprendre.

Durant les séances de psychothérapie verbale, elle étale des partitions sur le bureau, créant ainsi le lien avec la musique.

Ultérieurement, je suis dérangée par un appel téléphonique pendant une de ses séances. Domitille se met à faire un rituel, elle touche du bois de façon répétitive et fait d'autres gestes du même type.

– Pourquoi touchez-vous ce bois ?

– Je ne peux pas vous le dire (*silence*). A votre visage, j'ai pensé que c'était votre fiancé (*silence*), et j'aurais bien voulu que ce soit moi au bout du fil à sa place, je ne devrais pas vous dire ça.

– Depuis ces années où nous travaillons ensemble sur votre névrose et sur la musique, il est normal que se développent chez vous des liens transférentiels positifs ou négatifs. Il y a quelques mois vous aviez peur que je parte, puis vous avez eu des pensées hostiles envers moi.

– J'ai peur des gens, très peur des gens, j'ai des pensées hostiles envers vous, j'ai fait un rêve, je l'ai écrit et je l'ai oublié.

– Vous êtes rassurée en ma présence et donc vous vous permettez d'avoir des pensées hostiles.

Dans la période qui suit, elle régresse, elle est sensible au charme d'un de ses professeurs et se reproche de se conduire comme une enfant, cela lui rappelle son comportement passé. Je vais vous raconter le rêve : « je vais dans un pensionnat, il y a des sœurs. Je vais voir ma chambre et je vois au plafond des boursouflures, puis un boudin de « caca » qui descend. Je vais chercher les autres filles pour qu'elles viennent voir, elles me disent : « oui il y a des boursouflures mais ce n'est pas grave, c'est rien » et je ne vois plus le boudin. Elles partent et quand je suis seule, le boudin de « caca » revient. Je sors à nouveau de la chambre et quelqu'un me dit : « il y a des travaux au-dessus », alors je me dis : voilà l'explication, c'est sûrement de l'argile des maçons ». Ses associations partent du boudin de « caca » qui lui font penser au sexe d'un âne ou d'un cheval au repos, puis elle dit :

– Les escaliers du pensionnat, c'est comme quand j'étais à A., quand j'allais si mal. J'avais seize ans…

– C'est un rêve de réparation que vous avez fait par rapport à votre névrose obsessionnelle, vous demandez aux autres ce qu'ils voient, ce qui revient à dire que vous doutez de vous même. Ces derniers ne vous confirment pas vos visions et pour la première fois, vous trouvez une explication logique à vos visions.

– Hourra, c'est que je peux guérir, mais j'ai quand même pensé que c'était surnaturel.

– Vous guérissez à votre rythme, rien ne presse. (*Elle éclate de rire*).

Dans la période qui suit, des rêves de rivalité, de frustration surgissent. Elle rêve des membres de sa famille qui lui sont hostiles parce qu'elle fait de la musique. Elle prend progressivement conscience qu'elle projette sa propre hostilité sur les autres. Nous travaillons sur ses capacités de création en musique, et elle élabore peu à peu les constructions de son imaginaire. Elle parle de son désir d'être dynamique et ouverte et de sa peur de paraître anormale.

– Ici, je me suis reconstruite, parce que j'ai pu faire mes rituels au piano devant vous, vous m'avez acceptée et donc, j'ai pu accepter ma personnalité sans avoir honte. Avant, je n'avais pas de personnalité ou plutôt j'en avais trop ; la mienne avec tous ces « trucs » (*c'est-à-dire ses superstitions, ses rituels, ses contaminations*) qui s'agrippaient dessus, celle où j'étais normale pour paraître normale devant les autres, mais ce n'était pas moi. C'est pour ça que je me suis isolée, j'avais des personnalités multiples, des fois j'ai encore peur des gens, alors je voudrais être dans mon lit. Je fais des drôles de rêves, quand je vais chez mes parents et que je me sens bien avec eux, je rêve la nuit que ma mère se fâche contre moi et je fais souvent ce rêve, surtout quand cela va bien. Alors je ne comprends pas, expliquez-moi, s'il vous plaît.

– Vous accomplissez en rêve les rites qui vous obsèdent durant la journée. Pour protéger cette bonne relation avec votre mère, vous rêvez la nuit que cette relation n'existe plus et que c'est comme par le passé, ainsi vous êtes rassurée et vous pouvez continuer votre bonne relation avec votre mère.

– C'est vrai, j'ai peur que cela ne dure pas.

– Et pourtant, vous allez mieux puisque, comme vous le dites, vous vous êtes reconstruite.

– Oui, j'ai rêvé que j'étais dans un autobus ; je fais toujours ce rêve. J'ai aussi rêvé que je conduisais un bateau. J'aime conduire un bateau, c'est mon frère qui m'a appris. C'est comme une bête un bateau, un animal, il est vivant, il tressaute, il faut bien le maîtriser et faire attention, j'aime ça. (*Un long monologue suit sur son plaisir à être en bateau*). J'ai aussi rêvé lorsque j'étais chez mes parents que j'accostais avec quelqu'un, mais on nous poursuivait. On a juste eu le temps de sauter dans le bateau, mais le bateau faisait des ronds, il ne s'éloignait pas (*silence*). Je sais pourquoi il faisait des ronds, mes parents m'ont dit qu'ils avaient vu la nuit (*elle hésite*) un ovni qui tournait au-dessus du fleuve, c'est pour cela que dans mon rêve le bateau faisait des ronds.

– Vous avez déjà fait des rêves de poursuite.

– Oui, pourtant je n'ai jamais été poursuivie, ce sont les sorts qui me poursuivent. J'ai peur des gens, il y a des gens méchants. (*Elle me parle de la musique, de son désir d'apprendre et de sa peur de paraître gamine à l'école*). J'ai encore besoin de mes rites et je peux les faire devant d'autres, grâce à vous qui les avez acceptés.

Ces mêmes thèmes reviennent. Elle parle longuement de son sentiment de dévalorisation, de son besoin de croire en ce qu'elle a entrepris.

A travers le thème du bateau, la perception du plaisir, détachée cette fois de la musique, se projette dans un lieu social. Je crois pouvoir écrire qu'à partir de ce stade la musique est « détransférentialisée » et retrouve un contexte normatif.

Ultérieurement, Domitille parle des gens qui lui jettent des sorts et la regardent, elle insiste sur la gêne qu'elle ressent.

Elle ajoute : j'ai fait un rêve : « je suis avec mon ami, je tire la chasse d'eau et tout remonte, je ne comprends pas d'où ça vient et c'est toujours comme ça, ça revient toujours ». Elle ajoute : « je ne sais pas d'où ça vient, ça surgit mais d'où » ? Elle parle de son ancien ami qui était passif devant ses troubles obsessionnels, qui ne parlait pas. « Je ne comprenais pas qu'il puisse m'aimer », puis elle parle de sexualité, de ce qu'elle appelle son insensibilité. « Une fois, j'en avais tellement marre, je lui ai dit, je saute par la fenêtre » il m'a dit : « mais saute », c'était invivable (*long silence*). J'ai un souvenir, quand j'étais petite, je ne vous ai pas dit ça, c'est mon cousin, je vous ai déjà parlé de lui. Elle décrit ce qui peut s'apparenter à un abus sexuel. J'avais peut-être six ans, il était grand… moi j'avais honte, peut-être que j'aimais bien, je suis perverse. Je n'en ai jamais parlé. Après, il s'est marié. Quand j'allais chez eux, il y avait toujours une connotation sexuelle et je n'aimais pas. Je crois qu'il y pense toujours.

– Est-ce de son épouse que vous avez rêvé dans ce rêve de rivalité ?

– Oui (*elle rit*), après j'ai encore rêvé d'elle. Je voudrais lui rendre ce qu'il m'a fait (*elle fait le geste qu'elle fait d'habitude pour renvoyer les sorts*).

– C'est pour cela que vous voulez rendre aux autres ce que vous pensez qu'ils vous ont fait.

– C'est vrai, c'est exactement ça, je prononce la phrase magique : « J'enlève de moi ce que tu m'as donné » (*silence*), je voudrais vraiment lui rendre ce qu'il m'a fait.

Le récit de la psychothérapie de Domitille se termine à ce niveau d'évolution, d'abord pour lui laisser la part de son histoire qui lui revient, mais aussi parce que l'intérêt de son cas, par rapport à la musique, nous paraît suffisamment explicite pour ne pas alourdir cet exposé

Vers une pulsion d'écoute

Charles et Domitille sont deux cas de névrose obsessionnelle grave avec des troubles compulsifs obsessionnels totalement invalidants.

Débuter le traitement par une psychothérapie comportementale relayée par une musicopsychothérapie analytique pose la question de la mobilisation de l'énergie psychique pour l'évolution de la névrose.

Une autre voie de questionnement est suscitée par la mise en place de la projection comme mécanisme de défense archaïque qui opère comme dans les modes de pensée normaux ; la superstition en est un exemple. Qu'est-ce qui fait que la croyance devient déréalisante et envahit tout le psychisme ? Et quelle est la place de la musique dans cette croyance ?

Une troisième voie d'accès à la névrose obsessionnelle est celle de la position œdipienne et de la place qu'occupe la musique dans cette position. Comment et par quel circuit la musique intervient-elle sur cet objet œdipien auquel le sujet est attaché ? Comment la musique va-t-elle mobiliser cette fixation œdipienne, en lui permettant de partiellement la fuir et donc de diminuer les angoisses que cette situation œdipienne comportait ?

C'est ce que j'essaierai de développer brièvement pour comprendre pourquoi la musique a permis d'être la voie d'accès qui va ouvrir l'accès thérapeutique. Il est énoncé clairement qu'il ne s'agit pas de la place qu'occupe le thérapeute au départ. Charles et Domitille ont eu de bons thérapeutes. La musique occupe dans ces cas précis une place privilégiée qu'il convient d'analyser.

Je reprends brièvement la psychogenèse du développement de l'enfant pour tenter d'éclairer le lien entre l'impact de la musique sur le sujet et la relation à son développement.

Différents moments se repèrent à travers la thérapie dans l'évolution psychogénétique de Domitille. Premiers souvenirs vers quatre ans, les jeux érotiques avec les petits voisins : « toucher leur sexe avec des dominos qui s'emboîtent » assimilés postérieurement à des pensées dégoûtantes. Ce souvenir me paraît s'apparenter à la phase tardive du stade sadique-anal, stade durant lequel l'enfant expérimente le plaisir de la maîtrise dans une position active proche de la pulsion d'emprise. Freud (1905) assigne la musculature comme support à cette pulsion en l'associant à la cruauté infantile. Il est d'ailleurs intéressant de noter que cette pulsion d'emprise sera associée dans *Au-delà du principe de plaisir* à la pulsion de mort, et reprise comme coïncidant avec l'anéantissement de l'objet, en vue de la maîtrise de l'objet sexuel. A propos de ce souvenir Domitille dira : « je voulais toucher leur sexe » en réponse probable à ma question : « c'est autre chose que vous ne voulez pas toucher ».

Le rôle des expériences tactiles et motrices dans l'instauration des limites corporelles a été mis en évidence dès les premiers mois de la vie (Candilis-Huisman, 1994). Du point de vue neuropsychologique, l'enveloppe cutanée est le support des premiers réflexes qui se développent lors de la croissance in-utéro (septième à dixième semaine de gestation) avec des fonctions variées de régulation thermique, de régulation de l'hydratation de l'organisme, de connexion étroite avec les systèmes de régulation cardiaque et respiratoire. D'autres travaux (cités par Candilis-Huisman) ont étudié la liaison entre le son et le toucher et montré que les variations sonores ont un effet sur les seuils de tactilité. Un son de 50 HZ en haute et basse fréquence désensibilise la peau et élève le seuil de tactilité, alors qu'un son de 5000 HZ exerce l'effet inverse.

L'espace tactile et motile qui se construit progressivement à partir des échanges du bébé et de son entourage va permettre à la communication de s'installer. L'enfant réagit aux sollicitations tactiles dont il est l'objet – jeux cutanés, jeux de chatouille, jeux de coucou, d'exploration du corps comme la souris qui grimpe – par une intimité avec la mère dont il apprend à se distancier par la maîtrise des peurs que peuvent susciter la séparation et la destruction et dont l'exemple le plus connu est le jeu de la bobine décrit par Freud. Mais, par les jeux de toucher, on porte aussi la main sur le bébé, on s'en empare et cette appropriation laisse des traces en même temps qu'une part d'autonomie est laissée au nourrisson. La manifestation de ces réactions est le signe d'une ambivalence qui débouchera, dans notre culture, sur le tabou du toucher que Didier Anzieu (1984) a repris dans *Le moi-peau* en montrant l'importance structurante de l'interdit du toucher dans l'évolution psychique de l'individu, qui se concrétise dans l'interdit de l'inceste, au moment du complexe d'œdipe. Ce tabou du toucher, le bébé est laissé dans le berceau, crée au moment des retrouvailles un espace émotionnel qui s'inscrira dans la mémoire corporelle par la sensation de contact épisodique, à la différence d'autres cultures où le bébé est porté en permanence.

Ce détour par la voie tactile si importante en musique (toucher l'instrument) me ramène à Domitille qui ajoute à propos du toucher : « c'était mal ce que je voulais faire, je ne devais pas toucher » (et qui va être touchée). Dans le chapitre consacré aux pulsions partielles et zones érogènes chez les névrosés dans *Trois essais sur la théorie de la sexualité,* (tr. fr.1962), Freud note : « dans les névroses obsessionnelles, on est surtout frappé par l'importance des mouvements qui mènent à la création de nouveaux buts sexuels... Toutefois dans les cas de voyeurisme, c'est l'organe visuel qui joue le rôle de zone érogène, tandis que, quand la douleur et la cruauté entrent en jeu, c'est l'épiderme qui fonctionne comme zone érogène ; l'épiderme qui, dans certaines parties du corps, se différencie en organes sensoriels et se transforme en muqueuse ; elle est donc la zone érogène (par excellence) » (p. 58).

Domitille et Charles font coexister une pulsion partielle passive (psoriasis de la peau, eczéma), avec une pulsion partielle active (toucher par la peau, le piano, toucher la mère en lui faisant ses piqûres) et ainsi ils pourront tous les deux, par l'intermédiaire de l'art, transgresser leurs interdits : toucher sans être contaminé.

Toujours dans le même article, Freud note, à propos de la sexualité chez l'enfant et de la succion : « en même temps apparaît une autre pulsion, celle de prendre et de tirailler d'une façon rythmique le lobe de l'oreille, l'enfant recherchant également chez une autre personne, une partie du corps qu'il pourra saisir... » (*ibid.,* p. 73). Cette pulsion du toucher accompagnée de réactions motrices, qui est une composante de la pulsion sexuelle, prend un sens particulier chez Domitille. Suite à des conflits antérieurs au stade sadique-anal et non réapparus en psychothérapie, mais dont un éclairage apparaîtra ultérieurement dans la peur de sa mère, la place du toucher et du tabou du toucher est signifiante pour elle. Ce souvenir-écran du jeu-toucher avec les petits voisins s'inscrit dans une lignée avec les toucher-caresses du père qui sont ressentis comme érotiques de par la non verbalisation de ce dernier. Le jeu sexuel avec le cousin plus âgé, où le toucher se charge de sexualité, va revivre de manière inconsciente dans les caresses du frère, et la névrose se déclenche. Domitille dira plus tard, après avoir parlé de ce souvenir : « ce qui est terrible, c'est que je me laissais faire, je me sentais sale et en même temps je crois que j'aimais ça ». A cette phase finale de l'organisation sadique-anale, le conflit entre opposition active et passive prend tout son sens. D'active, Domitille devient passive, devant son père, devant son cousin. Les pulsions actives vont disparaître – il faudra quelques années de psychothérapie pour que des souvenirs d'investigations infantiles réapparaissent – au profit d'une mise en place de la tendance passive, masochiste à l'excitation de zones érogènes épidermiques. Domitille développe un psoriasis durable et surtout, la contamination lui interdit le toucher. Cette réactivation apparaît surtout pathologique vers douze ans, au moment de la puberté, ranimée par l'attitude du frère qui caresse ses cheveux. La répétition du toucher expose Domitille à une réactivation de la problématique pré-oedipienne, et la névrose se déclenche ouvertement.

Mais, dès le départ de la thérapie, tout se joue sur le toucher. Si les psychanalyses et psychothérapies antérieures ont été un échec, c'est probablement parce que Domitille était immobile, passive. Elle n'avait pas l'accès au verbe en tant que sujet de sa propre personne. Le silence du père, peut-être le silence familial, lui interdisait en quelque sorte de penser. Au piano, elle touche, difficilement, elle est contaminée, mais le rythme la saisit, elle joue avec son corps qui accompagne le mouvement, le rythme entraîne le frappé et se joue alors une réactivation du stade infantile. La pulsion d'emprise se réactualise dans le besoin de dominer, maîtriser l'objet, le piano. Il s'agit d'une domination contrôlée, d'un avoir à conserver, le jeu pianistique s'acquiert, mais aussi se conserve. La musculature, très énergique dans le jeu de Domitille, sert de support à la reprise de l'activité. Par le jeu du sonore, l'excitation due à la décharge musculaire et au toucher-frapper du piano se trouve liée ; c'est l'harmonie du morceau joué qui permet la liaison. Le point de passage entre l'emprise sur l'objet et la maîtrise de l'excitation se fait dans la liaison harmonique du rapport des notes entre elles (Savio a montré que les intervalles avaient une signification symbolique, ce que nous avons confirmé par l'étude statistique, Kupperschmitt et coll., 1995). La pharmacopée musicale des siècles passés attribuait aux modes différents états d'humeurs ; plus près de nous, le majeur est réputé gai, le mineur triste. Il s'agit dans cette démonstration, d'une liaison par l'harmonie extérieure : les sons liés entre eux par le jeu du développement harmonique se répercutent sur le corps propre. Cette répercussion sur le corps, mis en mouvement par l'activité vibratoire physique des sons, réactive le registre auditif précoce (cf. chap.1). La motilité et la tactilité mises en mouvement renvoient à la perception auditive et corporelle, l'harmonie est la source de cette perception (dans la mesure ou elle permet une excitation corporelle), le but est la liaison qui ordonne motilité et tactilité dans une directivité cohérente : le jeu musical. L'objet de cette activité est la tension et la détente si souvent décrites en musique.

Voilà définie une pulsion d'écoute qui, dans le cas présent, se concrétise dans la motilité. Cette pulsion d'écoute, pulsion à l'harmonie, se retrouve dans l'harmonie du corps, à travers la marche, la danse, le sport. Marcher fait entendre un bruit intérieur et extérieur, rythmé, différent, d'un individu à l'autre. On pourrait dire qu'il existe un instinct à l'harmonie mis en péril par la vie sociale. Cette pulsion d'écoute se repère à travers son dysfonctionnement, chez un individu « normal », elle se réalise au quotidien par la recherche du plaisir et de l'apaisement ; dans le cas de la psychose, par exemple, le jeu du patient est hors liaison harmonique, il peut y avoir lecture de la musique, mais le rythme est mal contrôlé ; chez le schizophrène, il arrive qu'il y ait un décalage d'un temps entre la lecture simultanée des clés de sol et de fa, dans la reproduction de la partition, marquant par ce décalage, le clivage et la difficulté à opérer l'harmonie due à la conjonction du rythme, du tempo et de l'écriture musicale.

Dans l'écoute auditive la participation active du sujet, qui associe des états affectifs dans la musique dite réceptive, utilise la même liaison, avec la même source : l'harmonie de la perception qui constitue une charge énergétique, facteur de motricité. Dans l'audition, la motricité se manifeste par des battements de pieds, de tête, de doigts etc. Le but est d'apporter un état d'apaisement. La question de l'objet dans la pulsion d'écoute, à travers cet apaisement psychique et physique, provoqué par l'écoute ou le jeu musical, qui est une écoute en soi, soulève le problème de la métaphore en musique. A travers l'universalisme du flot musical, quels que soient les codes utilisés pour en témoigner, se pose la question du fantasme. L'objet de la pulsion d'écoute ne serait-il pas de solliciter, chez le sujet, ce scénario inconscient ou conscientisé à travers l'appel aux images soulevées par la musique ? Et si la musique peut apaiser ou au contraire angoisser, ne serait-ce pas, que dans son déroulement, elle permet au sujet la réalisation de désirs inconscients qui peuvent être source d'apaisement ou d'angoisse ? Et ne serait-ce pas aussi, par ce biais de l'objet dans la pulsion d'écoute, à travers sa visée fantasmatique, que se retrouverait ce que j'appelle le leurre dans la réalisation de la musicothérapie ? A savoir, que si la musique est opérante en thérapie, c'est parce qu'elle fonctionne comme un leurre à jamais saisissable, même si l'affinement auditif ou les progrès dus à l'apprentissage permettent une approche de ce leurre, de cette traversée du fantasme (cf. chap. V). L'art du musicothérapeute consiste à orienter la thérapie vers une mobilisation des conflits inconscients. Mais ne serait-ce pas aussi, pour le musicien, l'origine de son malaise dans cette recherche du perfectionnement de son jeu, dans son choix de l'interprétation, dans ce plaisir et cette souffrance occasionnés par l'assiduité de la musique et qui se traduit par des rejets de musique, des retours à la musique, et souvent une acceptation humoristique de l'intrusion musicale dans sa vie ?

La pulsion, en quelque sorte, se joue, à travers la musique, sur le corps ; l'inévitable de ce travail musicothérapeute-patient est que le couple désir/écoute se situe dans un rapport au savoir (musical) pour le patient comme, d'une certaine manière, pour le musicothérapeute. Mais, pour le musicothérapeute, la pulsion est lissée, c'est-à-dire que l'écoute est à prendre dans les effets de signifiants, alors que pour le patient, la pulsion d'écoute est liée, pénétrée du sonore métaphorisant, pénétrée des interférences qui renvoient à un rapport au savoir qui lie pulsion épistémophilique et pulsion au sonore mieux cernée par le terme pulsion d'écoute.

Ceci n'est possible, que si l'existence d'une pulsion d'écoute peut se conceptualiser. Les travaux de Lacas apportent un éclairage à cette recherche. Il s'appuie sur Aristote pour démontrer le caractère fondateur de la sensorialité tangible (cf. chap. I), il en fait une priorité ontologique, le registre du sonore suit le registre du toucher, mais Lacas ne perçoit pas la sensorialité auditive (qui se développera dans la musique, par exemple) au niveau d'analyse de la sensorialité tangible (qui lui permet d'expliquer, dans la même voie que Pankow, l'utilisation de la pâte à modeler dans un registre spatial à trois dimensions, le toucher étant plus apte à tracer les limites corporelles entre le moi et le non-moi). D'une certaine manière, il ne fait pas le lien entre cette sensorialité tangible et la pulsion d'emprise de Freud. Ce dernier n'aborde pas le problème du sonore. Lecourt (1992) donne une explication de la résistance de Freud à cette approche du sonore.

La mise à l'écart du sonore par Freud, et la confusion entre bruits, sonore musical, paroles (l'écoute des mots est sonore) ont retardé l'approche du sonore comme « processus dynamique consistant dans une poussée (charge énergétique, facteur de motricité) qui fait tendre l'organisme vers un but » (définition de la pulsion : *Vocabulaire de psychanalyse*, 1967, p. 359). Si la pulsion orale est définie dans un sens génétique et structural, la pulsion d'écoute, de même, occupe une place que la musicothérapie a permis et permettra de déceler à travers l'étude clinique des cas étudiés.

Pour Lacas, l'affect de structuration né premièrement dans le registre du toucher s'étend ensuite au registre de l'ouïe. Tous les développements autour du bain sonore, de l'enveloppe sonore, entraînent des confusions sur le registre sonore, car le sonore est d'abord une pulsion d'auto-conservation (et ce n'est peut-être pas un hasard si nombre d'enfants autistes sont mutiques). La pulsion au sonore ne peut se satisfaire sur un mode fantasmatique que par métaphore (c'est le cas de la musique dans une certaine mesure). Cette pulsion d'écoute s'inscrit dans le principe de réalité en tant qu'agent de réalité. Il y a trace de ce perçu dans l'analyse de l'homme aux loups, mais Freud qui note certains éléments, ne continue pas sur cette voie. De même pour le petit Hans qui possédait « un harnais avec des clochettes ». M. Schneider (1972) écrit à propos de ce cas : « La pulsion d'entendre est bien l'envers, la contre-valeur de son angoisse » et il ajoute citant Freud : « le père de Hans a même observé que concurremment à ce refoulement, une part de sublimation se manifeste chez Hans. Dès le début de son état anxieux, Hans manifeste une recrudescence d'intérêt pour la musique et son don musical héréditaire (son père est musicien) commence à se développer » (p. 47).

La pulsion d'écoute en tant que fonction d'auto-conservation fait référence à l'écho. Écho se meurt pour Narcisse, mais Écho n'est sonore que secondairement, artificiellement, et sa mort est le miroir du fait que la pulsion d'écoute est pulsion de vie. Si Écho est liée à Narcisse, la pulsion d'écoute va s'orienter du côté du narcissisme : Kaline, qui témoigne d'une évolution inespérée en musicothérapie, sans jamais réussir à apprendre la musique, démontre en quoi la pulsion d'écoute, qu'elle réclame par l'intermédiaire du piano, a permis un étayage narcissique. Kaline s'intéresse à sa toilette : peut-on dire qu'à travers cette réactivation de la pulsion au sonore, elle se prend elle-même pour objet d'amour ? Cette phase d'évolution passée, sa capacité libidinale se trouve libérée pour investir l'objet, elle peut choisir un homme, l'aimer. La pulsion d'écoute – pulsion partielle – participe donc bien d'une pulsion de vie, qui intègre à travers la réactivation de sa capacité auto-conservatrice une pulsion sexuelle dont il faudrait analyser les différentes voies empruntées.

Chapitre 5

PSYCHANALYSE ET MUSIQUE

Dans le déroulement de la séance, le jeu musical présenté par le patient au thérapeute – à la fois offert et gardé, distant et proche – est une expérience intersubjective. Le sonore, qui fait écran de par son évolution dans le temps et l'espace de la séance, cache le non-dit du vécu moteur et psychique. La mise en mots qui peut se faire après le jeu musical est souvent convertie en une mise en images. Cette conquête du fait musical, cette possession, au sens objectal, de la chose musicale prend son origine dans la métaphore spatiale qu'est l'écriture musicale décryptée. Le toucher musical nécessite un geste qui convoque l'autre dans le champ du regard. Il est impossible de jouer, et surtout un morceau connu, appris, sans participation, voire partage, de la mélodie et de l'harmonie qui se développent dans l'espace. L'épaisseur musicale, que réalisent les différences de hauteur, d'intensité et de rythme, est un facteur de convergence de l'espace psychique. C'est en ce lieu que le thérapeute risque et se risque, car dans ce modèle du mécanisme de l'agi musical (jouer – s'entendre – être entendu – entendre) les ressorts ne sont plus cherchés dans le lieu du corps (mémoire, contraction musculaire, tonus) mais dans l'agencement du fantasme avec les repères spatio-temporels qui lui sont propres. Ce que réalise le jeu musical, c'est ce qui ne se dit pas, c'est la résultante de toute une organisation psychique dans laquelle le sonore brutal, interruptif, désiré et rejeté s'organise en une mise en scène où le désir se réapproprie le sonore, le réorganise et le déploie pour – tel le mythe de la sirène – ne plus pouvoir s'en éloigner.

La problématique de la musique haïe ou trop aimée se situe dans cette intervalle de jouissance de la mise en scène, c'est ce en quoi elle se réfère à une fétichisation.

1. L'inscription de la musique dans la trace mnésique

L'écriture musicale

L'écriture musicale (inutile en soi) permet l'oubli et, dans le même temps, est un remède au défaut de mémoire, tout en étant un plein qui évite la mémoire (l'oubli), car la mémoire musicale joue sur les sensations. Pour Fedida (1978), l'écriture est « une métaphore du silence... elle serait faite... pour donner fond à la parole et la confier à l'entendu de son dit » (p. 17). L'écriture musicale est un signe qui donne au sonore, à travers l'entendu, une matérialité qui nous protège de la sensation et nous externalise à nous-mêmes. Pour un musicien, l'écriture est du sonore, la lecture est une musique, avec peut-être l'interprétation en moins. Cette écriture est un écran – un souvenir-écran ? – qui obture le re-souvenir, mais agit dans la trace et mobilise le refoulement. Elle permet en quelque sorte de « resubstantialiser » dans la mémoire un support d'inscription, car la musique est perdue sitôt jouée et rejouée à se perdre, ce qui, au niveau inconscient, va permettre une réactualisation de l'inscription. Cette inscription qui se manifeste dans la trace mnésique indéchiffrable, mais agissante sous forme d'une représentation tout aussi insaisissable, permet que se meuve l'objet, à travers le sonore. Si le patient cherche l'écriture musicale, c'est bien pour avoir la possibilité (illusoire) de conserver ce qui lui fait défaut à se saisir. Mais cette resubstancialisation le nourrit et l'amène à être en recherche. Comme le fait remarquer Fedida, « l'inconscient ne connaît que la représentation de chose et c'est d'un perçu primaire et d'un senti que la représentation tient la chose ». Dans la trace musicale, jamais objectivée, la trace mnésique dérive d'images mnésiques sonores qui prennent sens « dans la réalité corporelle primaire » et auxquelles « notre corps reste amnésiquement présent » (*ibid.*, p. 28). La musique est effraction du corps et, comme toute effraction, elle est jouissance et souffrance.

Par quelle subversion (au sens où la musique, devenue un fait de sociologie, est réappropriée par le social) l'écriture musicale vient-elle toujours limiter le laisser-aller sonore et interdire le débordement de l'intensité, du temps ? Le code mis en place dans l'écriture est un rappel de ce que la musique ne pourra jamais se retrouver, toujours condamnée à se chercher. Faut-il comprendre, dans cette voie, le fétichisme souvent associé à la pratique musicale et l'amour ou la haine si bien partagés en musique ? A quoi sert l'écriture musicale, sinon à se perdre dans le non-sens (à la différence du mot porteur de sens), dans ce graphisme qui pourtant produit du sens, à notre insu, mais avec notre participation. Lire la musique, c'est produire ce qu'on ne maîtrise pas, c'est chercher un signifiant qui ne renvoie pas à un signifié identifié dans un système codé et pourtant, le sens produit donne une signification inclassable mais mesurable, sondable. Fedida écrit : « et si l'écriture n'était que transposition matérialisée d'une écoute sans entendre » (*ibid.*, p. 30), l'écriture musicale n'est-elle pas une transposition matérialisée d'un entendu sans écoute, sans accord à l'autre, mais un entendu, un savoir de ce que le sonore condense et explore dans la relation à l'autre, dans cette relation qui ne se dit pas, mais se palpe dans l'espace sonore qui se défraie ? « Jouer et s'efface la trace… la lecture est l'intention de l'absence… jouer met en scène l'absent avant qu'il soit rejeté dans l'absence » (Fedida, *ibid.*, p. 36). Éminemment musical, ce développement sur l'écrit de l'absence, absence à soi dans le jeu qui nécessite pourtant concentration et attention, absence de l'autre, oubli en recherche. La musique tourne autour de l'absent et du vide qu'elle provoque, mais en même temps, « la musique… gît dans la mémoire et s'y ranime. Par elle, elle charrie les idéaux qui viennent du passé pour être perpétués ou refusés » (Rosolato, 1982, p. 164). Si la musique gît dans la mémoire, au plus profond de la mémoire, ce n'est pas tant pour chasser ou intégrer les idéaux – ce qui renvoie pour une part à cette question de la sublimation si souvent posée en musique – que pour saisir cette mémoire de son absence, déterrer la trace, le manque qui lui succède et trouver dans le sonore la matière formelle de la trace.

Les contenus affectifs – émotionnels – assujettis à la musique sont un tremplin pour saisir l'affect, pour se ressaisir d'éléments psychiques primordiaux qui ont précédé la représentation et qui sont dégagés de tout contexte, mais nécessitent de se manifester, de s'extérioriser, de se libérer. Ce en quoi les contenus affectifs sont assujettis à la musique participe du mouvement culturel qui relie, par delà l'expression, l'identité d'un savoir – où le non-écrit économise le sens de sa formulation – et le jeu des significations attribuées à la musique. Qu'il en résulte une connaissance inconsciente, c'est ce que tendraient à démontrer les travaux de Kupperschmitt et coll. (1995, a, b, c, d) qui associent aux intervalles des contenus sémantiques affectifs que les sujets exploitent en fonction de leur âge, et dans une certaine mesure, de leur position sociale. Ces résultats démontrent que le non-verbal (l'intervalle musical) est associé dans le moment psychique d'un individu à un contenu qui le déborde et le meut.

L'article de Rosolato (1982), sur *la haine de la musique*, montre au plus près les sources de la musique et le besoin qu'elle suscite chez le sujet. Il cite Freud pour qui les prototypes variables de la relation de haine ne proviennent pas de la vie sexuelle mais de la lutte du moi pour sa conservation et son affirmation. C'est encore en ce lieu que surgit la trace, lutte du moi en gestation qui affirme un sonore qui lui échappe. La trace musicale se saisit difficilement en musicothérapie, mais par le jeu du plaisir musical, elle laisse entrouvrir un voile. Le plaisir musical, c'est l'occasion de renouer avec un plaisir interdit, plaisir de l'écoute de la transgression sexuelle. Cette transgression porte sur le sens que le patient attribue à la musique, qui est celui de la dénégation du sens du plaisir sexuel au profit du sens esthétique de l'organisation sonore dans laquelle se retrouvent des mouvements saccadés, des rythmes (crescendo, décrescendo), des tensions, des apaisements... Par le biais du sonore de l'organisation musicale, la maîtrise n'est pas perdue mais au contraire jouée à se retrouver (par l'apprentissage) et surtout, l'éloignement indéfini de cette progression qu'est le jeu musical, permet qu'une dose d'angoisse mesurée s'insinue dans le temps qui sépare l'acte de jouer de son résultat perfectible et audible. Le déplacement de l'angoisse de mort s'opère par un processus de maîtrise qui fait appel à l'intellect pour maîtriser le désir de savoir et le plaisir de l'investigation. Par ce biais aussi, l'angoisse d'un su entendu et refoulé peut revenir à la représentation. Qu'en est-il alors de cette investigation sonore qui s'exerçait sur les interrogations premières : le sexe, la vie, la mort ? Dans ce contexte, l'angoisse, qui se manifeste à travers les symptômes, est canalisée, déplacée sur l'effort à faire, déplacée aussi sur l'émotion qui devient secondairement un synchronisateur social. Le jeu musical offre par cette voie une possibilité de remaniement cognitif de l'affect.

Le sens du musical provient de l'absence, de l'absence due à l'absence de maîtrise et au besoin narcissique de retrouver la trace qui s'exprimera plus tard dans le Fort-Da du jeu de la bobine de Freud. La musique est donc, à l'origine, non pas ce que M. Ledoux (*Valeur thérapeutique de la création artistique*) qualifie de registre fusionnel dans l'évocation de la musique, mais un primat du sonore. Ledoux part du principe que cet art, plus que tout autre, « plonge ses racines dans la couche la plus primitive et la plus archaïque de notre psyché », ce qui le renvoie à la toute première relation mère-enfant, dans cette expérience d'indifférenciation où la mère « tend à effacer... les limites existantes entre son propre corps et celui de son enfant ». Il écrit : « si un art est capable de réévoquer et de faire resurgir pour nous ces registres et ces temps lointains recouverts des sédiments de nos expériences ultérieures, c'est bien la musique », ce qui ne veut pas dire qu'elle n'en participe pas. La musique participe à travers la trace à cette recherche, mais ce n'est pas la relation mère-enfant qui se cherche – cette proposition est souvent apportée par l'idée que « le sentiment océanique » était pour Freud l'effet d'une régression à un état dc fusion maternelle -. La musique est plutôt un primat du sonore qui « à l'origine », en dérangeant l'individu naissant, le pousse à rejeter ce qu'il va bientôt rechercher, car le sonore est rythme, dynamique, temporalité. La haine première du sonore (musical ou non-musical) et de son agencement se retrouve dans un rituel déplacé dans le jeu répété et violent souvent appelé « viril » à l'instrument, que ce soit le jeu « frappé » ou « pincé » ; cette haine va progressivement, par un probable procédé de refoulement, se transformer en une nostalgie acceptée, tolérée, source d'affects diversifiés, mais aussi se transformer en objet de douleur chez l'individu en souffrance psychique.

Le rôle du jeu en musique

Quel est le rôle du jeu (si proche du je) en musique ? Jouer, jeu de frappe sur le piano (par exemple), toucher, lever, frapper, mise en mouvement de l'objet-piano qui résonne, se met en mouvement vibratoire, mais reste fixe, immuablement en place. Lever, frapper, toucher, se dessaisir de l'objet, le rattraper dans une rythmicité choisie dans l'improvisation ou proposée dans la partition écrite, prolongement du corps dans la main qui touche et se sépare. « L'objet serait ainsi constitué comme signifiant la séparation » (Fedida, 1978, p. 98), non pas la perte car il résonne dans une présence physique, massive, mais séparation, coupure entre le geste qui provoque le sonore et l'objet : « Regardez mes mains (joignant le geste à la parole), elles tombent sur le piano, comme ça (il présente ses deux mains arrondies), les cinquièmes doigts tombent », conscient de ce que sa position du jeu est incorrecte, mais combien symbolique d'une position fœtale, d'une relation non défusionnée (il s'agit cette fois de pathologie), et dans le travail en cours, les mains vont se redresser et le jeu jeté sur le piano faire advenir la parole ; courage du schizophrène qui en jouant à faire disparaître le son et à le faire revenir sur un objet, symbole de conservation, de domination, de possession, lui attribue la place d'un manque. Le jeu avec les mains symbolise cette recherche du manque, dynamise le manque, le rend présent, le conflictualise dans la dialectique sonore.

C'est peut-être à ce niveau que la musique de Bach prend tout son sens dans son utilisation en musicothérapie ; structure contrapuntique, voix étagées, cheminement inexorable qui intègre la polyphonie (comme discours à plusieurs voix) dans une harmonie résolutoire, modèle qui imprègne, par l'audition, la perception corporelle, une structure intrapsychique morcelée, clivée. Ainsi cette patiente qui me dit : « lorsque je joue du Bach, je me sens unifiée, je refais mon unité, je suis moi, c'est étonnant comme cela peut me faire du bien ». Ce modèle musical, par l'assise logique de son développement, de son discours, est un reflet que le sujet « incorpore » dans sa diversité polyphonique pour restructurer, reconstruire un discours sur soi, sur l'autre. Quand Fedida écrit : que « l'objet est culturellement organisé et intellectuellement investi » (*ibid.*, p. 98), il suggère (par extension) une dialectique de la problématique musicale qui se met en objet et en jeu dans l'instrumentalisation ; cette dernière est faite de l'objet par la vocation sociale d'objet d'art qui lui est attribuée, faisant ainsi du statut d'objet concret qu'est l'instrument, un objet de choix de relation. Il ne s'agit pas tant d'un choix d'objet que d'une relation d'objet au sens d'une interrelation dans laquelle le sujet constitue l'objet qui va modeler son activité. C'est un moment fécond de constitution de la relation du sujet à la musique, cette dernière, non-verbale, favorise une appréhension fantasmatique de la mise en place de l'objet et s'ouvre ainsi une aire de jeu qui, comme le souligne Fedida, permet qu'un « espace psychothérapique s'en trouve, du coup, fondé. Il ne fait pas de doute que cet espace est trouvé par la médiation de l'absence ». Ce terme de l'absence est un concept clé de l'organisation musicale sur lequel je reviendrai.

Mais auparavant, je voudrais revenir au texte *L'objeu* de Fedida et suivre son développement, au sens ou le plaisir du texte lu réfléchit une jubilation qui renvoie à une jubilation plus archaïque, et qui fait question dans le rapport de la musique et de la thérapie. Je vais prendre son texte à rebours pour l'appliquer à la musique et tenter de démontrer en quoi elle facilite la prise de parole. Il écrit : « Il est essentiel de rappeler que l'articulation de la parole... est en communication avec celle de la main... Ce qui est chose – et non objet – est, avant tout, donnée multiple de sensations en elle recueillies et indistinctes dans leur détermination. La corporéité de la parole., est comme la racine subjective des choses » (*ibid.*, p. 107). En musique, ce qui s'articule avant toute sonorité, c'est la main (et dans le chant, la main porte aussi le poids d'une intentionnalité). La motricité est préfonctionnelle à toute possibilité sonore. Conceptualiser la musique (exception faite pour le compositeur), la développer, nécessite d'agir dans un ordre (appris) qui suggère une adaptation concepto-motrice pour que la musique vive et habite l'espace et le temps. Pour Stravinsky, la musique permet d'instituer un ordre entre l'homme et le temps. C'est le toucher (l'art de l'instrument se révèle à travers le toucher de l'interprète) qui provoque sur la chose la survenue de sensations qui se réfléchissent sur (par le toucher) et dans (par le sonore) le corps, en passant par l'activité mentale ; c'est-à-dire que la psyché interpellée, met en place un fonctionnement psychique qui, dans le cadre de la relation thérapeutique, permet le surgissement de la parole. Si la pratique solitaire de la musique est une jouissance – et dans ce cas le retour de l'absence de parole s'inscrit dans le corps – obtenue par la libération des affects suscités par la musique et par la décharge pulsionnelle opérée par réaction psychomotrice au jeu et au développement musical, la musique pratiquée en présence de l'autre (professeur ou thérapeute) s'articule sur l'accession au savoir et la prise de parole ; cette dernière est facilitée par le code musical et le contrat de la séance qui induisent la communication digitale. Il ne serait guère concevable de suivre un cours de musique sans parole. Fedida relève que l'articulation de la parole est en communication avec celle de la main. En thérapie, c'est l'articulation main-parole qui se met en place et autorise ce jet hors de soi. La « corporéïté » de cette parole s'inscrit comme « la racine subjective de la chose ». On ne peut mieux traduire ce lien entre musique et parole, ce que les musicologues essaient à travers les siècles d'exprimer par la passion de la traduction de ce sensible ou par le rejet de ce que les mots apportent à la musique. Indépendamment de l'harmonie qui structure et donne sens à la polyphonie de l'œuvre, la mélodie, le phrasé musical préparent le phrasé verbal. L'agitation, l'émoi que la musique suscite entraînent un exprimé par le corps (la danse), par les idées (écrire en écoutant de la musique), par la parole. Fedida écrit : « la réalité de la chose – « antérieure » à sa constitution perceptive et conceptuelle en objet – est une donnée tonale… immédiate de cette parole corporelle… La vue, le toucher, le goût, l'olfaction confient leur(s) sens à cet écho sonore de la chose » (*ibid.*, p. 104). C'est dans cette antériorité de la chose, dans cette trace, que le sujet se ressaisit d'un possible qui va faire de la chose un objet et permettre à l'imaginaire de se greffer sur cette chose-objet pour faire revivre (au sens d'une renaissance) ou réactualiser des fantasmes, des traumas, des paroles.

La représentation en musique

Cette trace mnésique – qui réactualise l'inscription de l'événement, du signe toujours lié à d'autres signes – est ce qui de l'objet traduit une représentation sous forme de la reproduction d'une perception antérieure. Cette représentation forme le contenu concret d'un acte, non pas de pensée, mais d'un acte « sonore » mobilisé par le corps en entier, ce qui revient à dire que la pensée associative s'est perdue dans et à travers le sonore. Le sonore fait en quelque sorte souvenir-écran à la pensée. Si cette représentation est proche de la représentation de mot, puisqu'elle est acoustique, elle paraît liée à la représentation de chose, mais avec un scotome du visuel au profit de l'acoustique. Ce n'est pas le mot qui intervient dans cette trace, c'est-à-dire, qu'il ne se forme pas une image de l'objet susceptible d'éliminer la source de tension, mais une dérivation sur le sonore entendu et capté par l'appareil psychique, surpris par cet audible qui apaise la source de tension. Le sonore fait ainsi, en quelque sorte, partie du système d'inertie au sens freudien du terme, et se réfère au processus primaire caractéristique du système inconscient, ce qui permet que surgisse la créativité mobilisée autour du sonore par la réactivation de ces traces. Je voudrais prendre l'exemple de Kaline qui me dit : « est-ce que vous êtes comme moi, quand je frappe le ré j'entends toujours les cloches » et associer à sa remarque sa prédilection pour les jeux d'orgues au piano numérique. Elle rejette les autres claviers sonores, mais sur le clavier d'orgue elle peut enfin improviser, quitter les notes conjointes, s'attaquer aux touches noires et oser un début d'improvisation. Dans cette filiation des cloches à l'orgue, je postulerais, en l'absence d'association verbale de sa part, que les cloches ont fait lien entre ses premiers moments de vie familiale et ses moments de vécu hospitalier loin de sa famille et de son environnement premier. Les cloches ont suscité une permanence. Elles ont été un lieu audible, reconnu, auquel elle s'est accrochée à travers un fantasme qui lui fait réclamer l'apprentissage du piano en dehors de toute pratique familiale et de tout apprentissage de sa part (elle est pratiquement analphabète), et qui va lui permettre d'oser une assise identificatoire : êtes-vous comme moi sous-entend suis-je comme vous musicienne ? Les cloches pouvant aussi s'entendre comme un souvenir-écran de ce qui s'est entendu mais ne peut se redire sinon à se jouer inlassablement (et la thérapie prend alors tout son sens à travers la musique) pour produire une harmonie que le corps malformé veut réparer. L'orgue, instrument d'église, sert de relais et sur ce support, après des années de piano, elle peut enfin improviser avec plaisir et concentration. L'activité psychique de Kaline se « fortifie » sur cette perception et cette reproduction de perceptions antérieures. En dehors de tout travail thérapeutique apparent, elle progresse en faisant revivre une satisfaction hallucinatoire du désir qui se traduit par des fantasmes et lui permet d'élaborer les trous en musique. Car fantasmes et représentations sont en étroite relation avec le désir.

Le désir de musique part de l'excitation pulsionnelle somatique : du son entendu émane une résolution vibratoire et harmonique qui se répercute dans le corps par l'effraction du son et sa diffraction dans l'espace. Les schizophrènes qui écoutent de la musique, disent la sentir au niveau de leur nombril, par exemple. Ce désir de musique aboutit à la reviviscence d'un sonore mnésique conforme à l'expérience antérieure de satisfaction. L'essentiel de la musique, c'est ce qui du corps rythmé – à partir de la pulsation musicale, du rythme musical – vient à la représentation ; c'est-à-dire que la musique induit ce que le sujet entend en lui. C'est là, probablement, une des sources de la musicothérapie. Le sujet prend les sons qui permettent à la représentation d'accéder au sens. Qu'est-ce que l'oreille convient d'écouter ? La musique tonale autorise une polysémie de l'entendre et de ce fait, elle appartient à la scène fantasmatique. Les enfants qui présentent une psychose écoutent la musique soit en se bouchant les oreilles, l'effraction est alors trop douloureuse, soit en se balançant durant des heures, et la tentation est de leur laisser écouter la musique en imaginant qu'elle les calme. Cette reviviscence du sonore est source de satisfaction, mais ne vise en rien l'objet réel ; c'est un accomplissement de désir qui réalise un but pulsionnel, mais les obstacles extérieurs ou intérieurs ne permettent pas une adéquation entre cette satisfaction et l'image sonore mnésique, qui aurait vocation d'être une représentation-but et permettrait la recherche de l'objet de satisfaction. Il faut donc qu'une représentation acoustique permette le passage des processus primaires aux processus secondaires et rende consciente l'idée musicale dans son développement. Il y a conflit des systèmes de représentation sonore qui doivent passer des processus primaires de décharge du plaisir aux processus secondaires d'un plaisir secondarisé, à venir, en attente, qui s'articule sur la construction musicale qui, elle, prend ses racines dans les processus primaires (acoustiques) du créateur ou de l'interprète.

Il est intéressant d'observer des chefs d'orchestre à travers les « master class » par exemple. Un chef se différencie d'un autre par sa gestualité qui imprime une sensibilité, un tempo différent à la musique. Du balancement corporel au gestuel plus sec, le chef vit la musique et la transmet comme il la comprend ; c'est-à-dire, que l'excitation pulsionnelle a trouvé un objet de satisfaction qui se réfère à l'image acoustique mnésique appelée représentation-but, en relation étroite avec le cours de la pensée du chef qui se soumet aux règles qui régissent la musique, dans un processus mental déterminé, associé à une représentation de désir qui provient de l'expérience de satisfaction. De même, des musiciens ou des mélomanes qui écoutent la musique, se laissent, à certains moments de l'écoute, entraîner par leur vécu intérieur et se balancent puis s'arrêtent en prenant conscience de ce balancement pour recommencer quelques instants plus tard. Ces représentations acoustiques constituent le point d'articulation entre l'excitation pulsionnelle somatique réactivée par le sonore et l'activité motrice qui permet la réalisation du but pulsionnel. En suivant la pensée freudienne, il est permis d'envisager que ces représentations acoustiques puissent être le terrain d'opérations défensives qui visent à empêcher la satisfaction. Que fait un chef dans un cours de direction d'orchestre ? A chaque envolée lyrique de l'apprenti-chef, il réfrène sa gestualité, lui impose une économie de moyens en rapport avec l'écoute de l'œuvre, son phrasé, les interactions sonores des différents instruments. Ce processus est recommencé maintes fois : interdiction de bouger la tête en impulsant le départ, de placer les bras trop haut ou trop bas en fonction de la tessiture de départ et de l'ambitus à venir. L'idée du développement musical habite le maître qui l'impose à l'élève en réprimant en lui tout débordement affectif, mais en cherchant à faire naître sa personnalité, ce caractère intime qui signe la qualité d'un chef. Que fait-il par rapport à la musique ? Il met en place, par le biais de cet apprentissage, un refoulement qui soustrait la représentation (et l'activité lyrique et fantasmatique du jeune chef) à l'activité psychique consciente. Par l'apprentissage, il y a donc transformation du « destin de la pulsion » vers un processus socialisé qui transmet la satisfaction de l'écoute-agi musicale, et refoulement de certaines pulsions liées aux traces acoustiques par la prise de conscience du geste musical. Ainsi donc, l'apprenti-chef va chercher dans la réalité sonore du concert « l'objet » dont il a gardé le souvenir, mobilisant, pour ce faire, ses capacités motrices et intellectuelles. « L'image-sonore » dont il a gardé la trace et qu'il voudrait retrouver dans la conduite musicale devient cette représentation-but, c'est-à-dire une représentation anticipée d'un objet du passé qu'il s'agit pour lui de retrouver. En suspendant son jeu de direction, le maître injecte (sous la pression des arrêts et des recommencements) un principe de réalité dans le développement musical ; c'est-à-dire que l'appareil psychique de l'apprenti-chef fonctionne alors selon le processus secondaire, dans lequel l'énergie est liée avant de s'écouler de façon contrôlée. Les représentations sont investies de manière stable, la satisfaction (d'ordre hallucinatoire et probablement liée au fantasme de toute puissance que le contrôle et la direction du sonore font surgir) est retardée et permet au développement de l'activité mentale de se réapproprier la satisfaction dans la réalité. L'apprentissage de la musique met donc – par certains côtés – en place le refoulement pour permettre un retour du refoulé à travers la notion de plaisir différé, voire de la souffrance occasionnée par la répétition pour accéder à la satisfaction. Cette question du refoulement amène à poser celle du trac lors du jeu musical comme phénomène d'angoisse lié à cette question du refoulement et du retour du refoulé à travers le jeu.

Ce détour par le jeu du chef d'orchestre – maître à bord – est un exemple de ce qui s'opère en partie en musicothérapie à travers l'apprentissage, et une démonstration de ce en quoi la musique n'est sûrement pas thérapeutique sans travail de thérapie et d'analyse du processus musique.

2. La musique : appareil à penser

La musique : un appareil pour penser

Comment se constitue un appareil à penser à partir d'un corps de besoins-désirs ? Cette question de Pontalis (1977, p. 47) ouvre une voie de réflexion sur la place que la musique vient jouer dans cet appareil. L'expérience (au sens expérientiel) de la musique suppose l'aspect temporel d'un processus et des conditions requises du côté du sujet ; ces conditions contiennent, entre autres, les besoins-désirs du corps et ces derniers sont assurés d'être permanents dans la réalisation musicale. On ne joue pas sans désir, et ce désir entraîne le besoin de jouer. La musique est un phénomène de permanence, son sonore réifie et l'appareil à penser se trouve conforté par cette subjectivité constituée en chose extérieure, autonome, c'est-à-dire, que la contemplation auditive de la musique suscite le subjectif à se mobiliser, entraînant le cognitif par le biais du jeu. La musique, phénomène de permanence, est un temps de repos (actif), elle permet par cet actif que se suspende le désir. L'objet du désir dans la pratique même de la musique devient le désir lui-même, toujours en acte. L'écran que constitue la musique est à la fois une surface de projection (Kupperschmitt et coll., 1995, d) et une surface de protection (et en ce sens intéresse la musicothérapie).

La musique fait écran, elle protège des excitations externes et des excitations internes en les canalisant. (Domitille dit : la musique me libère l'esprit, quand je joue, je ne pense pas, je me libère, j'entends ce que je veux jouer… j'éprouve du plaisir… ou encore Marie : j'aime improviser au piano, c'est une chose, et il y en a toujours une autre qui vient, c'est toujours nouveau. Le mardi, je suis contente, je me dis que je vais faire du piano). La musique est un pare-excitations, elle sert de barrière vibrante (et vivante), mais elle joue sur la vibration pour à la fois faire écran à la pulsion de mort et faire écran aux procédés d'internalisation persécutifs et destructeurs. La musique participe de l'illusion comme le rêve (c'est pourquoi la musique n'est pas et ne sera jamais thérapeutique en elle-même). Pontalis écrit : « l'illusion que nous donne le rêve rêvé (je remplace rêve par musique), c'est de pouvoir rejoindre ce lieu mythique où rien ne serait disjoint : où le réel serait imaginaire et l'imaginaire réel, où le mot serait chose, le corps âme, et simultanément corps-matrice et corps-phallus, où le présent est avenir, le corps parole, l'amour nourriture, la peau pulpe, la profondeur surface, mais tout ceci dans un espace narcissique » (*ibid.*, p. 37). Espace narcissique au sens où aucun individu ne saurait se constituer sans apport et stockage narcissique. Le mot serait chose, n'est-ce pas ce que la musique propose ? Désincarner le mot dans l'opéra, la mélodie, le mettre à distance pour le visualiser telle une chose, ou encore à travers la symbolique de l'œuvre musicale (cf. Kupperschmitt et coll. 1995 pour les intervalles). Un travail sur l'œuvre musicale n'a pas encore été entrepris dans cette même direction, si ce n'est peut-être la thèse de médecine de Bugard (1932) sur Schumann, qui propose une orientation d'analyse dans ce sens.

Le corps-âme, c'est la réalisation du fait musical dans son unicité, être corps dans la métrique, le souffle, le contrôle ; âme dans l'évanescence du moment, dans le ressenti corporel qui laisse un état affectif masquer les affects mis en vibration par les harmonies musicales. Ce qui implique que l'imaginaire devient réel par le déroulement musical et que le réel devient imaginaire d'un réel meilleur, et c'est bien pour cela que l'on se nourrit de musique. L'espace narcissique renvoie à une théorie de l'espace où la musique est un contenu qui vient nourrir un contenant ; ce milieu intérieur, cette topique, sont étoffés par la créativité. C'est cette dernière qui va constituer « l'appareil à penser », l'enrichir et le nourrir pour permettre une pensée opératoire et discriminatoire. La créativité qui se développe suscite, par un aller-retour, un épaississement de l'espace narcissique. C'est à cet épaississement de l'espace narcissique que j'ai fait appel pour permettre à Kaline d'accéder à une thérapie dont je rappelle qu'il n'y a eu aucun rêve ni aucune interprétation. Ce n'est pas l'objet qui était mobilisable chez Kaline, mais l'espace de ce milieu intérieur vide et souffrant et qui avait besoin de se remplir. La musique est venue nourrir cet espace, développant en elle l'espace narcissique utile pour élaborer une thérapie qui l'a conduite à vivre normalement en se faisant reconnaître. Thérapie constituée par l'entrée en scène du fantasme organisé et organisateur, les trous (en musique = dans son corps) qui ont fait du réel un imaginaire, ainsi que par l'appel au transfert comme preuve de sa véracité – êtes-vous comme moi, entendez-vous les cloches (sur le ré) – ? (A propos de cette note ré, il est intéressant de constater que selon la terminologie de Savio, elle renvoie à une figure féminine non maternelle). C'est cet espace narcissique qui crée une nouvelle matrice, et qui donne le phallus de la créativité. C'est dans cet espace que la mère absente vient se nicher, et c'est de cette absence et non de cette perte - et ni de la bonne ou mauvaise mère – que naît le besoin de créativité. Dans cet espace vient éclore la musique, elle est la mise en vie d'une absence, une utilisation contraphobique de la mort au sens ou absence peut équivaloir à mort.

Cet espace intérieur, qui peut se subdiviser en compartiment à névrose, fait défaut dans la psychose, et si la musique est souvent utilisée dans cette pathologie, c'est que, peut-être, elle aurait à habiter une absence qui remplacerait le vide pour l'organiser et le nourrir de l'absence. Voilà pourquoi la musique n'est pas une sublimation, car la sexualité libidinalisée dans la musique ne se détache pas de la pulsion de vie, elle la favorise au contraire et s'ancre dans le corps vivant. Si elle s'épuise ce faisant, elle parait amoindrie et certains auteurs parlent alors de sublimation. Elle peut tout aussi bien fructifier et se nourrir de la musique (par une de la musique (par une auto-stimulation) et devient alors une pulsion auditive pour réinvestir la base instinctuelle du vivant. Ainsi l'expérience-expérientielle de la musique suppose-t-elle une mobilité à l'intérieur du psychisme, une capacité telle le « Reischutz » de Freud à être une membrane protectrice et protégeante qui englobe le non-signifiant (dans la mesure où la musique a aussi cette qualité). Cette mobilité favorise une capacité d'élaboration et de distanciation entre l'interne et l'externe, ce qui rejoint les concepts d'Anzieu (moi-peau) et de Rosolato (barrière de démarcation) et permet au fonctionnement mental de se développer.

La musique : appareil à penser l'autre

Barthes (1970) note à propos du *Bunraku* « mais ce qui est soigneusement donné à lire, c'est qu'il n'y a rien à lire ; on retrouve ici cette exemption du sens, que nous pouvons à peine comprendre puisque, chez nous, attaquer le sens, c'est le cacher ou l'inverser, mais jamais l'absenter. Avec le *Bunraku*, les sources du théâtre sont exposées dans leur vide. Ce qui est expulsé de la scène, c'est l'hystérie, c'est-à-dire le théâtre lui-même ; et ce qui est mis à la place, c'est l'action nécessaire à la production du spectacle : le travail se substitue à l'intériorité » (*ibid.,* p. 81).

En posant la question : qu'est-ce que la musique ? nous cherchons ce qui est la condition de la musique, ce qui en fait un langage universel par delà les langues, ce qui fait naître l'émotion. Poser cette question est différent de ce que veulent les musiciens, qui eux veulent promouvoir la musique, la faire progresser, satisfaire au goût de la découverte, montrer la technique. Absenter le sens, c'est-à-dire reconnaître qu'il n'y a rien à lire, c'est implicitement formuler la question d'un savoir dans lequel se déterminent d'abord le fondement (dans sa qualité de sonore vibratoire) et les limites de la science musicale, et à travers ses limites, sa véritable efficience. Car si thérapie il y a, la musique, par delà ses composantes et ses différents arguments, montre l'exemplarité de son essence. Son abstraction sensible à laquelle nous nous référons s'accomplit dans la répétition, une répétition sans origine, une mémoire sans personne qui donne à lire la fermeté, la rigueur de la trace. La musique, masse bruissante, constitue une pellicule sonore qui enveloppe le sujet et arrête à ses oreilles toutes les aliénations, mais filtre la respiration, la circulation émotive, le vécu de pure signifiance de l'autre, son opacité. Car la musique renvoie nécessairement à l'autre, produit de l'humain et du travail de l'humain, elle s'ancre en l'humain et n'a d'existence que par rapport à lui.

Didier-Weil (1995) a remarquablement appréhendé la musique : en reconnaissant qu'écouter « sonner » la musique implique un « oui » en réponse, il relève l'absence d'alternative sans pour cela énoncer une compréhension de ce oui. Il en déduit : « l'appel qu'il y a dans la musique ne requiert pas un moi qui serait déjà là, mais un sujet pas encore là, indéfiniment susceptible d'advenir » (*ibid.*, p. 247). Cet appel de la musique auquel il répond par « oui je suis appelé par toi », signe le rapport d'altérité et témoigne de ce qu'il n'y a pas d'identité musicale possible. Il écrit : « dans cette place acquise en moi l'Autre est chez lui », il fait de la musique une entité dont il faudrait comprendre le principe, sinon l'essence. Je ferai référence à Hegel pour tenter d'expliquer cette cohabitation qui relève plutôt de l'intimité et de l'expérience subjective. Hegel (éd.1979) écrit : « la musique enlève à l'extériorité tout caractère objectif, ne lui permet pas de s'affirmer en toute indépendance, lui refuse toute possibilité d'existence permanente » (p. 321). C'est la nature abstraite et intraduisible du son, qui n'a pas de permanence ni d'objet réel sur lequel s'appuyer, qui agit sur l'intériorité subjective. Cette subjectivité est abstraite, « c'est un moi entièrement vide, sans autre contenu » ; mais si l'Autre est chez lui dans cette intériorité, c'est parce que la musique rend « l'intériorité visible à elle-même… (et permet) de représenter la vie et le mouvement d'un contenu tel qu'il existe dans une seule intériorité subjective, faisant ainsi de celle-ci son objet proprement dit » (Didier-Weil, 1995, p. 334). C'est l'inconscient qui réceptionne et transforme le véhicule musical. L'intérêt de l'analyse de Didier-Weil est d'avoir mis en évidence que le sujet qui croit écouter la musique « est en fait mis dans une disposition où il lui est révélé que c'est lui qui est écouté : La musique l'entend,

entend en lui un appel dont il ne savait rien et dont nous pouvons dire qu'il est pour lui l'appel à devenir ce qu'il n'est pas encore » (*ibid.,* p. 261) (cf. aussi la conclusion du cas Sara).

La musique habite le sujet et, par exemple, fredonner est une manière d'être en devenir, mais fredonner fait appel à la connaissance extérieure ; c'est une manière de faire résonner l'absence de l'Autre, de le présentifier dans la répétition et de rendre le temps numérable, c'est-à-dire que si chaque son est une unité, il est dans un rapport quantitatif aux autres sons. Ce temps numérable (en tant qu'extériorité) sanctionne le rapport à l'autre. Être écouté par la musique, c'est selon l'expression de Nietzsche offrir une « image du vouloir ». La musique en tant qu'œuvre est « appelante », c'est-à-dire qu'elle est au fondement d'une réciprocité intersubjective, produite par le créateur, elle ne tient son pouvoir que du vouloir d'un échange. Pour s'installer chez « soi », l'Autre en tant qu'œuvre doit proposer au sujet d'être le gardien de sa production. Devenir le gardien de la musique, c'est l'assimiler. Le sens d'une œuvre est sous la dépendance de celui qui l'écoute, qui introduit de ce fait un dire, un faire-dire ; mais cette dépendance qu'est la création est aussi un don dans la répétition, c'est un dévoilement qui porte l'auditeur à se sentir écouté, traversé par l'œuvre. La réceptivité rencontre une réceptivité première qui pousse le sujet à retourner vers soi l'appel de la musique, à se sentir écouté. Cette approche éclaire le concept de musicothérapie dans l'interpellation du sujet par la musique. Si la thérapie est fondée en partie sur le transfert, nous ferons nôtre la proposition de Didier-Weil qui suggère que la musique agit sur l'inconscient par : « le pouvoir de faire entendre, dans le même temps, la diachronie mélodique jouée par la main droite au piano et la synchronie harmonique jouée par la main gauche » (*ibid.,* p. 258). C'est-à-dire que si un pianiste fait une fausse note, cela s'entend. Alors que si « la parole prononcée n'est pas en accord avec la chaîne inconsciente, (le sujet) n'entendra pas la différence » (*ibid.,* p. 258).

3. La musique et le lien dans la trame de la vie

La recherche de la trace est une création, c'est une activité que l'appareil psychique prend en compte et qui réfère de la pulsion toujours active. Si la musique fraie avec la mort dans le fantasme à travers les écrits musicaux : par exemple *Erlkönig*, *La jeune fille et la mort*, de Schubert ou encore, *Das irdische Leben*, de Mahler, c'est pour mieux affirmer la pulsion de vie, car le cri envoyé vers le père ou la mère n'est pas entendu ou mal entendu. L'expérience de la pulsion d'amour, donc de la vie, ne se faisant pas, la carence de l'objet empêche l'enfant de vivre ses pulsions de manière tolérable. Le cri de l'enfant n'est pas secouru par l'objet et ce cri se retourne sur l'enfant. Ce dernier devient l'objet – son propre objet – et il en meurt, car la relation – la relation d'objet – ne peut plus exister. Le moi de l'enfant ne peut se constituer sans l'appel à la relation d'objet qui est l'effet d'une relation qui permet au monde interne du sujet de se développer. La musique en tant que métaphore pourrait dans ces exemples faire penser qu'elle joue la mort ; c'est aussi ce que Charles propose avec ses exemples de musique et son intérêt pour J. Morrisson. Et poutant, la musique en tant qu'objet interne à la même fonction que la parole. La musique est une expérience subjective qui mobilise le sujet d'une manière active, généralement à travers le plaisir. Pour faire place à cet objet « musique », le sujet s'éprouve lui-même, et en même temps propulse l'effet dynamique de la musique et le réinvestit comme objet toujours nouveau, ce qui complexifie ce statut d'objet « musique », sauf à comprendre que « l'objet a à transformer pour que le sujet accomplisse en lui son humanité » (A. Green, p. IX, in Brusset, 1988). L'humanité passe au moins en partie par la communication. Si la musique en tant qu'objet interne a la même fonction que la parole, la musique donne à la représentation une réalité qu'elle n'a pas avant d'être dite, et c'est l'objet de la musicothérapie que de permettre de dire par la musique, à travers l'agi de l'expérience au sens de l'expériencé. « L'objet (musique) joue pour la vie psychique un rôle équivalent à celui que jouent l'oxygène ou les composants de la nutrition pour la vie biologique »

(A. Green, p. XIII, in Brusset, 1988). Si la musicothérapie ne peut se comprendre qu'à travers la parole, bien que cette dernière puisse ne pas apparaître dans une séance, c'est que la musique fait équivalence et que, ce faisant, elle suscite la parole. La musique qui ne fait pas lien social est dangereuse pour l'individu. La musique ne repose que si elle est promesse de partage, elle est cet appel dont parle Didier-Weil que le sujet entend : sans cet appel, la relation d'objet ne fait plus lien, c'est-à-dire que le rapport entre le sujet et l'objet musique n'est plus inscrit dans une capacité à créer des objets, à trouver des objets, à se lier à des objets. Le caractère appétitif et créatif envers l'objet musique ne joue plus. Si la musique existe encore pour le sujet dans certaines pathologies, elle se manifeste en négatif de son rôle. C'est la fonction auto-érotique qui prend le relais. Un enfant psychotique peut se balancer des heures en écoutant de la musique, il n'est pas inscrit dans une relation objectale. Peut-on écrire qu'il y a collusion entre le moi du sujet et la musique, c'est-à-dire que le moi du sujet est l'objet musique, se transforme en objet musique (d'où l'intérêt, souvent reconnu mais pas toujours compris, de la musique dans les cas de psychose) ? Ce qui fait la différence dans l'objet musique, c'est la possibilité pour ce dernier d'être substituable, remplaçable par un autre objet (c'est ce que nous montrent nos patients en fin de cure, qui se détachent ou s'éloignent de la musique, quelquefois pour une autre activité artistique). Alors que dans la psychose, l'objet musique n'est à priori pas remplaçable et peut être opérant dans son caractère d'isolement une vie durant. Le travail du musicothérapeute consiste justement à utiliser la musique pour, comme le suggérait Benezon, ouvrir un canal de communication.

Dans le premier cas, il y aurait investissement narcissique de l'objet musique ; dans le second cas, l'objet musique serait lié au narcissisme primaire, soudé au sujet.

Au fondement de la musique

La musique est un objet décomposable ; il apparaît difficile de savoir quel paramètre influe en musique, et les paramètres sont probablement différents pour chaque sujet. L'ensemble des paramètres constitue l'objet musique, mais chaque paramètre est l'objet musique, ainsi le paramètre son est l'objet musique de même que le paramètre rythme ou le paramètre harmonie qui résulte de la position des différentes notes...

Ce qui caractérise l'objet musique, c'est qu'il préexiste au sujet mais que ce dernier peut l'utiliser comme la parole en quelque sorte, objet de communication interne, objet de communication externe. L'origine de la musique située dans le bruissement du vent sur la matière, dans le cri de l'animé contient dès l'origine vibration, rythme, sonorité. Brusset (1988) cite Freud qui note dans l'*Esquisse* : « les perceptions éveillent l'intérêt par suite de leur connexion possible avec l'objet désiré. Leurs complexes se trouvent ainsi divisés en une fraction non assimilable (l'objet) et une autre fraction révélée au moi par sa propre expérience » (les « propriétés » ou activités de l'objet) (p. 17). La musique est située dans cette fraction non assimilable, elle est dans un rapport originel à une représentation de l'expérience du manque. L'objet musique se retrouve dans le bercement qui endort le bébé, remplacé actuellement par les boîtes à musique. Ces phénomènes musicaux ont existé à travers toutes les cultures, ils sont marqués par l'instance de la répétition qui vient s'inscrire en place du manque. Pour Freud, le sevrage du sein est un moment structural décisif qui peut être considéré comme instauration de la relation d'objet ; l'objet musique à travers ses constituants se développe en parallèle, en collusion. Les travaux d'H. Stork sur les berceuses, à travers les différentes cultures, montrent que la musique (l'objet) n'a pas forcément un rôle apaisant, mais peut aussi avoir un rôle d'excitation à travers les berceuses-bercements. Cette fonction de l'objet musique peut donc être diverse, elle peut avoir une fonction de régulation, de relation à autrui ; en comblant le manque, elle rend supportable l'absence. Elle peut avoir une fonction de communication magique, musique toute puissante dans laquelle le manque se méconnaît, qui rend le sujet tout puissant (et c'est le risque pathologique). Elle introduit aussi à la dimension de l'imaginaire en confortant le sujet dans une image sécurisante de lui-même ou tout au moins connue. C'est dans ce moment que peut se repérer l'identification du sujet à l'objet qui peut prendre des voies différentes selon la capacité du sujet à se distancier de l'objet, un peu comme le Fort-Da de la bobine. L'incapacité à opérer un Fort-Da musique fait du sujet un moi musique, et c'est un risque pris par l'utilisation de la musique dans le développement pathologique avec le danger pour le sujet de devenir un sujet-objet musique narcissique. L'objet musique reste un apport de sensations externes.

Mais l'identification de l'objet musique peut entraîner pour le sujet, un investissement narcissique de cet objet, avec le développement du goût musical ou de tout autre goût esthétique.

D'une manière plus générale, c'est une relation que le sujet entretient avec lui-même, mais qui lui provient de l'extérieur. A la différence des autres arts, la musique externe est interne, peut-être parce qu'elle est première à l'individu, préexistante à la vie néonatale, et qu'elle trouve son expression la plus simple dans les différences acoustiques de la voix. Cette notion de relation d'objet pourrait se comprendre dès lors qu'elle est intériorisée comme expérience vécue compensatrice du manque, et qu'elle se diffracte sur des investissements différents d'où la relation d'objet musique première n'aurait plus rien à y voir, si ce n'est à travers la trace acoustique et le désir de communiquer ou non par le sonore. Cette relation d'objet pourrait alors avoir un rôle organisateur à travers notamment la notion de pulsion invocante de Lacan. Le sonore mis en place dans le désir de reconnaissance, imprimant chez l'autre l'envie de l'écoute (cf. cas cliniques, entre autres Kaline, et l'hypothèse d'une pulsion auditive) en situant dans un rapport à l'autre ce qui a précédemment été dans un rapport du sujet avec lui-même.

La musique est relation d'objet dans la mesure où elle modèle l'activité psychique du sujet à travers la trace et le fantasme qui la sous-tend.

Isaacs (1966) postule, suivant en cela Freud, que « tous les processus mentaux ont leur origine dans l'inconscient et ne deviennent conscients que dans certaines conditions. Ou bien ils surgissent directement des besoins instinctuels, ou bien ils apparaissent en réponse aux stimuli externes agissant sur les pulsions instinctuelles. Il cite Freud : « Nous supposons qu'il (le ça) s'ouvre quelque part sur le somatique, y capte les besoins instinctuels qu'il incorpore et auxquels il donne une expression mentale » (p. 143).

Le premier paramètre musical est le rythme, suivi de la hauteur du son. Or, le bébé dès sa naissance (et même avant) est pris dans le rythme, biologique, temporel, organisateur de son existence par la répétition et par le sonore des voix qui s'organisent sur des hauteurs et des rythmes différents (on parle plus lentement à un bébé qu'à un adulte). Ces perceptions créent des besoins qui s'ancrent dans le somatique et deviennent des représentants psychiques de ces besoins par l'intermédiaire du développement mental organisateur du fantasme, et ce, par le biais de la perception, puis de l'imagination qui succède à l'hallucination du sein, prototype du fantasme de satisfaction. La variation des intensités du rythme et du sonore, leur brisure, ont pour corollaire la possibilité de mouvements libidinaux et destructeurs. Ces premiers processus mentaux liés aux instincts libidinaux et destructeurs sont à l'origine des fantasmes. Ce sont des fantasmes qui incorporent des paramètres musicaux auxquels vont s'adjoindre d'autres représentations mentales liées à l'histoire du sujet. Ces paramètres musicaux présents vont se développer de manière plus sensible chez certains sujets, et surtout se trouver réactivés en musicothérapie.

Prenons comme exemple Charles, pour qui la psychanalyse fut un échec dans un premier temps ; il est probable que sa peur de l'empoisonnement soit liée au sevrage (la mère qui doit lui sucer les doigts est un déplacement du bébé qui suce le sein). Dans ce fantasme que Charles se remémore à travers la musique des Doors, ce sont bien les paramètres musicaux du rythme et du bercement de la voix qui sont en question et qu'il symbolise, d'une certaine manière, par l'appel à l'inceste maternel qui traduit dans cette musique à la fois le besoin de séparation et la violence destructrice.

De même, Domitille qui pendant des années n'a pu supporter d'être touchée par sa mère, et qui, durant les séances de musicothérapie, apporte des rêves, tel celui de « l'homme-chien », dans lequel le fantasme de la mère meurtrière est remplacé par le fantasme de la mère attaquée, ce qui amène le souvenir conscient d'un moment de bien-être avec la mère, celui d'être sur ses genoux et d'écouter la voix de sa mère vibrer dans sa poitrine. Là encore, ce sont les paramètres musicaux qui sont privilégiés pour accéder au sens de l'histoire du sujet et permettre l'évolution d'une psychothérapie sur l'organisation d'une construction musicale ; cette dernière est organisatrice des fantasmes et permet la remémoration de souvenirs inconscients qui permettent au sujet de se réapproprier son histoire.

Durant plusieurs années, Emma (Kupperschmitt, 1997) bonne pianiste, va répéter un leitmotiv verbal dans lequel les mots viol et piano sont indissociables. Cette phrase répétitive n'était pas objet de mémoire, mais plutôt à travers la mémoire, elle s'articulait aux activités fantasmatiques ; ces dernières vont se révéler sur le support du piano retrouvé dans sa dimension mémorisante.

Les « cloches » de Kaline, par-delà le cas clinique, renvoient à la question du sonore (des cloches) comme organisateur du fantasme précoce, dans la mesure où d'autres musicothérapeutes ont retrouvé ce même élément dans leur cas clinique. C'est un indice non étudié des différents paramètres réunis dans ce sonore musical (les cloches sonnent sur des harmoniques).

Ces fantasmes, parmi les premiers, font partie d'une activité psychique éloignée des mots, ils sont liés à des sensations, des émotions, et sont contenus dans ce qui forme l'essence de l'expérience vécue. Ils sont un indicateur, à travers les expériences sensorielles, d'interprétations affectives, de sensations corporelles ; c'est ce que ressent Domitille dans un aura de bien-être : les vibrations de la voix de sa mère.

Si les fantasmes expriment une réalité interne, ils s'appuient sur une réalité objective de bruit et de rythme. Le travail de musicothérapie remet en mouvement des fantasmes qui s'appuient sur des sensations sonores, kinesthésiques, tactiles... et qui sont réélaborées en même temps que l'articulation de la perception musicale s'organise. Faire de la musique met le corps en mouvement dans une répétition automatique où le contrôle n'est plus objet premier. Ce monde extérieur connu renvoie le sujet au monde interne où s'origine le fantasme. Ce dernier utilise comme matériel d'expression les sensations, les émanations corporelles provoquées par l'écoute ou le jeu musical ; de surcroît, l'expérience vécue du temps, de la durée, en musique en tant qu'expérience extérieure partagée avec le musicothérapeute par des images ou représentations sonores absorbées en soi, et donc comme expérience intérieure, remémore l'éprouvé de l'absence comme temps du manque absolu et du vide conjoint au manque. Dans cette phase de la musicothérapie, la musique « remplit » le manque, comble le vide et offre une structure, de par son essence, qui étaye le patient. Ce moment « d'assurance » permet que les fantasmes resurgissent et s'activent, ce qui dynamise le patient dans la relation thérapeutique.

Fonction du fantasme dans la musique

Les fantasmes mis en œuvre sur le support de la musique, sont des fantasmes spécifiques liés au rythme et au sonore, qui sont les bases même de la vie. Faire de la musique, c'est ne pas dire les mots mais, paradoxalement, lever le refoulement par rapport aux mots, c'est-à-dire que la résurgence d'éléments somatiques, tactiles, kinesthésiques et d'éléments émotionnels sur le support organisateur musical va libidinaliser le dire des mots et donner sens au langage ; ce qui revient à dire que le langage qu'est le fantasme se traduit par un langage socialisé.

Ceci est possible parce que le fantasme et la pensée de la réalité musicale se rejoignent, et que la pensée musicale fonctionne comme pensée sociale, psychologique et culturelle, mais aussi parce que la pensée de la réalité musicale est avant tout pour le patient une pensée fantasmatique.

Je voudrais me référer à un exemple clinique (Kupperschmitt, 1996, a) appelé J. dans l'exposé : ce jeune toxicomane a une histoire particulière. Lors de la séparation de ses parents (il a 12 ans) et à sa demande, il a failli être adopté par une famille amie chez qui il a vécu deux ans lors de cette séparation. L'adoption ne s'est pas faite. Il est hospitalisé à 18 ans dans un état de grande violence pour toxicomanie et parcours psychopathique. Il joue de la guitare électrique, et après plusieurs mois d'internement, il accepte de venir en musicothérapie individuelle. Il se présente à toutes les séances avec une guitare sans amplificateur et joue, c'est-à-dire que j'entends les doigts sur les cordes et difficilement un certain rythme, je n'entendrai jamais le son ! Après avoir joué, J. s'endort souvent durant la fin de la séance, manifestant ainsi une tendance régressive vers les origines. De même que la musique est inaudible, le sommeil empêche la verbalisation. La guitare sans son (sans parole possible) avec le seul rythme perceptible, traduit ce qui reste de libido et donc de vie (malgré une grave toxicomanie) à travers la musique. Sorti de l'hôpital, il revient aux séances, toujours avec sa guitare sans l'amplificateur. Progressivement, pendant que j'écoute cette musique silencieuse, il tente de parler de sa mère puis de son père qu'il ne voit plus. Il revient à une séance avec une pièce de musique qu'il a composée et écrite et me tend la partition. Dans l'agi symbolique de l'écriture, le rythme énoncé sur la partition est erroné, c'est-à-dire que l'indication de rythme en début de ligne ne correspond pas à l'écriture qui suit. Ce silence musical, partition écrite au rythme erroné, explicite la musique comme fantasme organisateur dans la dialectique d'une musicothérapie dans laquelle les fantasmes se lient à mesure de leur dévoilement.

L'appel à la musique est basé sur des fantasmes inconscients qui, comme le souligne M. Klein (in Laplanche et Pontalis, 1985) sont des « perceptions fausses », dans lesquels le sujet va évoluer.

Dans la musique, la pensée musicale équivaut à la réalité extérieure le temps du jeu – c'est peut-être ce qui explique cette facilité et cette faculté d'improvisation chez les patients acculturés musicalement, mais non techniciens de la musique, là où le refoulement a agi chez la plupart des musiciens, et ce dû en partie aux rigueurs de l'apprentissage –. Si la pensée musicale fait équivalence, elle s'appuie sur des fantasmes dans un monde intérieur qui s'organise sur l'élaboration de cette pensée musicale en trouvant, par la décharge et le jeu, une satisfaction. Cette satisfaction est en quelque sorte une illusion (c'est la fonction du leurre entrevue précédemment) qui « tire » vers le monde extérieur, par la médiation du système perceptif, une forme d'activité de pensée qui était au préalable soumise au principe de plaisir et donc clivée de l'épreuve de réalité. Dans « la création de fantasme », une forme d'activité de pensée va, par étayage sur le système perceptif, introduire « du » principe de plaisir dans « du » principe de réalité.

C'est l'objet de la musicothérapie de développer une réalité psychique qui s'ancre sur le sonore plutôt que sur le verbal, ce qui ne signifie pas éviter le verbal, ce dernier reste l'objectif final. Ce qui différencie la musicothérapie d'une psychothérapie verbale, c'est le recours au fantasme sonore qui construit un monde intérieur à partir du sonore et par dérivation du visuel (lecture de la partition, images dans la musique réceptive) avant d'énoncer le verbal. La question qui se pose alors est bien celle du rapport de la musique et du fantasme.

Rapport de la musique et du fantasme

Freud (1956, tr. fr.) a pris en compte le rôle de l'entendu dans la question du fantasme, il écrit : « élaborés à l'aide de choses entendues qui ne sont utilisées qu'après coup, (les fantasmes) combinent les incidents vécus, les récits des faits passés (concernant l'histoire des parents et des aïeux) et les choses vues par le sujet lui-même. Ils se rapportent aux choses entendues comme les rêves se rapportent aux choses vues » (p. 174). Ou encore : « les fantasmes se produisent par une combinaison inconsciente de choses vécues et de choses entendues » (p. 180).

Ainsi pour Freud, le fantasme est constitué de choses entendues ; la musique pourrait-elle être un fantasme d'écoute ayant valeur opératoire ? C'est-à-dire que les émotions que le sujet lui associe utilisent la trace pour l'intégrer dans une émotion présente et libidinalisée ; en ce sens la musique n'est pas une sublimation mais une mise en action des traumatismes passés, une actualisation de ces traumas sonores. Le toucher en musique vient secondairement jouer de la distance/proximité, comme de la présence/absence, par cette mise en action du désir et de l'interdit, dans une maîtrise que la répétition, base du jeu musical, favorise, d'où cette sensation de décharge « pulsionnelle », de bien-être, de fatigue, de l'accompli après le moment musical. C'est dans cette polarité désir/interdit que s'exprime le goût musical, l'envie de jouer et le besoin d'insatisfaction, le besoin de toujours vouloir se perfectionner, voire, pour certains musiciens, de s'interrompre pour recommencer ultérieurement. Les émotions associées à la musique sont vécues dans le fantasme et, par ce vécu, lui donnent la possibilité de faire jouer une vie mentale avec plus de souplesse en lui offrant un but.

Dans le manuscrit *k* Freud écrit : « nous supposons qu'il existe différentes formes (de la maladie) suivant que seul l'affect a été refoulé par projection ou bien, en même temps que lui, le contenu de l'incident. Le retour de ce qui a été refoulé peut aussi comporter soit l'affect seul, soit cet affect accompagné du souvenir. Dans ce dernier cas, le seul que je connaisse bien, le contenu de l'incident revient, soit sous la forme de pensées surgissant tout à coup, soit sous celle d'hallucination visuelle ou de sensations. L'affect refoulé semble chaque fois revenir sous forme d'hallucinations auditives » (*ibid.,* p. 135).

Si le fantasme d'écoute est non représentable, il entraîne une incertitude qui contraint le sujet à répéter indéfiniment l'expérience, la musique joue cette expérience jamais réalisée, et le silence en musique, à l'intérieur de la musique, prend toute sa valeur de fantasme d'écoute, son opposé sur le plan du sonore. Lecourt (1992) recherche à travers « l'entendu et le fantasme d'écoute » les traces des choses entendues dans l'œuvre de Freud. Elle note que ce fantasme d'écoute relève de la scène primitive et note avec pertinence que « la notion de fantasme d'écoute souligne la dimension active du comportement d'écoute par opposition à la passivité de l'entendu. Il y aurait ainsi une symétrie possible – à propos de la scène primitive – entre le vu et le voyeurisme, d'une part, l'entendu et le fantasme d'écoute, d'autre part » (p. 83). L'analyse du cas du petit Hans sous l'angle du mode sonore et le devenir musical de ce dernier (*ibid.*, pp. 90-93) illustre le rapport du fantasme et de la musique.

Le rôle de l'entendu par rapport à la question du fantasme évoqué chez Freud est analysé par Laplanche et Pontatalis (1985) ; ils écrivent : « on peut, selon nous, lui trouver deux motifs. L'un tient au *sensorium* en cause : l'entendu, quand il fait irruption, rompt la continuité d'un champ perceptif indifférencié et en même temps fait signe... mettant le sujet en position d'interpellé ; dans cette mesure, le prototype du signifiant appartient bien à l'entendu, même s'il trouve des équivalences dans les autres registres sensoriels. Mais l'entendu, c'est aussi – second motif auquel Freud fait explicitement allusion dans le passage en question – l'histoire ou la légende des parents... C'est en tant qu'il peut rétroactivement servir de point d'appel à ce « discours » que le petit bruit – ou tout autre élément sensoriel discret pouvant avoir fonction d'indice – va prendre cette valeur » (*ibid.*, p. 51).

La question qui se pose alors est de savoir comment un patient arrive à (re) construire son monde intérieur à partir du sonore. Heimann écrit : « la réactivation d'une situation rappelée n'est pas vécue comme telle dans l'hallucination, mais elle l'est comme la *perception* de quelque chose qui, en réalité, est un souvenir » (1966, p. 138). Comment se greffe la musique sur cette perception du souvenir ? Freud (1967, tr. fr.) indique la voie : « ces traces mnésiques, nous les imaginons enfermées dans des systèmes, en contact immédiat avec le système perception-conscience, en sorte que leurs charges psychiques peuvent facilement se propager aux éléments de ce dernier... on pense aussitôt aux hallucinations et au fait que le souvenir même le plus vif se laisse encore distinguer aussi bien de l'hallucination que de la perception extérieure, et on en a trouvé sans peine l'explication dans le fait que lors de la reviviscence d'un souvenir, la charge psychique ne quitte pas le système dont le souvenir fait partie, tandis que dans le cas d'une perception, la charge ne se propage pas seulement de la trace mnésique au système perception-conscience, mais s'y transporte tout entière » (*ibid.*, p. 188). La musique est constituée par un ensemble d'impulsions et de résolutions qui ne peut se comprendre que si, comme le soulignait le chef d'orchestre Célibidache (dans le film : *Le jardin de Celibidache*), la fin est comprise dans le commencement. Dans l'expérience directe des sons, le devenir sonore s'agence en relation directe avec le commencement comme avec la fin qui authentifie le commencement. Freud, toujours, écrit : « la perception interne fournit des sensations en rapport avec des processus se déroulant dans les couches les plus diverses, voire les plus profondes de l'appareil psychique... Elles sont plus primitives, plus élémentaires que celles provenant de l'extérieur..., (puis) de même que les tensions produites par les besoins, la douleur, ce chaînon intermédiaire entre la perception interne et la perception externe, qui se comporte comme une perception interne, alors même qu'elle a sa source dans le monde extérieur, peut également rester inconsciente. Il est donc exact de dire que même des sentiments et des sensations, pour devenir conscients, doivent parvenir au système C » (*ibid.*, p. 190).

Le problème de la musique est son pouvoir d'effraction ; mais en même temps la musique est un pare-excitations qui intègre l'irreprésentable, c'est-à-dire le fantasme d'écoute inconscient, par une sensorialité primaire corrigée par l'intériorisation de l'harmonie, qui suscite un moi-plaisir sur lequel se constitue un moi-réalité. Il y a dans la musique un mystère économique, sur lequel le musicothérapeute travaille souvent à son insu, et qui permet, dans une écoute consciente, une activité de liaison de l'instinct de mort et de l'instinct de vie.

L'objet de la musique et de la musicothérapie est de se laisser traverser par la musique, elle est là, elle est un oui permanent qui interpelle ; elle n'est pas un objet de la pensée mais elle favorise la pensée, en cela, elle favorise l'expression des fantasmes à travers les désirs, les sensations et les processus corporels. La musique peut être ressentie comme réelle et c'est ce qui permet ultérieurement une formulation verbale. La musique a ce pouvoir de transformer du familier en étranger dans le sens où la musique ne nous est pas étrangère par une acculturation, mais peut être ressentie comme telle en fonction des mécanismes de défense utilisés. Faire de la musique, en écouter, permet de rejeter en dehors du moi des impressions pénibles voire hostiles. Le fait de jouer de la musique a un impact particulier sur le sujet, dans la mesure où, dans le temps de la musique, le présent est amorphisé ; dans ce lieu, le sujet, à son insu, reproduit l'espoir d'avoir enfin une relation idéalisée (privilégiée) avec l'objet primitif. La musique joue ce rôle d'objet primitif par ses éléments archaïques qui en font un principe universel dans lequel le sujet se ressource. Il est tout aussi vrai que le temps de la musique ampute le passé, et que l'investissement libidinal est réapproprié sur la réalité future du jeu musical par anticipation de la lecture, par exemple. La musique ne se déroule que par rapport à sa fin pour laquelle elle se développe. La musique ne se réifie pas, le son disparaît à peine né, et c'est ce qui permet à l'intemporel d'exister. L'activité mise en place par le jeu musical permet un regroupement des forces pulsionnelles ; l'activité mentale est narcissique dans la mesure où sa fonction consiste à maintenir une cohésion structurale (par la progression du jeu musical), une stabilité temporelle et une coloration affective que le sonore musical suscite à travers son agencement rythmique, tonal, de timbre... Ces différents paramètres entraînent une meilleure approche de la représentation de soi, le retrait libidinal au profit de la musique ou plutôt cette possibilité d'investissement libidinal sur la musique n'exclut pas toute relation d'objet, au contraire, en étant source de plaisir dans l'exercice de la pensée par la production artistique, cette organisation psychique qu'est le narcissisme permet un fonctionnement conjoint avec la relation d'objet étayé en cela par la relation transférentielle avec le musicothérapeute.

CONCLUSION

La musicothérapie ne peut trouver sa légitimité et donc sa spécificité que si elle s'appuie sur des études reconnues comme faisant partie de disciplines à part entière.

Dans un premier temps, nous avons cerné le champ de la musique en tant que fait culturel spécifique et son rôle dans le jeu social, et nous avons observé que la musique s'exerce au niveau de deux forces antagonistes mais aussi complémentaires ; l'une tend à individualiser le sujet par la connaissance et l'approfondissement du monde musical, l'autre tend au contraire à l'intégrer dans un ensemble, qu'il soit un groupe comme celui d'une salle de concert, ou plus collectif, c'est-à-dire l'appartenance au corps des musiciens.

L'apprentissage de la musique exerce donc une poussée socialisante, mais le sujet qui présente une souffrance psychopathologique ne peut harmonieusement intégrer les différentes composantes de l'objet musical en tant que facteur de puissance créatrice et sociale.

La musicothérapie animée par une intention thérapeutique précise, va exercer, par le biais de l'apprentissage, une action concertée en s'appuyant à la fois sur les effets positifs et intégrateurs de la musique et sur les effets positifs d'une intervention psychothérapique. La méthode sera quelque peu différente d'une psychothérapie car il s'agit de laisser le sujet travailler la musique et associer progressivement sur la difficulté de l'apprentissage musical, la difficulté d'un vécu psychique.

L'approche sociologique de la musique a montré la difficulté d'appréhender ce domaine, soit à travers une typologie, soit à travers des études structurales des couches sociales ou encore à travers l'empirisme de l'observation, elle prend le risque de glisser vers une psychologisation du comportement humain. L'étude de la sociologie de la musique met en évidence la difficulté d'aborder le domaine musical sans être musicien au sens du professionnalisme.

L'approche psychologique de la musique réussit mieux son étude, par l'approche d'une expérimentation plus fragmentée, mais plus continue si l'on excepte les psychobiographies, qui s'apparentent autant à la psychanalyse qu'à la psychologie. Elle permet une compréhension des processus musicaux et éclaire le domaine de la musicothérapie d'une spécificité nouvelle en élargissant l'effet d'une sociologie de la musique. La psychologie de la musique met en évidence un processus dynamique ; convertie en processus de recherche, la psychologie montre les difficultés à cerner le fait psychique dans une interconnexion des différentes approches sensorielles, perceptives, motrices et comportementales. A travers un ensemble dynamique de variables psychologiques apparaît un vécu de la musique, basé sur des propriétés cognitives et affectives, sur lequel la thérapie peut se greffer pour cerner les rapports musique-patient dans un contexte de musicothérapie.

L'approche psychanalytique de la musique, à travers la création, l'agi et le vécu musicaux, est la voie d'accès à la compréhension du travail de la musicothérapie. Mais cette dernière, en tant que discipline de recherche, ne peut se dispenser de l'étude de la sociologie ou de la psychologie de la musique pour permettre au thérapeute de comprendre comment le facteur musique et ses différents paramètres vont favoriser un processus thérapeutique. La fonction sociale de la musique est en soi insuffisante pour prouver la « vérité » de la musique, même si cette dernière, produit de l'homme, lui reste destinée à travers ses rapports sociaux, mais aussi son besoin individuel qui renvoie aux besoins psychologiques. La mobilisation du cognitif et de l'ancrage social que représente la musique sont indissociables du processus thérapeutique et le favorisent en suscitant une mobilisation des pulsions. La musicothérapie, à l'intersection de ces différentes approches, mobilise les pulsions de vie, et la thérapie les travaille.

La question de la sociologie de la musique soulève bien des controverses : mais qu'en est-il d'une sociologie de la psychothérapie, de ce mouvement qui s'est développé au XXe siècle dans une diversité exemplaire en fonction des écoles, des cultures, voire des pays ; par exemple l'Afrique, avec la pratique du ndöp, connaît un type de thérapie sur fond musical qui a une fonction sociale évidente. A ma connaissance, une sociologie des psychothérapies n'a pas été vraiment entreprise et pourtant ! C'est à cette intersection que la musicothérapie prend place, en s'appuyant sur une double polarité musicale et thérapeutique. Il est probablement trop tôt pour réfléchir à une sociologie de la musicothérapie, mais cette dernière a un caractère social, héritière d'une psychopédagogie, ou comme le souligne Martin Greck : *La musique entre pédagogie de soutien et psychiatrie sociale* (musique en jeu n° 11). La musicothérapie a une fonction de resocialisation ; par le jeu musical, elle invite le patient à appartenir à une communauté sociale, par l'acte thérapeutique auquel il est invité à participer, elle permet au patient de s'interroger sur sa conflictualité psychique. Sociologie de la musicothérapie au sens d'un agir communicationnel qui pourrait se situer à l'intersection d'une culture de masse due au développement de la technique et à la société de loisirs se développant, mais aussi à travers la thérapie par un échappement à la domination du thérapeute du fait de la possibilité de retrait musical, et cependant agir communicationnel dans un faire à deux où la thérapie s'humanise. Cette sociologie de la musique intéresse dans le sens où elle oriente un processus relationnel entre le patient, le thérapeute et l'extérieur (la société).

Pourquoi écoute-t-on de la musique ? Parce que des états physiologiques affectifs et mentaux forment la manifestation d'ensemble de l'audition musicale, mais aussi parce que l'écoute et la pratique de la musique s'auto-entretiennent. Faire de la musique peut devenir une nécessité. La musique, c'est du bruit agencé, certes, mais sans bruit, nous perdons nos repères. Le rythme musical interfère avec notre rythme personnel, le dynamise tout en lui permettant un temps de repos. La résonance, généralement harmonique, qui s'établit entre les sons sert à la fois de repos et de tremplin. Dans cette optique, la musique est une cure de vie. Pour Adorno, la musique, comme l'art en général, est une forme de protestation de l'humanité contre la pression des institutions qui représentent la domination autoritaire.

La musique ne dit rien : elle voile son discours, qui s'apparente au rêve, mais dans une fonction de communication. Le vrai de la musique n'est-il pas justement de se détacher des mots et de laisser jouer le symbolique vers notre inconscient ? Si telles harmonies sous-tendues par tels intervalles parlent à notre mémoire et réactivent une source pulsionnelle pour mobiliser notre affectivité, le besoin d'y mettre des mots n'est qu'un mécanisme de défense et une résistance face à une angoisse proche de « l'inquiétante étrangeté ». La musique est un langage inconnu mais familier, dans lequel nous nous délectons dès que nous le pratiquons, comme l'apprentissage des mots entraîne le plaisir de parler. Nous saisissons bien ce passage pour travailler une problématique « mutique » entre absence de parole et plaisir musical dans le « désespoir » ; pleurer sur la musique, c'est mettre un début de parole, c'est ce que nos patients nous ont appris. C'est jouer sur un registre non-verbal qui sollicite le verbal ; comme tous les critiques, les humains éprouvent le besoin de parler la musique. Il n'en reste pas moins que l'inadéquation entre la saisie des mots et le registre musical laisse une tension, une insatisfaction, qui sont le moteur d'un affinement toujours prometteur et jamais réalisé. C'est ce manque jamais comblé qui « jette » le patient dans la musique avec l'espoir d'y trouver les mots et d'y comprendre les maux. Le jeu des statistiques ouvre une méthodologie nouvelle pour appréhender la musique, il participe du plaisir intellectuel de saisir l'insaisissable et de transgresser « l'innerkörperlich », l'intériorité-intime de l'individu

Il y a dans ce besoin des mots un besoin de destruction qui vise la musique ; fort heureusement, il est tout aussi difficile de justifier l'adéquation du mot et du sonore, qu'il est difficile de qualifier une douleur. Par la transmission du moi-peau, la musique s'intériorise dans l'auditeur et ce qu'il en ressent ne sera jamais exact, car la musique a nourri le sujet sur le plan à la fois cognitif, affectif et social ; elle est devenue une re-création personnelle à chaque sujet, et échappe à toutes règles de normalisation. Pour le compositeur, le processus est le même, l'élation douloureuse du travail créateur nourrit ce dernier, et les règles de la composition ne servent qu'à s'en jouer ; le déploiement de l'écriture musicale pour celui qui entend ce qu'il écrit agit sur le plan cognitif, affectif et social comme pour l'auditeur, et l'assimilation opère de la même manière. Dans le jeu musical, il y a une réappropriation du jeu sonore dans l'intensité et le modulé que l'interprète lui donne.

L'intérêt de la musicothérapie est d'autoriser un agir qui va mettre en place la temporalité d'un projet. Les cas analysés montrent que l'acte d'entreprendre la musique s'entend comme une rupture avec la répétition, et ainsi comme le pouvoir temporel d'un projet, même si la répétition est une des bases de l'apprentissage de la musique et du déroulement de tous processus musicaux. L'acte de la musique permet une ouverture qui réalise un projet dans l'élaboration inconsciente de l'agir, dans le désir à la fois de se libérer de soi-même et de s'y retrouver. La répétition joue étrangement sur la répétition, elle permet de progresser et donc de se libérer, mais elle est aussi trace du souvenir et agit directement sur le désir de se dégager de ce qu'elle produit, car la musique habite le souvenir.

La musique est un conglomérat d'impulsions et de résolutions ; ce qui lui donne son unité. C'est un oui permanent qui place le corps et l'esprit dans une homogénéité harmonieuse. Le chef d'orchestre Celibidache disait dans le film *Le jardin de Celibidache* (1996) en parlant de la musique : « le temps, c'est ce qui vient après la fin », comment mieux formaliser l'expérience du vécu de la musique ! Car en musique, rien n'est jamais prévisible, mais « la fin est dans le commencement », ce qui signifie, que quel que soit le moment de l'évolution de la musique saisi par la conscience, ce moment sonore et son devenir, sont en relation avec le commencement. C'est l'expérience du mouvement des sons dans l'espace qui rend la fin simultanée au commencement. C'est le propre de la musique d'être un contenant-contenu, c'est en quoi elle est un reflet, et l'être humain vit ce reflet que le son a sur sa conscience. La musique « est », et le sujet-patient peut continuer à partir de ce qui est, de ce qui s'est donné à lui. L'anticipation n'est alors que la certitude de la fin ouverte dans le commencement, et « le temps qui vient après la fin » est la réouverture vers l'envergure de la vie ; à travers ce que Celibidache définissait de l'expérience musicale : « la musique, c'est la création des éléments qui rend possible l'entrée de l'autre dans la minceur », dans cette fraction de l'être où deux vivants peuvent témoigner et communiquer de ce qu'ils participent de la vie. Si comme le souligne Beethoven : « la musique nous délivre des maux d'ici-bas » ; c'est par son caractère d'humanité qu'elle a le pouvoir de focaliser l'outil thérapeutique qui lui est adjoint. Car la musique permet de s'approcher de soi-même, elle révèle le sujet à sa propre vérité qui le différencie de la vérité de l'autre.

Comme j'ai ouvert ce travail en donnant « la parole » à E. E. Schmitt, qui suggère que la musique fait croire en l'homme, je laisserai le mot de la fin à Celibidache. Un de ses disciples lui demandait : « pourquoi la musique est-elle possible » ? Après un long silence, Celibidache répondit : « la musique, c'est toi ».

BIBLIOGRAPHIE

Adorno T. W., « Sociologie de la musique », *Musique en jeu,* Le Seuil, 1971, n° 2, pp. 7-15.

Adorno T. W., « Réflexions en vue d'une sociologie de la musique » (1958) *Musique en jeu,* Seuil, 1972, n° 7, pp. 5-16.

Anzieu D., « L'enveloppe sonore de soi », *Nouvelle revue de psychanalyse, Narcisses,* 13, Gallimard, Paris, 1976, p. 161-179.

Anzieu D., *Le moi-peau,* Paris, Dunod, 1985,

Anzieu D, *Créer Détruire,* Paris, Dunod, 1996,

Assabgui J., *La musicothérapie,* Granger, Paris, 1990, 164 p.

Attali J., *Bruits,* PUF, 1977, 300 p.

Attigui P., *De l'illusion théâtrale à l'espace thérapeutique,* Paris, Denoël, 1993, 221 p.

Baddeley A., « Les mémoires humaines », in *La recherche 267,* vol. 25, 1994, pp. 730-735.

Barthes R., *L'empire des signes, Les sentiers de la création,* Flammarion, 1970, 151 p.

Billig M., Edwards D., « La construction sociale de la mémoire », in *La recherche 267,* vol. 25, 1994, pp. 742-745.

Bourdieu P., *Questions de sociologie,* Paris, Éditions de minuit, 1984, 277 p.

Brusset B, *Psychanalyse du lien,* Le Centurion, 1988, 226 p.

Candilis-Huisman D., *L'âge du toucher chez le jeune enfant,* Éditions Laboratoires Expanscience, Courbevoie, 1994, 81 p.

Chambon O., Marie-Cardine M., (Articles sélectionnés et présentés par), *Psychothérapies intégratives et éclectiques,* Synapse, mars 1996, n° 124, 64 p.

Chiland C., « Regard psychanalytique sur les thérapies autres » in « Les voies psychologiques de la thérapie ». *Psychologie Française,* 1984, tome 29-2.

Clément C., *L'opéra ou la défaite des femmes,* Paris, Éditions Grasset, 1979, 358 p.

Corraze J., *Les communications non-verbales,* Paris, PUF, coll. « Le psychologue », 1980, 206 p.

Court R., *Le musical, Essai sur les fondements anthropologiques de l'art*, Paris, Klincksieck, 1976, 320 p.

Criton P., « Le cerveau transfini », *Chimères,* Paris, n° 27, 1996, pp. 55-66.

Debray R., *« Apprendre à penser » le programme de R. Feuerstein, une issue à l'echec scolaire*, Paris, Eshel, 1989.

Didier-Weil A., La note bleue, « De quatre temps subjectivants dans la musique », *Ornicar ?,* n° 8, 1976-1977.

Didier-Weil A., *Les trois temps de la loi,* Le Seuil, 1995, 354 p.

Elias N., *Mozart sociologie d'un génie,* Le Seuil, coll. « La librairie du XXe siècle », 1991 pour la traduction française, 244 p.

Enriquez M., « L'enveloppe de mémoire et ses trous », in *Les enveloppes psychiques,* Dunod, 1987, pp. 90- 113.

Escal F., *Espaces sociaux, espaces musicaux,* Paris, Payot, coll. « Langages et sociétés », 1979, 259 p.

Escal F., *Le compositeur et ses modèles,* Paris, PUF, 1984, 245 p.

Fain M., « Prélude à la vie fantasmatique », *Revue française de psychanalyse,* 2-3-1971, pp.291-364.

Fédida P., *L'absence,* Gallimard, coll. « Connaissance de l'inconscient », 1978, 332 p.

Fraisse P., Piaget J., « L'apprentissage », *Traité de psychologie expérimentale,* 1964, n° 4.

Fraisse P., Piaget J., *Les émotions, traité de psychologie expérimentale,* 1968, n° 5.

Fraisse P., *Psychologie du temps,* Paris, PUF, 1957,

Francès R., *La perception de la musique,* Paris, Librairie Vrin, 1972, 422 p.

Francès R., Bruchon-Schweitzer M., Expression musicale et expression corporelle, *L'Année Psychologique,* 1982, vol. 82, pp. 155-172.

Francès R., « L'artéfact socio-culturel dans la musique contemporaine », *Les sciences humaines devant la musique contemporaine,* coll. Psychologie et Pédagogie de la musique. E. A. P. Issy les Moulineaux, 1992.

Freud S., *La naissance de la psychanalyse,* tr. fr., Paris, PUF, 1956 , 424 p.

Freud S., *Trois essais sur la théorie de la sexualité*, Édition Gallimard, 1962, 189 p.

Freud S., *Essais de psychanalyse,* Petite Bibliothèque Payot, 1967, 280 p.

Gérard C., Clément J., Verteneuil A., *Mémoire et musique : approche expérimentale,* IXe Journées Scientifiques de Musicothérapie, Paris, 1997.

Green A.M., *Pour une cohabitation entre musique et sociologie,* « Musique et sciences humaines, documents de recherches », Université Paris X, n° 5, 1994, 28 p.

Gusdorf G., « Le sens de la création artistique », *Bulletin de Psychologie,* Tome XLVI, n° 410, 1993, 5-10, p. 176-184.

Hegel G. W. F., *Esthétique,* 3e volume, tr. fr. S. Jankélévitch, Flammarion, 1979, 402 p.

Heimann P., « Certaines fonctions de l'introjection et de la projection dans la première enfance » in *Développements de la psychanalyse*, PUF, pp. 115-158.

Imberty M., *Entendre la musique,* Paris, Dunod, 1979, 226 p.

Imberty M., *Les écritures du temps,* Paris, Dunod, 1981, 274 p.

Imberty M., « Comment l'interprète et l'auditeur organisent-ils la progression temporelle d'une œuvre musicale ? », *Psycologica Belgica,* 1991, vol. 31, n° 2, pp. 173-195.

Ipsen, *Mémoire et oubli,* Institut de produits de synthèse et d'extraction naturelle, (I.P.S.E.N.), 1989, 72 p.

Isaacs S., « Nature et fonction du fantasme », *Développements de la psychanalyse,* PUF 1966, pp. 64-114, et dans *La psychanalyse,* n°5, 1960, pp. 125-182.

Kristeva J., *Soleil noir, Dépression et mélancolie*, collection Folio/Essais, 1987, 265 p.

Kupperschmitt J., *La musicothérapie vocale dans la psychose infantile,* Thèse pour le doctorat de 3e cycle de psychologie, Université de Paris 7, 1978, 303 p.

Kupperschmitt J., Sizaret P., « Une expérience de resocialisation par la flûte à bec », *Psychologie médicale,* 1981, 13, pp. 1989-1991.

Kupperschmitt J., Degiovanni A., « Relation à l'instrument, relation aux autres », *Revue de musicothérapie,* 1990, n° 1.

Kupperschmitt J., Quélin S., *Evolution of clinical cases through musictherapy in adult institutional settings.* VIIe congrès mondial de musicothérapie, Vittoria Gasteiz (Espagne), 1993.

Kupperschmitt J., Galvani M.L., Salengros P., Sylin M., et coll., « Contribution à la validation d'un test projectif non verbal par application de l'analyse binaire classique à un questionnaire bipolaire », *Revue européenne de psychologie appliquée*, 1995, a. vol. 45, n° 2, pp. 127-136.

Kupperschmitt J., et coll., *L'analyse binaire classique d'un questionnaire appliqué à un test projectif : le Savio PPIT Essai de validation clinique*, A paraître. b.

Kupperschmitt J., « Le Savio PPIT, Test projectif non-verbal », *Bulletin de Psychologie,* Tome XLIX, n° 422, 1995, c. p. 51-57.

Kupperschmitt J., Galvani M.L., Degiovanni A. Gaillard Ph., *Contribution à l'approche psychopathologique du Savio PPIT,* A paraître. d.

Kupperschmitt J., *On counter-transference in music-therapy,* IIème congrès international de la fédération mondiale de musicothérapie, Hambourg (Allemagne), 1996. a.

Kupperschmitt J., *La position du contre-transfert en musicothérapie et son incidence sur le devenir « musical » du patient*, Journées d'automne, Société Française de Psychopathologie de l'Expression, Pitié-Salpêtrière, Paris, 1996, b. A pararaître.

Kupperschmitt J., « Traumatisme, répétition et remémoration musicale » in *Mémoire musicale et pratique clinique,* IXe

Journées Scientifiques de Musicothérapie, Paris, *Revue de musicothérapie.*, 1998.

Lacas P.P., « Structuration de l'image du corps et fonctions du sonore », in Pankow, *25 années de psychothérapie analytique des psychoses,* Aubier, 1984, pp. 35-73.

Laplanche J., Pontalis J.-B., *Fantasme originaire, Fantasmes des origines, Origines du fantasme*, Hachette, 1985, 89 p.

Lecourt E., *Freud et le sonore, le tic-tac du désir,* L'Harmattan, Paris, 1992, 232 p.

Lecourt E., *Analyse de groupe et musicothérapie,* ESF, Paris, 1993, 169 p.

Lecourt E., *L'expérience musicale, résonances psychanalytiques,* L'Harmattan, Paris, 1994, 300 p.

Ledoux M., *Valeur thérapeutique de la création artistique, séminaire « psychanalyse et création »,* institut de psychanalyse.

Malraux A., « La psychologie de l'art », extraits dans *Bulletin de Psychologie*, tome XLVI, n° 410, 1993, 5-10, pp. 169-175.

Mannoni M., *Le psychiatre, son fou et la psychanalyse*, Le Seuil, 1970.

Martinet J. P., Reymann J. M., Lieury A., Allain H., « La pharmacologie de la mémoire », in *Neuro-Psy,* vol. 4, n° 1, 1989, pp. 33-47.

Menger P. M., *Le paradoxe du musicien,* Paris, Flammarion, 1983, 396 p.

Nathan T., *Psychanalyse païenne,* Odile Jacob, coll. « Opus » 1995, 251 p.

Neyraut M., *Le transfert,* Paris, PUF, coll. « Le fil rouge », 1974, 281 p.

Nuttin J., *Théorie de la motivation humaine,* PUF, coll. « Psychologie d'aujourd'hui », 1996, 4° édition, 383 p.

Pequignot B., Créer, « c'est ébranler le sens du monde », *Psychologie Médicale,* 1990, 22, 1 : pp. 67-71.

Pontalis J.-B., *Entre le rêve et la douleur,* Éditions Gallimard, coll. « Connaissance de l'inconscient », 1977, 274 p.

Rosolato G., « La haine de la musique », in *Psychanalyse et Musique,* Paris, Les belles lettres, coll. « Confluents Psychanalytiques », 1982, 272 p.

Rougemont T., « Thérapeutique par l'expression ou quand on a tout dit, tout reste à dire », *Confrontations psychiatriques,* 1992, n° 34, pp.225-243.

Ruwet N., *Langage, musique, poésie,* Paris, Seuil, coll. « poétique », 1972, 247 p.

Schopenhauer, *Le monde comme volonté et comme représentation*, Paris, PUF, 10e édition, 1978.

Silbermann A., *Introduction à une sociologie de la musique*, PUF, 1955, 225 p.

Silbermann A., *Les principes de la sociologie de la musique,* Genève-Paris, Librairie Droz, 1968, 191 p.

Schneider M., « Mes oreilles (ces yeux crevés) », in *Musique en jeu,* n° 9, 1972, p. 45-56.

Schneider M., *La tombée du jour, Schumann,* Le Seuil, coll. « La librairie du XXe siècle », 1989, 187 p.

Sloboda J., *L'esprit musicien, la psychologie cognitive de la musique,* Bruxelles, Mardaga, 1988, (publié originalement en anglais, 1985) 396 p.

Strous R. D., Cowan N., Ritter W., Javitt D. C., « Auditory sensory (« echoic ») memory dysfonction in schizophrenia », in *American Journal of Psychiatry,* 152 : 10, October 1995.

Tiberghien G., « Les modèles cognitifs de la mémoire », in *Neuro-Psy,* vol. 3, n° 1, 1988, p. 28-35.

Trehub S.E., « Les stratégies d'écoute chez le bébé : les précurseurs du développement langagier et musical », *Les aspects cognitifs de l'audition humaine,* 4es journées didactiques du groupe audition de la société française d'acoustique, 21-22 février 1991, Paris.

Vaysse J., *La danse-thérapie,* Paris, Desclée de Brouwer, 1997, 175 p.

Verdeau-Pailles J., Guiraud-Caladou J. M., *Les techniques psychomusicales actives de groupe et leur application en psychiatrie*, Paris, Doin, 1986.

Wallon H., *De l'acte à la pensée,* Paris, Flammarion, 1970, 239 p.

Widlöcher D., « Points de vue psychanalytiques (la mémoire) », in *Neuro-Psy,* vol. 3, n° 1, pp. 37-49.

Willener A., *Pour une sociologie de l'interprétation musicale : le cas du « concerto pour trompette » de Haydn*, Lausanne, Payot, 1990, 199 p.

Willener A., *Pour une musico-sociologie,* Musique et sciences humaines, documents de recherches, Université Paris X, n° 2, 1993, 35 p.

Winnykamen F., *Apprendre en imitant,* Paris, PUF, 1990, 363 p.

Zenatti A., (sous la direction de) *Psychologie de la musique,* Paris, PUF, 1994, 391p.

Zuili N., De la temporalité (rêve et réalité) à la créativité (comme potentialité), *Psychologie Médicale,* 1991, 23, 13 : p. 1505-1510.

Film : Le jardin de Celibidache, 1996.

Table des matières

641547 - Février 2016
Achevé d'imprimer par

1livre.com
du rêve à la réalité !